木村 理
膵臓病の外科学

木村 理［著］

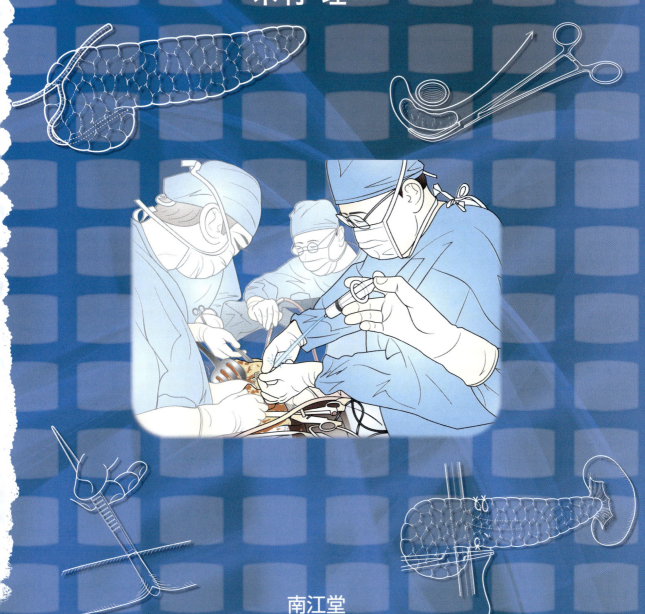

南江堂

序　文

　外科医は手術をすればするほど，様々な手技を，そしてその要点・コツを日々更新している．手術に必要な解剖学的知識やメスの動かし方，そして周術期管理など，ブラッシュアップするべきものは多岐にわたる．しかし，それらすべてを「原著」として世に出すには日本の外科医が持っている論文執筆の時間は少なすぎる．すべてを英語の論文にするには細かい手技を表現するだけの英語力もない．外科医が行うべきことは他にも山ほどあるのだ．

　私は自分の得た手術手技について"Publish or Perish（論文発表か，ゴミ箱にうっちゃるか）"のAll or Noneでは何にもならないので，多くの出版社から依頼される原稿に「すべて」を書きつづってきた．私の執筆した依頼原稿は，出版社が違い，題名が似ていてもそれぞれ少しずつ進化してきたのである．

　本を書くには著者の身体の内から，心の中から，止めても止めてもあふれ出てくるような意志，内容，意欲がなくてはならない．私は膵臓の手術をするたびに，「1つひとつの手技について，そのコツと要点を後世に伝えていかなければならないものがある」と考えてきた．いや，手術手技だけではなく，その疾患をみたときにすべきこと，考えるべきこと，手術を含めた診療・治療なども後世に伝えていくべきである，という思いが強く，19年にも及ぶ多忙な教授生活の中で，それを実践してきた．日本語でもどんな手段でもよい，とにかく文字にして書きつづっておこう，と．私は依頼原稿に昨日・今日手術で得たこと，今日カンファレンスで得たことをどんどん書くようにしたのである．誰かがまねしてくれればよい．もし誰かが英語にしてその手技のコツを書いてしまうなら，それでもよい．ともかくそれは私の考え，手術手技が少しずつでも次第に世界中に伝わっていくことを意味しているからだ．それによって世界中の外科手術がうまくいき，世界の患者さんの一人でも多くが病気から生還してくれればよいのだ．そのような思いから多くの依頼原稿の執筆を重ねているうち，「私は先生の追っかけです」という膵臓外科医や，「先生は私の心の師匠です」という膵臓外科医も現れた．それらの言葉は私への最高の賛辞であった．

　本書はそのようにして書きつづってきた原稿を元にまとめたものである．長年書いておかねばと思って書けなかったものは，書き下ろしとして本書のみに執筆した．さらに本書には最近の知見とそれに対する私自身のコメントをできる限り加え，修正した．入りきらなかったものは山ほどある．それでも今の時代に行われ，考えられてきた膵臓病学の，膵臓外科学の足跡の一端を示せたと思う．少しでもよりよく，より多くの患者さんたちを助けたい，よい手術を提供したい，という日々の息吹が伝われば幸いである．

　手術・周術期管理を一緒に行ってくれた山形大学大学院医学系研究科医学専攻外科学第一講座の仲間の医局員たちとは，日々患者さんを診て手術について討論した．他科の医師たち，メディカルスタッフの方々にも教えられた．杉山孝男氏，熊澤光氏は

じめ南江堂の皆様には，本書を書き進める勇気を与えていただいた．皆様にこの場を借りて心からお礼を言いたい．

　最後に，ずっと支え，見守ってくれた妻 園子に感謝します．

2017年9月

木村　理

目次

I章. 基本・応用手技のポイント ……… 1

II章. 解剖と病理 ……… 15

1. 膵臓の外科解剖 ……… 16
   - ①区　域 ……… 16
   - ②膵　管 ……… 20
   - ③動脈系 ……… 24
   - ④静脈系 ……… 34
   - ⑤癒合筋膜 ……… 37
   - ⑥膵頭神経叢 ……… 39
2. 膵周囲の外科解剖──胆道・肝十二指腸間膜 ……… 43
3. 病　理 ……… 48
   - ①膵ランゲルハンス島の孤立巣の成因 ……… 48
   - ②高齢者胆膵疾患の臨床と基礎病理 ……… 53
   - ③十二指腸（Vater）乳頭部 ……… 66

III章. 各疾患の診断・治療 ……… 75

1. 膵癌の疫学と生活習慣病 ……… 76
2. 膵癌と栄養 ……… 81
3. 通常型膵癌（浸潤性膵管癌，PDAC） ……… 89
   - ①膵頭神経叢浸潤 ……… 89
   - ②進展様式と外科治療 ……… 95
   - ③膵頭神経叢切除術 ……… 107
   - ④膵体尾部癌に対する標準的膵体尾部切除術 ……… 109
   - ⑤局所進行膵体部癌に対するAppleby手術とDP-CAR ……… 118
4. 膵嚢胞性病変の診断・手術適応決定 ……… 127
   - ①膵嚢胞性病変の分類 ……… 127

②IPMN ······ 132
　③IPMNの悪性度──体積測定（volumetry）と組織亜型 ······ 145
　　column 『膵癌取扱い規約（第7版）』の注目ポイント ······ 154
　④MCN ······ 158
　⑤漿液性囊胞腫瘍（SCN） ······ 163
　⑥非腫瘍性真性膵囊胞およびSPNなど ······ 173

5. 膵頭十二指腸切除術 ······ 183
　①われわれの膵頭十二指腸切除術 ······ 183
　②膵頭十二指腸切除術後，Child変法再建における器械吻合の導入 ······ 196

6. 膵切除術後のドレナージ ······ 202
　①膵のドレナージ ······ 202
　②膵頭十二指腸切除術後のドレナージの簡略図と方法 ······ 211
　③膵体尾部切除術後のドレナージ ······ 216
　④膵全摘術後のドレナージ ······ 221

7. 膵手術の周術期管理 ······ 225

8. 脾動静脈を温存した脾温存膵体尾部切除術 ······ 229

9. 急性膵炎 ······ 241
　①急性膵炎の病態・診断・治療 ······ 241
　②高齢者の急性膵炎──特に原発性化膿性膵炎について ······ 251
　③急性膵炎に対するドレナージ ······ 256

10. 慢性膵炎 ······ 263

11. 膵神経内分泌腫瘍 ······ 273
　①膵神経内分泌腫瘍（PNET）の発生論 ······ 273
　②膵神経内分泌腫瘍の診断・治療 ······ 282
　③膵・消化管神経内分泌腫瘍診療ガイドラインについて ······ 294

12. 十二指腸（Vater）乳頭部腫瘍切除術 ······ 298

13. 膵外傷 ······ 305

索　引 ······ 313

謹告　著者ならびに出版社は，本書に記載されている内容について最新かつ正確であるよう最善の努力をしております．しかし，薬の情報および治療法などは医学の進歩や新しい知見により変わる場合があります．薬の使用や治療に際しては，読者ご自身で十分に注意を払われることを要望いたします．　　　　　　株式会社　南江堂

I章

基本・応用手技のポイント

I. 基本・応用手技のポイント

基本・応用手技のポイント
——エネルギーデバイスの使い方も含めて

　最近のエネルギーデバイスの急速な発展・進歩により外科の手技も大きく変わりつつある．これまで必要だった結紮・切離もリガシュア・超音波剥離メスなどの出現によって不要となっているものもある．これらの発展・進歩は腹腔鏡下手術と，あるいは消化器内視鏡治療の発展とともに歩んできたともいえる．

　しかし，開腹手術時の基本的な外科手技が不要となったわけではない．結紮・切離・吻合の基本的理論は外科医の念頭に常になくてはならないものである．基本手技は，手術に臨むときにはいつでも正確に遂行できなくてはならない．「名人に奇跡なし」．名人と呼ばれる人は常に基本に忠実なのである．

　本項は手術の基本手技を網羅した項ではない．普段頭の中で気づいていた手技や，困難な手術に対して行っていたら少しでも行いやすくなるだろうと思う手技など，気のついたところのみ記載した．様々なエネルギーデバイスのさらなる発達によっても，本書に記した多くの手技は意味をなさなくなることはない．本項に記したことの多くは，他の新しいデバイスを使用するときにも応用の効く基本手技であり，基本手技と新しいデバイスの融合により，手術はより高みに達するのである．本項を記した理由はそこにある．

1 鉗子と糸の通し方

a 出血させない曲がり鉗子（鉗子）の通し方（図1a〜d）

　曲り鉗子にはKelly鉗子，長谷川鉗子などがある．Kelly鉗子は少し大きめで，大網や胃脾間膜の切離などの集簇結紮をするときなどに使用する．長谷川鉗子（大・中・小）はいずれも少し小さめで，精緻な手技を行うときに使用する．なお大網や胃脾間膜の切離などは，最近ではエネルギーデバイスを用いて行うことが多くなっている．

　腸間膜や脂肪組織を多く含む結合織を割って入って鉗子を通す操作は盲目的であることがある．このとき力を入れて一度に通そうとしてはならない．同じところを何度もつついては（図1a）少し開き（図1b），そして引いて離し（図1c），また同様の操作を何度も行う．開き方は少しずつ広げていく．何度かの操作のうち，最後に向こう側につき通すのがよい（図1d）．結合織の間には細動・静脈などが存在し，一度に鉗子を通してしまおうとすると，このような動・静脈を損傷してしまい出血する場合があるからである．

　鉗子を何度もつついては広げても，向こう側に通らない場合は，上述のような動・

基本・応用手技のポイント ■ 3

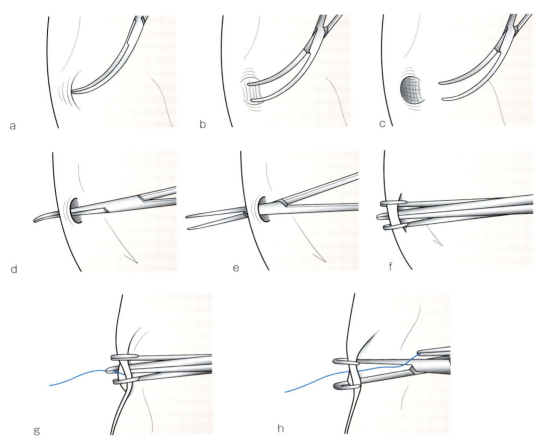

図1 結合織を割って鉗子を通す動作および100％同じ穴に糸を通す方法（次頁につづく）
つついては開く動作を繰り返す．つまりa〜cの動作を繰り返した後，dのようにつき通す．
e〜h：鉗子であけた穴と100％同じ穴に糸を通す方法

　静脈が存在する場合があるので，通そうとする結合織の部分を前後に，あるいは左右に数mmでもずらして同様の手技を行い，動・静脈などを避けるようにする．できるだけ動・静脈などの損傷，出血を避けるべきである．
　曲がり鉗子を通す方向は，Kelly鉗子や長谷川鉗子の"R"（radius：曲がりの半径）の方向に行う．

b 鉗子であけた穴と100％同じ穴に糸を通す方法（図1e〜h）

　大網などの脂肪組織・漿膜部分や炎症で硬くなった組織をやっと通したら，その鉗子でそのまま糸をとるのでなく，やっと通った穴を確保するために，上記のようにして入れた鉗子を途中までその穴に深く入れてしまう（図1e）．鉗子の中間地点（開閉の中心部分）は先端部に比しそれほど太くない（図1d, e）．
　その鉗子を手前に戻して先端部を開き，やおら同じ穴にもう1本の鉗子を入れて（図1f），その2本目の鉗子で糸を通す（図1g, h）．最初に入れた鉗子はそのまま挿入して最初に入れた穴を確保しておくこととする（図1f〜h）．そして結紮する．
　以上のように2本の鉗子によって同じ穴に正確に結紮糸を挿入する"わざ"は，長谷

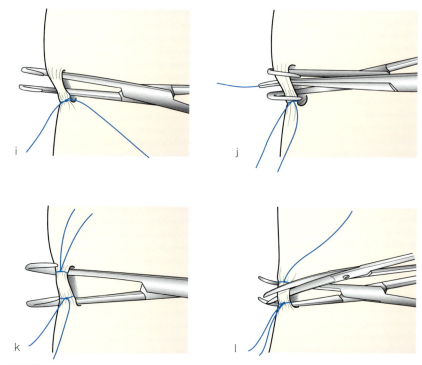

図1 （つづき）

大網などを結紮切離するときに最初に入れたKelly鉗子から糸を通して結紮する．そのあと再びその穴を通してKelly鉗子を入れるのがmassiveな脂肪織によって難しいときがある．このようなときには，はじめに入れたKelly鉗子の穴にその鉗子を留置しておき，さらにその鉗子を周りの組織を損傷しないように同じ穴を通して2本目のKelly鉗子を挿入し（f），この2本目のKelly鉗子を用いて糸を通す（g, h）．この糸をよい位置で結紮する（i）．同様に留置してある1本目のKelly鉗子で確保してある穴に再度2本目のKelly鉗子を挿入し，この2本目のKelly鉗子を用いて2本目の糸を通す（j）．2本目の糸をよい位置で結紮して（k），1本目の糸との間を切離する（l）．

川小鉗子によって細かい部分を扱うときだけでなく，大網や胃脾間膜にKelly鉗子を通して集簇結紮をするときにも応用できる．必ず覚えておくべき手技である．

● カナダの木のぼり（糸をよりよい結紮点へ）

通した糸をよりよい結紮点に持っていく方法を示す．

結紮しようとするときに視野が狭かったり，位置が深かったり，結紮する組織の幅が広かったりすると，最初の結紮糸から十分な距離をとれず，最初の結紮糸とその対側の結紮糸の間が短くなってしまう．

このことに対する欠点は，①両結紮糸の間が切りにくいこと，②結紮した部分から切離端までの距離が不十分なため，結紮糸がずっこけて（ずれて）外れてしまう危険をはらんでいることである．この場合には結紮すべきところを結紮していないことになるので，当然出血することになる．②は結紮した組織の張り具合や，十分に強く力を入れて結紮したか，などの影響も受ける．

よい例（図2a）では，両結紮糸が離れていてその組織間を切りやすく，切っても安

基本・応用手技のポイント ■ 5

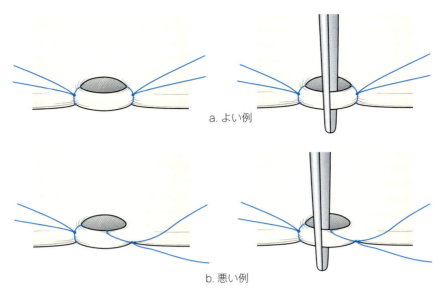

図2 結紮切離時の糸の配置

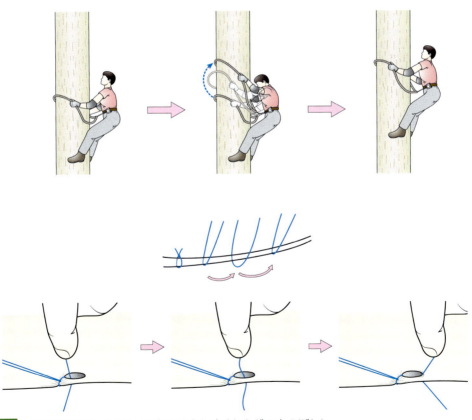

図3 結紮切離時のよい部への糸のずらし方（カナダの木のぼり）
カナダの木のぼりのように断続的に糸を緩ませてずらして，切離のためのよい間隔をとる．

全な長さの組織が結紮糸の先に残る．これに対し悪い例（図2b）では，2本目の糸の鉗子を通した穴側が1本目の糸に近く，上記のような欠点が生じる．

そこで1本目，また特に2本目では，鉗子を通した穴側の糸の部分で1本目の結紮糸と2本目の結紮糸との間に十分に距離をとる必要がある．そこで使う手技が"カナダの木のぼり"である（図3）．

1度目に糸を通し結紮した穴に，2本目の糸を入れて結紮しようとするとき，上述の欠点を補うためにカナダの木のぼりのように，2本目の糸を1本目の糸から離すように，引っ張った糸をたわませて移動させながら，穴側の組織を移動させていくのである．それにより図2bのような結紮ではなくなり，安全な手術ができる．

2 結紮の方法

a 緩まない結紮

男結紮は右手，左手が交互に前にいくのが正式である．糸を緩ませないために，1回の結紮ののち，片方の糸を引いて緊張をかけながら2回目の結びを手元で行って，それを1回目の結紮部分にかぶせて最終的な結紮とするのが一般的通念である．しかし2度目の結びを作るときに，往々にしてその引き糸を引っ張る力が，断続的に1回目の結紮部分に意図したより強くかかり，組織を裂くことがある．したがって，この手技は漿膜を含む比較的量の多い丈夫な血管・組織やしっかりした組織の結紮に使うべきである．

一方，1回目の結紮ののち，片方の糸に必ずしも緊張をかけなくても，つまり結紮した部分にまったく力を与えなくても糸同士の摩擦で1回目の結紮が緩まないことが多い．そこでその部分に引っ張りの力が加わらないようにしながら2回目の糸を手元で結い，それを1回目の結紮部分にかぶせていき，2度目の結紮をきつく加えるという手技が安全である．この手技は広く使えるが，特に膵手術の組織・血管の結紮や膵腸吻合・胆管空腸吻合時の結紮，肝切除のときの短肝静脈といった小静脈の結紮など繊細な組織の結紮において必要な手技である．

b 引き算の法則

肝十二指腸間膜の郭清において門脈や胆管背側の結合織を結紮するときなどに用いるが，広く応用することは可能である．

たとえば門脈から背側の結合織を糸を通して結紮する場合（図4）を記す．

1) 門脈と結合織の間を長谷川鉗子で十分な距離に分けたのち，向こう側に出した糸先を鉗子で挟む（図4b）．
2) それを手前に引き出す（図4c）．
3) 糸の反対側を鉗子で把持し，結合織背側から手前に引き出す（図4d）．
4) それによって，糸が結合織のみを引っかけていることになる（図4e）．

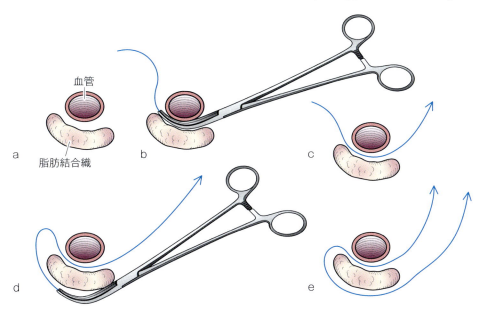

図4 引き算の法則──血管背側の結合織に糸を通す方法
a〜eの操作により，血管を全周に露出させるように，血管の背面の結合織をきれいにすくうことができる．

c 深部で思い通りの場所に結紮する方法

膵頭神経叢の門脈〜上腸間膜静脈背面の深い部分の結紮切離時の距離（図5a，A部）を確実にとりたいとき，

1) 結紮したい組織に長谷川中鉗子を通す（図5b）．
2) Bの部分（図5a）にもう1本の長谷川中鉗子を内側に向けてかけて挟み，固定する（図5c）．
3) B部より奥の側に長谷川中鉗子を配置して（図5d），結紮糸を通し（図5e, f），近傍の部分でB部にかけた鉗子を少しずつ緩めながら結紮する（図5g, h）［視野が悪ければB部にかけた鉗子はあえて緩めなくてもよい］．
4) 必要に応じ，B部近傍で結紮するか（図5g〜i），B部近傍に針糸でtransfixing suture（図6）をかけて，さらに結紮する対象血管の全周に回す二重結紮とし，糸がずっこけて（ずれて）外れるのを防ぐ．
5) C部でしっかり結紮する．
6) 二重結紮したBとCの間を切離する．
7) 視野が深いので，臓器取り側のCの部分に糸がかけられない場合はそのままにし，切離側のCの部分からの出血は左手で把持して止血しながら手術を進めるか，手術が進んで視野がよいところに出てきてから確実に止血する．

以上の操作は，肝右葉切除のときに短肝静脈をしばって肝臓と下大静脈を外していくときにも有用である．

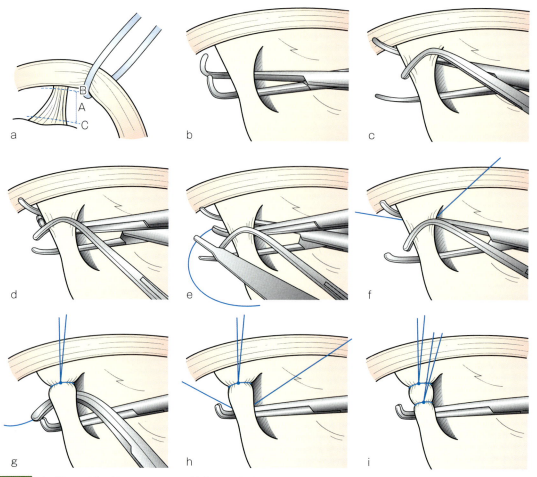

図5 深部にて思い通りのところで結紮する方法
g〜iは二重結紮の糸で，切離するのはその手前の臓器取り側の糸である．

d Transfixing suture（刺通結紮）の方法

　ある組織を結紮する場合に，結紮した糸が切離端からずれ落ちて，その組織や血管から出血してしまうということがないように，糸をその部分にとどまらせるようにして結紮するのが刺通結紮である．刺通結紮しようとする結紮部分が穴の手前の組織である（図6a）．組織の中央部分に針糸をかけ（図6b），糸を通す（図6c）．そしてその糸を1回結紮する（図6d）．そのうちの片方の糸の先端を組織に通す（図6e, f）．その糸を引き抜く（図6g）．引き抜いた糸と最初に残した糸を結紮する（図6h）．糸に応じて数回結紮する（図6i）．

e ドイツの看護師（水のかけ方）

　編み糸のときは普通に結紮できるが，モノフィラメントの糸（PDS-II，マクソンなど）のときは手袋に糸がぴったりくっついてしまい，すべりが悪くなって結紮しにく

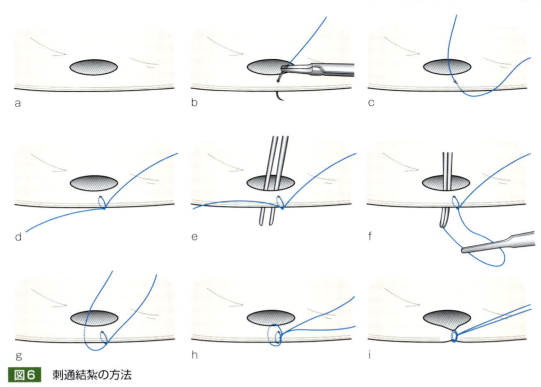

図6 刺通結紮の方法

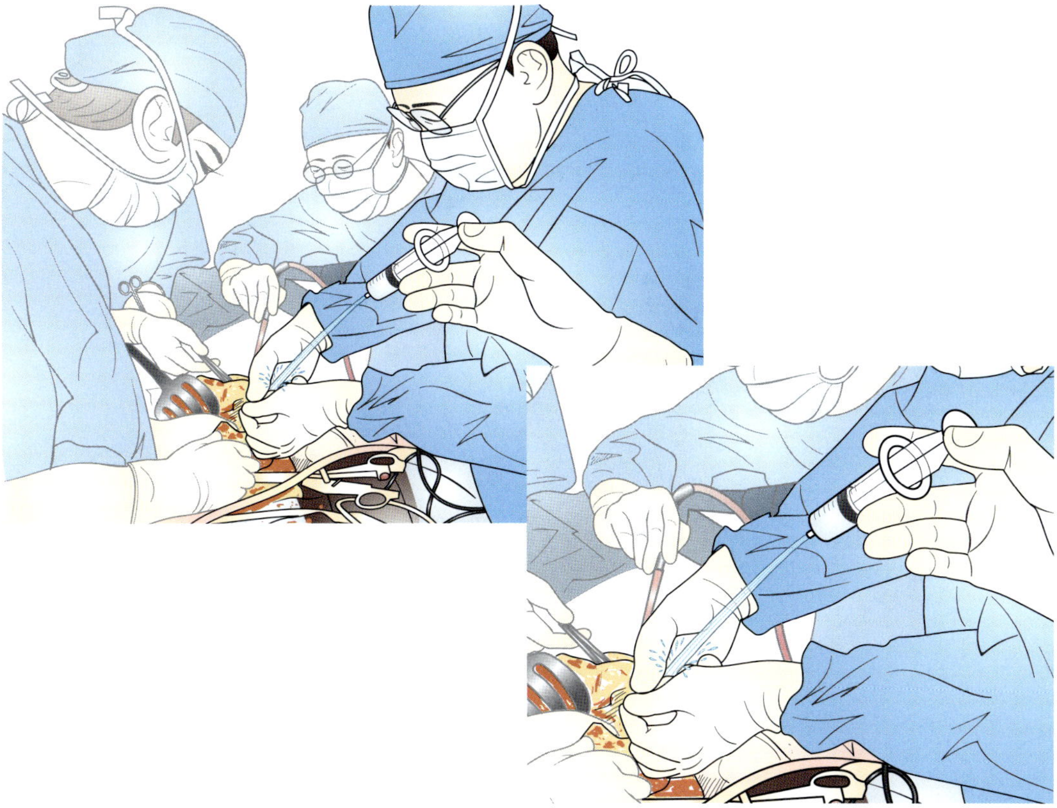

図7 糸結びをする第一助手への水のかけ方

くなってしまう．このときはシリンジに静脈留置カテーテルをつけて，糸結びする人（主に第一助手）の手に水をかけてやると，スムースな結紮ができる(図7)．

水をかけるのは第二助手や第三助手，時には器械出しの看護師に頼むことがある．水をかける場所は糸を結紮する人の手の甲ではなくて，掌（手のひら）を目指すのがコツである．

ドイツ留学にて手術を間近でみていたときに，器械出しの看護師が少し遠くから勢いよく水をかけるので，うまく手のひら（掌）にあたらず，その水が手の他の部分からはねて術者や第一助手の顔にはねかかったりした．時々あったのだが，手術をしている医師達は何も文句をいわず自分達の手術を続けるか話を続けたりする．

ドイツでは手術する医師と器械出しの看護師の関係はかくなるものである．医師が紳士なのか，器械出しの看護師が強いのか，はたまた一般的に男性と女性の力の関係なのか？　日本では？　日本でも？

なおドイツでは基本的に術者が糸を結ぶが，「この手術の責任はすべて術者にある」という考えが伝統的に根本にあるのかもしれない．

3　郭清の方法

a　血管の露し方 (図8)

動静脈など，縦に走行するものを露出していく例は，ひとつの手術の中で枚挙にいとまがない．たとえば肝十二指腸間膜の中の胆管，肝動脈あるいは門脈や右胃大網動静脈などがある．

縦に走行するものを露出していくときには，そこと結合織との間に鉗子を差し入れた後，縦に走行するものに対して平行に鉗子を開いて結合織との間を開けていく（図

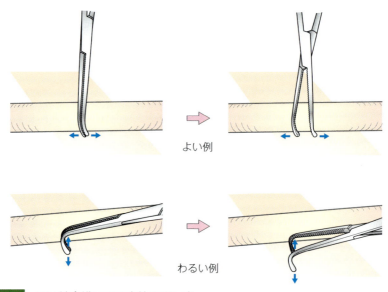

図8　周囲結合織からの血管の露し方

8）．縦に走行するものに対して鉗子を直角に開いていくのではない．なぜなら直角に鉗子を開くと，縦に走行する動静脈の1点に，あるいはそこから剥離すべき結合織の1点に，剥離する力が集中しすぎてしまうからである．力が集中しすぎてしまう結果，その部の血管壁などを損傷し，出血させてしまう．

縦に走行するものから横に枝が出ている場合にはその限りではないが，剥離しようとしているものに対して常に平行に剥離していくようにする．

b 0.5 mmの違い

切っているところ，はがしている層が，0.5 mm違うことをいう．この違いで郭清の層が変わる．リッツェンするかしないか（＝結紮糸が切離端からずっこけるかずっこけないか）が変わる．もちろん糸がずっこければ（ずれれば），しばろうとした血管をしばっていないのだから，術中～術後に出血する．すなわち手術の"でき"が変わってきてしまうのである．

c 運針の仕方

運針は針の「R」（radius：曲がりの半径）に沿って回す．組織を壊さないためである．

4 エネルギーデバイス（止血しながら切り進む）

手術器具の進歩は最近特に著しい．電気メスは昔から使われているが，最近のものは使いやすくなってきた．また，腹腔鏡下手術で開発されたエネルギーデバイスがシャフト（長さ）を短くすることにより，開腹の手術に利用されることが多くみられるようになってきた．特に組織の止血・切離ではハーモニックスカルペル/リガシュアなどが重用される．

ハーモニックは超音波メスで，先端で1秒間に55,500回超音波が振動することにより，組織を止血・切離しながら手術を進めていく．リガシュアは数mmの距離でbipolarの高周波エネルギーにより，先端のチップの間の組織を熱凝固させ，組織をシーリングしたのち，カッターで手元操作により切離する．臨床医にとって安心感のある器具のひとつである．

現在では，若い外科医が糸で結紮せずにリガシュアで組織や血管などをどんどん切っていって先輩外科医をハラハラさせることもあるが，しっかり止血されていて何も起こらないことが多い．

超音波メスとbipolarの高周波エネルギーとを合わせ持った器具もある．

a エネルギーデバイスを用いた"二重結紮"

やや太めの血管を処理する場合に，エネルギーデバイスを用いて"二重結紮"するのに2通りの方法がある．
1）残し側の血管を少しずらして2度焼きする．
2）残し側の血管を1回結紮し，エネルギーデバイスで焼き切る．
いずれも取り側はエネルギーデバイスの一度焼き切りとなる．手術時間の短縮につ

ながる．

5 術野の確保

a "おとめの手"と鑷子（セッシ）の柄

　術野の確保は主に助手が担う．第一〜第三助手で，多くの場合第一助手は両手を用いてピシっと術野を固定する．第一助手が糸を結ぶ場合などは，第二・第三助手がそれを補う．第二・第三助手は鉤を用いて術野の確保を行うことも多い．必要に応じ術者が左手で展開することもある．重要なことは，一度展開したら術野は絶対に確保し，動かしてはいけないということである．そうしないと手術ができない．

　悪い例として1例挙げるならば，第一助手が腸鑷子2本を持ち，術者がよい視野を確保するとそれを動かし，また確保するとその2本の鑷子で腸をつかみ直したりして，術者と第一助手が相互に動いているような例である．視野が固定されないので手術もできず，端からみていてももどかしい．

　腹部疾患において視野を作る対象となる部位・臓器の術野を確保するために，周囲の腸管や腸間膜，大網（Netz）を脇にどけることが必要である．これを第一助手の片方の手または両方の手を用いて行うことが多く，臓器を愛護的に扱う"おとめの手"（図9）を用いて行えば術者が最も安心する．

　術野が深くてやや狭く，そしてなるべく素早く術野を確保したいときは，DeBakey鑷子を反対（逆さま）に持ち，その柄の部分を奥に入れて視野の確保に用いるとよい（図10）．

　なぜなら

1）鑷子は手術器具台の最も術者に近いところや，術者と器械出し看護師との間に

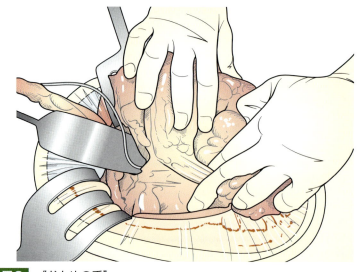

図9 "おとめの手"
手が鉤のかわりで，術野をみせている．

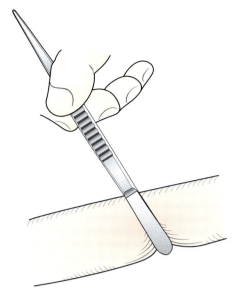

図10　鑷子の柄（鑷子逆さま持ち）による術野の確保

置かれっぱなしになっていることがままあるので，すぐ手にとれる．
2) 柄の部分は鑷子先端側より先が細くないので，周囲組織を傷つけることなく，より安全に術野を確保できる．
3) 鑷子の先端で術野を確保する場合には，先端を閉じておく圧力を持つ手に与え続けなくてはならないが，鑷子の柄の側を使う場合にはその必要がないので，視野確保のための鑷子が途中で開いてしまう危険性や第一助手の手先の負担が減る．
4) 鑷子の柄の部分で術野を展開した場合，第一助手に自分の手術の手出しをされるのではないかという不安感を，術者が一瞬たりとも持つことがない．

b 行き掛けの駄賃（"ついでに"他の手技を行う）

　行き掛けの駄賃とは「何かをするついでに他のことをすること（新明解国語辞典より）」とある．まさにその通りの意味で，ある術野でひとつの行為を行ったときに，他の剝離や切離がさらにできてしまう状況があれば，術野を崩さずについでに他の剝離や切離を行ってしまうことをいう．

c 肝円索は丈夫なひも

　肝円索は丈夫なひもなので，けっこうな力を加えてもちぎれない．これを操作することにより，肝を，肝十二指腸間膜を，あるいはそれに伴う術野を自由に操ることができる．肝円索はちぎれないように肝円索内のしっかりした管の胎生期の遺残を5〜6cm長軸方向に，2本のPean鉗子で把持して操作する．

d 吸引管の使い方

　吸引管は血液・漿液，術野にかけた水などを吸引するために，術野に突っ込んで入

れながら使うと思っている外科医もいるのではないか．しかし，吸引管は一般に術野の奥から手前に引きながら使うのがよい．特に肝の切離面からの出血などに対しては吸引管を引きながら使う．目当てのところに直接先端を持っていこうとすると肝切離面や出血点をつついてかえって軟らかい肝離断面を損傷し，出血させてしまう．<u>吸引管を出血点にあわてて突っ込んで持っていってはならない．</u>

e ガーゼは組織に押しつけて使う

　視野から血をぬぐうひとつの方法としてガーゼが使用される．壁側腹膜でおおわれた左右横隔膜下などにたまった血を拭い取るのはよいが，基本的に肝切離面やその他，手術したbare area（漿膜のない結合織が露出した領域）の血は拭き取ろうとしてはいけない．その部位をガーゼでそっと押しつけて吸わせるのである．そっと押しつけて手前に離しながら引く．横に動かさない．ガーゼを強く横に動かすとそこには結紮糸もあるだろうから，それらが外れて（ずっこけて）しまう可能性がある．また結合織部なので，さらに横に力をかけることで止まっていた血を再び出してしまう可能性もあるからである．

木村理箴言①

手術は外科医の晴れ舞台である．
　　　　　最高の技を見せる場である

最近手術をやっていないから，糸結びが"へた"になりまして……という言い訳はきかない．糸結びの練習は，いつでもどこでもできる．

II 章

解剖と病理

II. 解剖と病理

1 膵臓の外科解剖
① 区　域

1 膵癌取扱い規約での膵区域分類

『膵癌取扱い規約（第7版）』[1]，『Classification of Pancreatic Carcinoma, 3rd English Edition』[2] では膵頭部，膵体部，膵尾部に分け，膵頭部と体部の境界は上腸間膜静脈（SMV）・門脈（PV）の左側縁とし，膵体部と膵尾部の境界は腹部大動脈の左縁とする，と定義している．SMV・PVの前面部分を膵頭部とし，膵頭部の下方から突出する部位でSMVの後方に位置するものを鉤状突起として膵頭部に含めている（図1）[2]．

2 Rotation of the pancreas

発生学的には，膵の原基は胎生期には腹側膵（ventral pancreas）と背側膵（dorsal pancreas）に分かれている．これらは図のように回転癒合し後方の壁側腹膜（後腹膜）上に固定される．本来の膵固有の腹膜と，後方の壁側腹膜（後腹膜）は癒合し，癒合筋膜と呼ばれるようになる[3〜5]（図2）[5]．頭側ではTreitzの癒合筋膜，体尾側では

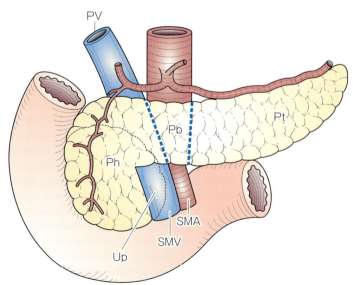

図1　膵癌取扱い規約での膵区域分類

Ph	膵頭部
Up	鉤状突起
Pb	膵体部
Pt	膵尾部
PV	門脈
SMA	上腸間膜動脈
SMV	上腸間膜静脈

（文献1より引用）

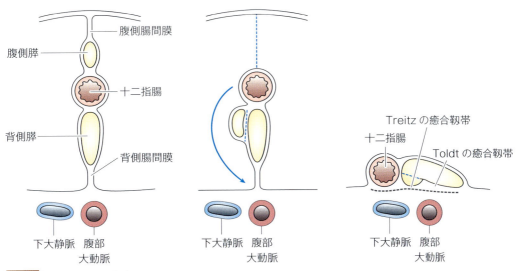

図2 Rotation of the pancreas

(文献5より引用)

Toldtの癒合筋膜という.

癒合後の腹側・背側膵の分布

病理組織学的に腹側膵にはPP (pancreatic polypeptide) 細胞を多数含む不整形のランゲルハンス島があり，これにより背側膵と分けることができる[6]（図3）.

Groove領域

groove領域は膵頭部，総胆管，十二指腸の間の溝のことを指し，groove pancreatitisの発生部位として重要である（図4）[7]．groove領域は，本来は膵の特定の領域を示す用語ではないが[8]，groove pancreatitis，groove pancreatic adenocarcinoma[9]のように，特定の領域の膵病変を表す言葉として用いられている．groove領域には神経やリンパ管などとともに後上膵十二指腸動脈（PSPDA）が走行することも解剖学的に重要である[4]．主に副膵管にドレナージされる領域である．

膵尾部と脾門部との関係

脾動静脈および脾臓温存膵体尾部切除では膵尾部と脾門部との関係が重要である．これについては，膵尾部の50％は脾門部の中心に存在し，8％が脾門部より頭側に，42％が脾門部より尾側に存在すると報告されている（図5）.

Ⅱ. 解剖と病理

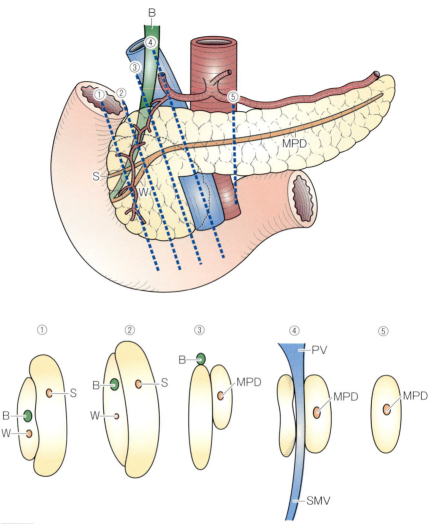

図3 癒合後の腹側・背側膵の分布
右側からみた①〜⑤の割面像のシェーマ
B：CBD（総胆管），W：Wirsung管，S：Santorini管，MPD：主膵管

文献

1) 日本膵臓学会（編）：膵癌取扱い規約，第7版，金原出版，東京，2016
2) Japanese Pancreatic Society (ed)：Classification of Pancreatic Carcinoma, 3rd English Edition. Kanehara & Co., Ltd., Tokyo, 2011
3) Skandalakis JE et al：Congenital anomalies and variations of the pancreas and pancreatic and extrahepatic bile ducts. The Pancreas, Volume 1, Berger HG et al (eds), Blackwell Scientific Publication, Oxford, p27-59, 1998
4) Kimura W, Nagai H：Study of surgical anatomy for duodenum-preserving resection of the head of the pancreas. Ann Surg **221**：359-363, 1995
5) Kimura W：Surgical anatomy of the pancreas for limited resection. J Hepatobiliary Pancreat Surg **7**：473-479, 2000
6) 須田耕一ほか：膵における区域の考え方—発生，病理解剖学的立場から．胆と膵 **15**：1191-1195, 1994
7) Becker V, Mischke U：Groove pancreatitis. Int J Pancreatol **10**：173-182, 1991

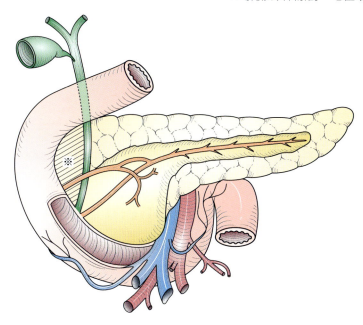

図4 Groove領域（※）

（文献7より改変）

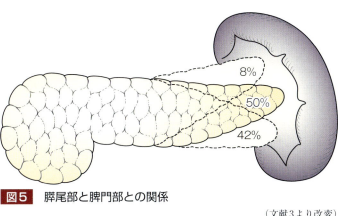

図5 膵尾部と脾門部との関係

（文献3より改変）

8) Wilasrusmee C, Pongchairerks P：Pancreaticobiliary ductal anatomy in Thai people. J Hepatobiliary Pancreat Surg **6**：79-85, 1999
9) Gabata T et al：Groove pancreatic adenocarcinoma：radiological and pathological findings. Eur Radiol **13**：1679-1684, 2003

II. 解剖と病理

1 膵臓の外科解剖
② 膵　管

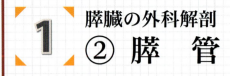

1 Embryonic development

　一般的には，膵管は腹側膵と背側膵両原基の主導管が癒合して形成される．腹側膵原基の主導管と癒合した部位より上流の背側膵原基の主導管が主膵管となる．一方で，背側膵原基の主導管の腹部膵管との癒合部の近位側は，副膵管（Santorini管）と呼ばれ，発生過程において退行する例も多い．副膵管の分岐部から主乳頭までの主膵管はWirsung管と呼ばれる（図1）[1]．

2 通常型の膵管解剖

　典型例と考えられるTakahashiらの膵頭部膵管の解剖を示す[2,3]（図2）[2]．
　主膵管は膵尾部より起始し，尾部と体部ではほぼ中央，やや背側寄りを走行し，上下方向から小枝を受けながら膵頸部でやや下後方に位置を変え，多くは膵頭部に入った付近で副膵管（Santorini管）が合流する．Vater乳頭部に近づくと，走行をやや水平としながら，ほぼ膵実質の後面で総胆管と合流し，Vater乳頭部を経て十二指腸に注ぐ．一方，副膵管は主膵管との合流部から副乳頭に向かってほぼ直線的に水平に近く走行し，主膵管よりも口側で十二指腸に注ぐ[2,3]．

3 膵管のvariation（破格）

　膵管のvariationの成り立ちに関しては諸説がある[2,4〜8]（図3[3]）．
　Wirsung管とSantorini管の癒合不全症はpancreas divisumと呼ばれ，背側膵の膵炎の原因となる．

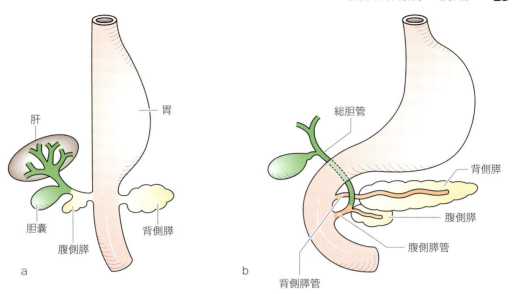
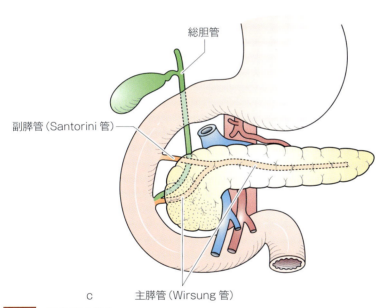

図1 胎生期の発生

a：腹側膵・背側膵原基の形成
b：腹側膵の回転
c：成人の膵（実際には膵頭部と十二指腸は付着しているが，説明のために離して描いてある）

（文献1より改変）

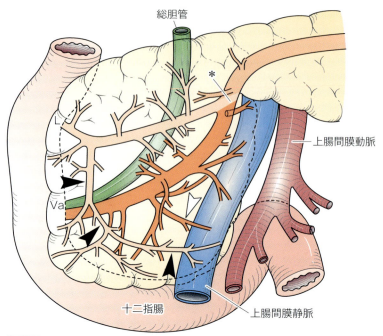

図2 通常型の膵管解剖
L：副乳頭，Va：Vater乳頭部，＊：主膵管と副膵管の分岐部
黒矢尻：膵鉤部前下部から膵頭下部にかけて起始する長い上行枝
白矢尻：膵鉤部後上部に起始する枝
▢：副膵管とその分枝
▢：主膵管とその分枝

（文献2より改変）

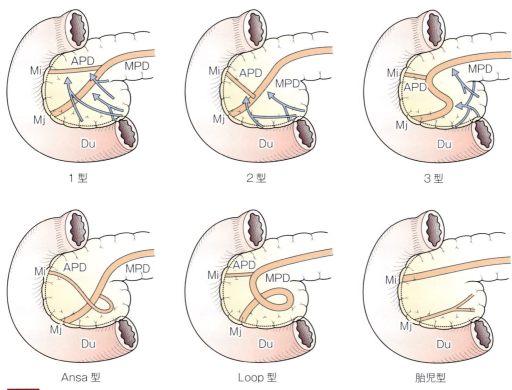

図3 副膵管のvariation（破格）
1型：通常型
2型：主・副膵管合流部と十二指腸乳頭部の間の距離が短い．
3型：副膵管が短く，主膵管近位部が膵頭下部において大きく屈曲蛇行する．
Ansa型：副膵管が主膵管の前方を越えて主膵管に対し，左後方から合流する．
Loop型：主膵管近位部が膵頭下部にてloopを描いて走行する．
胎児型：背側膵芽と腹側膵芽の膵管に互いに交通を作らない（pancreas divisum）．
Mi：minor papilla of Vater, Mj：major papilla of Vater

（文献3より引用）

文献

1) Skandalakis JE et al：Congenital anomalies and variations of the pancreas and pancreatic and extrahepatic bile ducts. The Pancreas, Volume 1, Berger HG et al（eds）, Blackwell Scientific Publication, Oxford, p27-59, 1998
2) Takahashi S et al：Spatial arrangement of the pancreatic ducts in the head of the pancreas with special reference to the branches of the uncinate process. Surgery **125**：178-185, 1999
3) 高橋定雄ほか：膵頭部膵管の配置について．胆と膵 **24**：131-135, 2003
4) Skandalakis JE et al：Anatomical complication of the pancreatic surgery. Contemp Surg **15**（5）：17-40, 1979
5) Kimura W, Nagai H：Study of surgical anatomy for duodenum-preserving resection of the head of the pancreas. Ann Surg **221**：359-363, 1995
6) Kimura W：Surgical anatomy of the pancreas for limited resection. J Hepatobiliary Pancreat Surg **7**：473-479, 2000
7) 加藤景三：膵管造影の基礎的検討．日消誌 **69**：503-523, 1972
8) Kimura W et al：A new method of duodenum-preserving subtotal resection of the head of the pancreas based on the surgical anatomy. Hepatogastroenterology **43**：463-472, 1996

Ⅱ. 解剖と病理

膵臓の外科解剖
③ 動脈系

　膵臓は頭側の腹腔動脈とその分枝の総肝動脈と脾動脈と，尾側の上腸間膜動脈（SMA）に挟まれて存在し，その両者から枝を受ける．膵は大動脈にまたがって左右に存在する．膵頭では腹腔動脈とSMAの分枝が吻合して前後のアーケイドを形成している．膵体尾部では主として腹腔動脈からの枝が膵に分布する．腹側膵は主として後膵十二指腸動脈（PSPDA，PIPDA）の血流支配を受ける．

上腸間膜動脈（SMA）

　矢状断像でみると，図1の青点線のように癒合筋膜は存在し，SMAは腹部大動脈から分岐するとすぐに癒合筋膜を貫いて膵臓側に入る[1]．

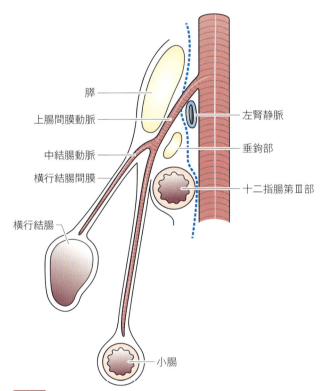

図1　膵体部矢状断像
青点線：癒合筋膜

（文献1より引用）

2 膵頭部の背側の動脈アーケイド
──胃十二指腸動脈と上腸間膜動脈とのアーケイド

a 前上膵十二指腸動脈(ASPDA)

　　胃十二指腸動脈は膵臓の後面上方で後上膵十二指腸動脈(PSPDA)を分枝したのち，膵の前面を十二指腸球部から離れて左下に膨らむように走行し，膵頭部に近い膵頸部下縁で右胃大網動脈(GEA)とASPDAに分岐する．この膵頭部前面を斜め右に下行するときに十二指腸に直動脈を，膵実質に分枝を数本ずつ出す．ASPDAは主乳頭部下方に向かって走行し，膵後面に回り，前下膵十二指腸動脈(AIPDA)に移行しアーケイドを形成する[1,2](図2)[1]．

b 後上膵十二指腸動脈(PSPDA)

　　胃十二指腸動脈が総肝動脈から分枝したのち，ASPDAより先に膵後面・上縁の通常GDA起始部から1〜2cmあたりで分岐する．総胆管の前方を左から右に向かって

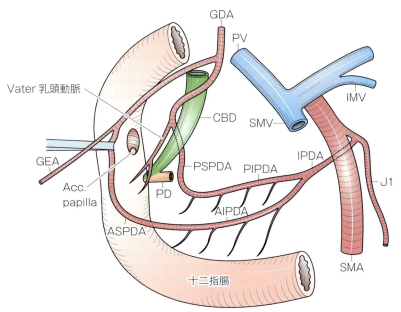

図2 膵頭十二指腸部の動脈解剖．胃十二指腸動脈と上腸間膜動脈とのアーケイドと乳頭動脈

PSPDAは膵頭部上縁で通常，胆管の前面を通過し，さらに胆管後面を取り巻き，PIPDAに移行して膵頭部のposterior arcadeを形成する．このときに胆管右側から乳頭部に向かってVater乳頭動脈を分岐する．この動脈が胆管下部，乳頭部および十二指腸第Ⅱ部の血流として非常に重要である．
GEA：胃大網動脈，GDA：胃十二指腸動脈，Acc. papilla：小十二指腸乳頭，IMV：下腸間膜静脈，J1：第1空腸動脈，SMV：上腸間膜静脈，PV：門脈，CBD：総胆管，PD：膵管

（文献1より改変）

斜めに走行し，総胆管右側・膵後面を総胆管に沿って走り，「乳頭動脈」を分枝したのち，総胆管後面を右から左に向かって走行し後下膵十二指腸動脈（PIPDA）と吻合する．すなわちPSPDAとPIPDAは下部胆管を螺旋状に取り巻くように，足側から見上げたときに反時計回りに走行する．

c 乳頭動脈

PIPDAから胆管右縁を走行し，乳頭に向かうPSPDAあるいはPIPDAに匹敵する太さの動脈が走行する．この動脈はVater乳頭部と十二指腸第Ⅱ部の血流に非常に重要であり，われわれは「乳頭動脈」と名づけた[2,3]（図2）[1]．十二指腸温存膵頭切除術のときに十二指腸第Ⅱ部およびVater乳頭部を温存するためにはこの動脈の温存が重要である．

乳頭動脈については，ASPDAアーケイドとPSPDAアーケイドをつなぐcommunicating arteryとする解剖学的な記載はある[4]．しかしcommunicationしているのは乳頭動脈のうちの1本にすぎず，多くはVater乳頭部を中心として十二指腸第Ⅱ部に扇状に広がって多数に分岐し，この部分を栄養している[5]．

また，膵内胆管はPSPDAから分岐した動脈で栄養されており，十二指腸上部の胆管血流の60％を占めると報告されている[1]．

PSPDAの分岐形態の破格はまれであるが，総肝動脈より分岐するものが3％，固有肝動脈より分岐するものが2％，右肝動脈より分岐するものが2％あるとされる[2,6]．

d 下膵十二指腸動脈（IPDA）

IPDAは第1空腸動脈（J1）と共通管を形成して，SMA背側の右側から分岐することが最も多い．J1は尾側に向かって走行するが，IPDAはSMAの背側を右側に向かって走行し，通常，AIPDAとPIPDAに分岐する．IPDAの分岐には多くの亜型が存在する[2]．Murakamiら[4]は，IPDAは80％に存在し，このうちIPDAがJ1と共通管を作ってSMAから分岐するもの（Type A）が55.6％，IPDAが直接SMAから分岐しているもの（Type B）が24.2％，AIPDAとPIPDAが独立して分岐するもの（Type C＋D）が20.2％であり，SMAから分岐するreplaced右肝動脈（rRHA）は12.7％に認め，そのうち44.1％はrRHAからPIPDAが分岐していた（Type Db）と報告している（図3）[4]．

IPDAの走行の把握は，膵頭十二指腸切除術で先行処理かつ周囲郭清に重要であり，近年MDCTによる詳細な検討がなされている[7]．IPDAがJ1と共通管を形成するタイプがやはり最も多く，IPDAは中結腸動脈（MCA）起始部からSMA中枢側背側に1～2cmの位置に存在することが多いとされている．

1）前下膵十二指腸動脈（AIPDA）

IPDAからあるいは直接SMAから分岐し，膵の後面を右方に向かって走行する．十二指腸に直動脈を，膵実質に分枝を数本以上出す[8]．膵前面乳頭部下方から膵後面に回ってくるASPDAとアーケイドを形成する．AIPDAはその名称とは異なり膵後面を走行する[2]（図2）[1]．

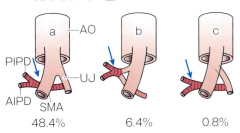
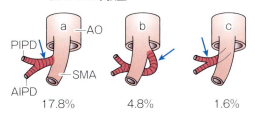

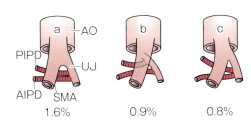
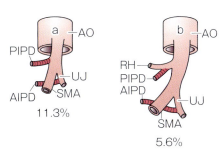

図3 下膵十二指腸動脈（IPDA）のvariation（破格）
UJ：upper jejunal artery（原著）＝第1空腸動脈（J1）

（文献4より改変）

2) 後下膵十二指腸動脈（PIPDA）

AIPDAと同様にIPDAからあるいは直接SMAから分岐し，膵の後面を右方に向かって走行する．走行中に十二指腸および膵実質に分枝を出す．PIPDAとPSPDAは88%がアーケイドを形成する[2]（図2）[1]．

e 膵頭部の動脈アーケイド解剖学的知見補遺──剖検例の検索から

①重要なアーケイドを形成する膵頭十二指腸動脈（AIPDA, PSPDA, PIPDA）とその分枝や後上・後下膵十二指腸静脈（PSPDV, PIPDV）などはすべてTreitzの癒合筋膜と膵実質との間に存在する．

②ASPDAとAIPDAはアーケイドを形成する．ASPDAは胃十二指腸動脈から分岐後，主乳頭部下方に向かって走行，ここで膵後面に回りAIPDAに移行する．すなわちAIPDAは一般の通念と異なり膵後面を走行する（図4）．

③ASPDA, AIPDA, PSPDA, PIPDAとその分枝が完全に膵内に埋没している例はみられないが，ASPDAとその十二指腸枝は膵実質内に半周以上もぐりこんでいる例が比較的高率に認められる．

④PSPDAとPIPDAは約90%がアーケイドを形成する．

⑤膵内胆管は長軸に沿った動脈ネットワーク（epicholedochal plexus）で囲まれている．膵内胆管の動脈はPSPDAから分枝したVater乳頭動脈が膵内胆管の右側・背側を走行している．十二指腸温存膵頭切除術のために胆管周囲のepicholedochal plexusを切除したり乳頭動脈を傷つけたりすると，術後の胆管壊死や胆管狭窄をきたすた

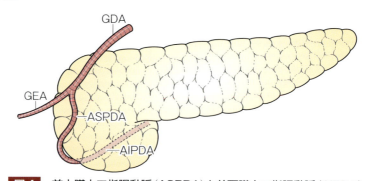

図4 前上膵十二指腸動脈（ASPDA）と前下膵十二指腸動脈（AIPDA）
ASPDAは胃十二指腸動脈から分岐後，主乳頭部下方に向かって走行，ここで膵後面に回りAIPDAに移行する．すなわちAIPDAは一般の通念と異なり膵後面を走行する．

（文献1より引用）

め，下部胆管の合併切除を考慮すべきである．
　⑥膵実質と十二指腸壁との結合は，疎性結合織によるため，剝離は容易である．しかし副乳頭部付近では，膵実質の十二指腸粘膜下あるいは輪状筋層までの"侵入"がみられる例が88％に認められる．

f 脾動脈

　腹腔動脈が左胃動脈，総肝動脈，脾動脈の3本に分岐し，Halleriの三脚と呼ばれる．教科書にみられるような正常型が84％である．脾動脈が大動脈から単独で分岐する破格は1％強にみられ，SMAと共通管を形成するものが1％にみられる[6]．脾動脈根部の破格は郭清または腹腔動脈合併膵体尾部切除の際に重要になる．
　脾動脈は脾門部から離れたところで2本の主分枝に分かれる分配型（70％）と，脾門部で枝分かれする非分配型（30％）に分けられる（図5）[6]．脾の上極と下極に分布する動脈枝が脾門の手前で分岐し独立して走行することがあり，上極動脈，下極動脈という．また，膵との位置関係は，膵の上縁を走行する膵上型が80％，膵の後面を走行する後膵型が8％，膵内を走行する膵内型が2％とされる．
　脾臓内へは6～36本の動脈が脾臓内で大きな吻合を作らずに延びて，脾臓内の諸区域に扇状に血液を供給している[9,10]（図6）[9]．

g 背側膵動脈（DPA）[図7]

　DPAは解剖学的に「後膵動脈」あるいは「背膵動脈」と呼ばれることもある．DPAは脾動脈から分岐することが最も多く，38.1～45％と報告されている[6,7,11,12]．DPAの脾動脈根部からの距離は平均12.6±5.5 mm（range 3.9～25 mm）とされる[13]．その他の分岐形態に関しては，腹腔動脈より分岐するものが10～28％，総肝動脈より分岐するものが17～25.7％，SMAより分岐するものが12.7～20％，SMAの分枝である副肝動脈から分岐するものが1％以下とされる[6,7,11,12]（図7）．SMAから分岐するDPAから副中結腸動脈が分岐することが多いとされる[14]．

1. 分枝タイプ
   a. 脾門部より離れて分岐する：分配型　70%

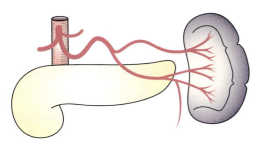

   b. 脾門部の近くで分岐する：非分配型　30%

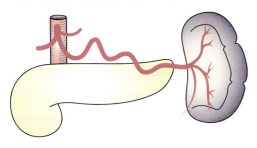

2. 極動脈
   a. 上極動脈

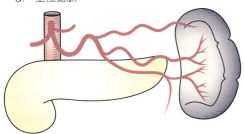

   b. 下極動脈

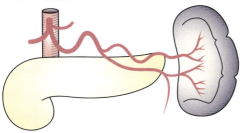

3. 脾動脈の位置
   a. 膵の上縁を走行（膵上型）　80%

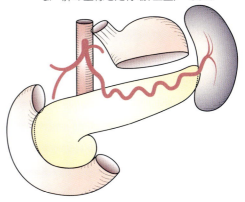

   b. 膵の後面を走行（後膵型）　8%

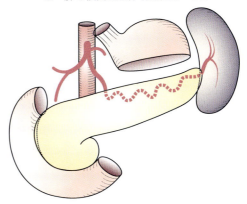

   c. 膵内を走行（膵内型）　2%

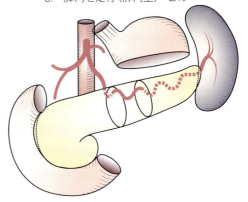

図5　脾動脈の分岐様式とvariation（破格）

（文献6より引用）

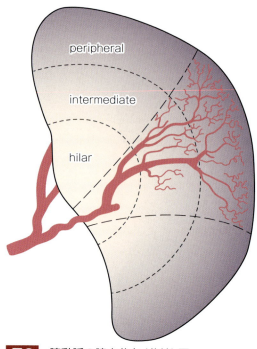

図6 脾動脈の脾内分布（分岐）図

（文献9より引用）

3 膵頭部から膵体部に向かう膵内の動脈アーケイド

a 横行膵動脈（TPA）

　われわれは，外科解剖学的に膵を膵体部で横走する比較的太い動脈が，頭側および尾側に2本あることを経験的に知っている．しかし，ほとんどの教科書ではこの部分の解剖学的記載は不十分であり，背膵動脈（あるいは後膵動脈とも呼ばれる：dorsal pancreatic artery）から膵内で横走する動脈を左右に出している図が記載されているのみである．

　胃十二指腸動脈（GDA）とDPAとの間には膵の上縁に存在するアーケイドが認められる[15]．このアーケイドを形成する動脈分枝のうち，GDAから出る分枝をsuperior pancreatic branch，DPAから出る分枝をsuprapancreatic branchという[15]．また，GDAがASPDAと右胃大網動脈とに分岐する近傍から分岐し，膵の下縁に沿って走る動脈がTPAである．このTPAとDPAあるいは大膵動脈は吻合してアーケイドを形成しており，prepancreatic arcadeといい[15]，われわれ[13]はこのアーケイドを61.3％に認めた．すなわち，GDAとDPAとの間にはアーケイドが2本存在し，膵の上縁でみられるsuperior pancreatic branchとsuprapancreatic branchとのアーケイドの動脈をわれわれは上横行膵動脈［superior transverse pancreatic artery（superior TPA）］と呼称し，63.2％に認めた[5,13]（図8）．superior pancreatic branchとsupra-

① 脾動脈より分岐
(38.1〜45%)

② 腹腔動脈より分岐
(10〜28%)

③ 総肝動脈より分岐
(17〜25.7%)

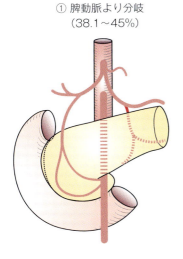
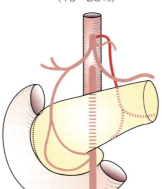
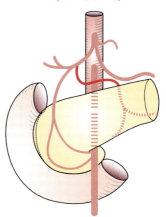

④ SMAより分岐
(12.7〜20%)

⑤ SMAの分枝である副肝動脈より分岐
(<1%)

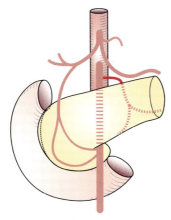
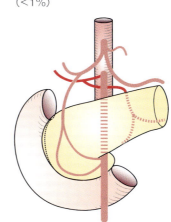

図7 背側膵動脈の起始部

(文献6より引用)

pancreatic branchとのアーケイドはsuperior pancreatic arcadeであり，prepancreatic arcadeとされてきたものはinferior pancreatic arcadeと考えるとわかりやすく，膵体の上縁と下縁にはアーケイドが2つ存在することを念頭に置くことが重要である[5,13]（図8）[5]．

以上のようにGDAはPSPDA，ASPDA，右胃大網動脈に分岐して膵頭部，十二指腸および胃に動脈血を送るだけでなく，膵体部に向かって膵上縁および膵下縁を横走する2本の動脈分枝を出している．

これらの動脈は，膵頭十二指腸切除術，および膵体尾部切除術で膵を門脈上で切離する場合には常に出現する動脈である．したがってこれらの手術のとき，術後の膵断端からの出血を防ぐために，われわれは，膵切離前に残し側の膵の上縁と下縁に2本ずつ糸を深めにかけて，膵実質とともに上横行膵動脈および横行膵動脈を結紮してしまう手技を提唱した．

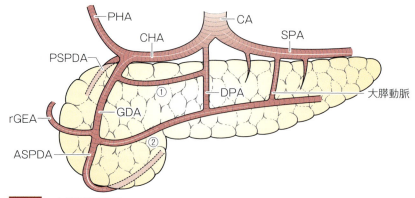

図8 上横行膵動脈
①上横行膵動脈（superior transverse pancreatic artery）
②横行膵動脈（transverse pancreatic artery, prepancreatic arcade）

（文献5より引用）

　さらにGDAとDPAとのアーケイドの頻度や横行膵動脈の走行・還流域，大膵動脈との吻合などは，重症急性膵炎の症例に施行される動注療法において貴重な解剖学的知見を与えるものである．動注療法については，膵体部に壊死部がみられた場合，カテーテルを脾動脈に留置すべきか，GDAに留置すべきかが問題となるが，われわれの検索ではGDAに留置すべきことを明らかにした．
　また，横行膵動脈が単独でSMAから分岐する破格が10%存在するとされる[6]．

b 大膵動脈（図8）

　脾動脈から分岐し膵体尾部実質内を走行する．われわれは「脾動脈から分岐し，背側膵動脈の次に血管径の太い血管とする」としている[5]．臨床的には，脾動脈根部から2～3本目で平均距離は56 mmである．脾動脈から分岐するその他の細かい枝を含めると平均3.6±1.5本あり，その分布には規則性がない[13]．大膵動脈の多くは脾静脈腹側を走行し，主膵管の腹側または背側に分布し，膵下縁を走行する横行膵動脈と吻合する．脾動脈から分岐するDPAは脾静脈背側を通り，常に主膵管よりも背側の膵実質を走行していることで大膵動脈と区別できる[13]．

文献

1) Kimura W：Surgical anatomy of the pancreas for limited resection. J Hepatobiliary Pancreat Surg **7**：473-479, 2000
2) Kimura W, Nagai H：Study of surgical anatomy for duodenum-preserving resection of the head of the pancreas. Ann Surg **221**：359-363, 1995
3) Kimura W et al：A new method of duodenum-preserving subtotal resection of the head of the pancreas based on the surgical anatomy. Hepatogastroenterology **43**：463-472, 1996
4) Murakami G et al：Vascular anatomy of the pancreaticoduodenal region：a review. J Hepatobiliary Pancreat Surg **6**：55-68, 1999
5) 木村　理ほか：膵頭体部の血管解剖．胆と膵 **24**：125-130, 2003
6) Lippert H, Pabst R（著），田口鉄男（監），中村仁信，沢田　敏（訳）：臨床医に必要な動脈分岐様式―破格とその頻度．癌と化学療法社，東京，1988
7) Horiguchi A et al：Multislice CT study of pancreatic head arterial dominance. J Hepatobiliary

Pancreat Surg **15**:322-326, 2008
8) Woodburne RT, Olsen LL:Arteries of the pancreas. Anat Rec **111**:255-270, 1951
9) Dixon JA et al:Anatomy and techniques in segmental splenectomy. Surg Gynecol Obstet. **150**:516-520, 1980
10) 平井一郎ほか:膵体尾部・脾臓.手術**62**:849-854, 2008
11) Fiedor P et al:Variability of the arterial system of the human pancreas. Clin Anat **6**:213-216, 1993
12) Sakaguchi T et al:Analysis of anatomic variants of mesenteric veins by 3-dimensional portography using multidetector-row computed tomography. Am J Surg **200**:15-22, 2010
13) Kimura W et al:Surgical anatomy of arteries running transversely in the pancreas, with special reference to the superior transverse pancreatic artery. Hepatogastroenterology **51**:973-979, 2004
14) 平松京一ほか:腹部血管のX線解剖図譜,平松京一(編),医学書院,東京,1982
15) Bertelli E et al:The arterial blood supply of the pancreas:a review Ⅳ. The anterior inferior pancreaticoduodenal aa., and minor sorces of the blood supply for the head of the pancreas. An anatomical review and a radiological study. Surg Radiol Anat **19**:203-212, 1997

木村理箴言②

医師は患者さんに教えられ,鍛えられる

これまで医師,外科医としての自分を鍛えてくれたのは患者さんであり,自分が治せなかった患者さんたちだ.治せなかった屈辱が自分を作った.

Ⅱ．解剖と病理

1 膵臓の外科解剖
④ 静脈系

　gastrocolic trunkについては，Henle[1]が1868年に前右結腸静脈（superior right colic vein）と右胃大網静脈（right gastroepiploic vein）が共通管を形成していることを報告したことから，Henleの胃結腸静脈幹（gastrocolic trunk of Henle：GCT）と呼ばれ，約60％に存在する[2]（図1）．つまりHenleの静脈幹にgastrocolic trunk of Henle（胃結腸静脈幹）という別名があるなら，この静脈幹からは右胃大網静脈と，前右結腸静脈が出ていなくてはならない．つまりvariation（破格，図1）で，これらが静脈管（共通管）の出ている①②のみが，本当の共通管を作っているといえる．①42％，②17％を合わせてHenleの胃結腸静脈幹は約60％に存在するということになる．さらに1912年にDescomps & De Lalaubie[3]が前上膵十二指腸静脈（ASPDV）とこの共通管が合流し，3つの共通管ができることを報告している（図1）[4]．

　Henleの共通管は門脈から出ており，胃へ向かう右胃大網静脈，前右結腸静脈，そしてASPDVに分かれている．この右胃大網静脈，ASPDVを根部で切除すれば，前右結腸静脈の温存が可能となる．

　この共通管が上腸間膜静脈（SMV）に流入するあたりをHenle's trunk area（Henleの静脈幹領域）といい，ここから回結腸静脈（ileocolic vein）の分岐する部分までをsurgical trunkという（図2）．surgical trunkの解剖は右半結腸切除術のときに必要な知識である．

　ASPDVは膵前面を走行し，前下膵十二指腸静脈（AIPDV）に移行する．ASPDVとAIPDVはアーケイドを形成している[5]（図3）[6]．一方で，後上膵十二指腸静脈（PSPDV）と後下膵十二指腸静脈（PIPDV）に関しては，ほとんどの症例でアーケイドの形成は認められなかったとの報告[5]．PSPDVとPIPDVはアーケイドを形成するこ

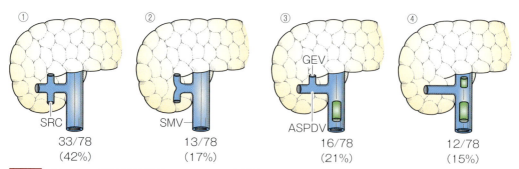

図1　Henleの胃結腸静脈幹のvariation（破格）とその頻度
SRC：前右結腸静脈，SMV：上腸間膜静脈，GEV：胃大網静脈，ASPDV：前上膵十二指腸静脈
（文献2より改変，文献6より引用）

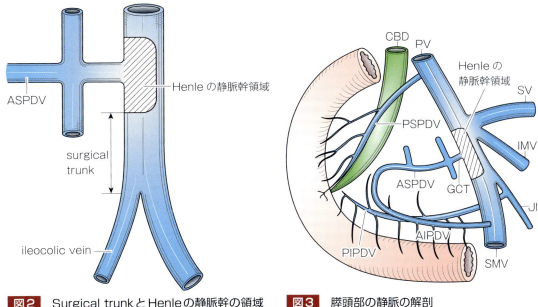

図2 Surgical trunk と Henle の静脈幹の領域
（文献6より引用）

図3 膵頭部の静脈の解剖
（文献6より改変）

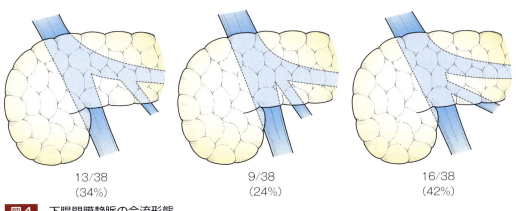

図4 下腸間膜静脈の合流形態

（文献6より改変）

ともあるが，ないこともあるとする報告がある[7]．PSPDV が太く，PIPDV との交通枝が細いときには PSPDV はこれまで dorsal pancreatic vein（背側膵静脈）と呼ばれていたと考えられる．PSPDV はほとんどの症例で交通枝よりかなり太いと考えられる．これらの膵十二指腸静脈は十二指腸に向かった血流を門脈に還流する[4]．

PIPDV は Vater 乳頭部から SMV の後面をほぼ水平に Treitz の癒合筋膜上を左側に向かって走行し，空腸枝に合流する[4,5]（図3）[6]．

下腸間膜静脈（IMV）の合流部について，剖検例の検索では脾静脈に合流するものが34％，脾静脈と SMV との合流部に合流するものが24％，SMV に合流するものが42％であった[6]．その他の文献でもほぼ同様である[8,9]（図4）[6]．

脾静脈は半周以上膵実質に埋没し，後面は Toldt の癒合筋膜におおわれている．脾

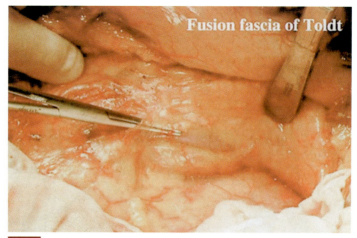

図5 Toldtの癒合筋膜と脾静脈分枝
鉗子の先2/3に薄くかぶっているのがToldtの癒合筋膜である．実際の手術のときには，Toldtの筋膜を剥離・観音開きに切離してから脾静脈の枝を丁寧に払っていくべきである．

(文献10より引用)

静脈には膵体尾部からの細かい枝が流入するが，この枝は膵臓の頭尾側に出ることが多い[10,11]（図5）[10]．

文献

1) Henle J：Handbuch der systematischen Anatomie des Menschen. Druck und Verlag von Friedrich Vieweg und Sohn, Braunschweig, 291, 1858.
2) Gillot C et al：The superior mesenteric vein, an anatomic and surgical study of eighty-one subjects. J Int Coll Surg **41**：339-369, 1964
3) Descomps P, De Lalaubie G：Les veines mésentériques. J Anat Physiol Norm Pathol Homme Anim **48**：337-376, 1912
4) 木村 理ほか：膵頭体部の血管解剖．胆と膵 **24**：125-130, 2003
5) Kimura W, Nagai H：Study of surgical anatomy for duodenum-preserving resection of the head of the pancreas. Ann Surg **221**：359-363, 1995
6) Kimura W：Surgical anatomy of the pancreas for limited resection. J Hepatobiliary Pancreat Surg **7**：473-479, 2000
7) Takamuro T et al：Venous drainage from the posterior aspect of the pancreatic head and duodenum. Okajimas Folia Anat Jpn **75**：1-8, 1998
8) Daugras BE et al：The anatomy of the portal vein and its tributaries. Surg Gynecol Obstet **91**：562-576, 1950
9) Barry P et al：Le confluent portal. Notes statistques sur son mode de constitution. Bull Assoc Anat **141**：510-515, 1968
10) Kimura W et al：Spleen-preserving distal pancreatectomy with conservation of the splenic artery and vein. Surgery **120**：885-890, 1996
11) Kimura W et al：Spleen-preserving distal pancreatectomy with conservation of the splenic artery and vein：techniques and its significance. J Hepatobiliary Pancreat Sci **17**：813-823, 2010

II. 解剖と病理

1 膵臓の外科解剖
⑤ 癒合筋膜

1 Treitz, Toldtの癒合筋膜

　癒合筋膜（fusion fascia）は発生学的に何枚かの膜が合わさってできた膜である．膵や結腸をおおっている臓側腹膜とその背側の壁側腹膜（腎筋膜前葉）とが胎生期に癒合することで，いかにも一枚の膜にみえる．膵頭部側と膵体尾部側で名称が異なり，膵頭部はTreitzによって，膵体尾部はToldtによって命名され，それぞれTreitzの癒合筋膜，Toldtの癒合筋膜と呼ばれる[1〜4]．矢状断面でみると，癒合筋膜は「II-1-③」の図1（p24）の青点線のように存在する[2]．

　重要なアーケイドを形成する動静脈，門脈背側の膵鉤部から上腸間膜動脈に向かって絡みつく膵頭神経叢第II部，そして上腸間膜動脈はすべてTreitzの癒合筋膜の腹側にある[1〜4]（図1）[2]．膵体尾部でも膵頭部と同様に，Toldtの癒合筋膜の腹側に脾静脈およびその分枝が存在する［II-1-④，図5（p36）参照］．

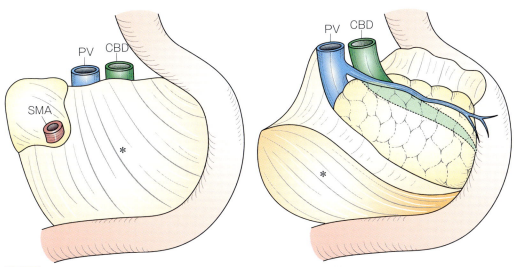

図1　膵頭部背面からみたTreitzの癒合筋膜と，癒合筋膜を剥離したところ
＊：Treitzの癒合筋膜

（文献2より改変）

📖 文献

1) Kimura W, Nagai H：Study of surgical anatomy for duodenum-preserving resection of the pancreas. Ann Surg **221**：359-363, 1995
2) Kimura W：Surgical anatomy of the pancreas for limited resection. J Hepatobiliary Pancreat Surg **7**：473-479, 2000
3) Kimura W et al：Spleen-preserving disital pancreatectomy with conservation of the splenic artery and vein：techniques and its significance. J Hepatobiliary Pancreat Sci **17**：813-823, 2010
4) Kimura W et al：Subtotal resection of the head of the pancreas preserving duodenum and vessels of pancreatic arcade. Hepatogastroenterology **43**：1438-1441, 1996
5) Kimura W et al：Spleen-preserving distal pancreatectomy with conservation of the splenic artery and vein. Sugery **120**：885-890, 1996

木村理箴言③

生きてる，食べてる，熱がない

術後最も重要なことである．これが達成されているなら，ドレーンなどがまだ挿入されていてもいずれ治る．患者さんは大船に乗った気分でよい．

II. 解剖と病理

1 膵臓の外科解剖
⑥ 膵頭神経叢

　膵癌の局所の進展様式として重要なもののひとつに神経周囲浸潤がある．膵癌は特に神経に沿って浸潤する傾向が強い．膵癌の膵頭神経叢浸潤について完全切除ができたかどうかの判定は，その意義やその後の集学的治療の必要性を判断するのに重要な根拠を提供することになる．

 ## 膵頭神経叢の分類(図1, 2)

　『膵癌取扱い規約（第6版）』では，膵頭神経叢は7部位に分けられている[1]．

　これまでの外科解剖学的研究では膵に分布する主な神経は，①右腹腔神経節から膵鈎部の上方内側縁に入るもの，②左右両側の腹腔神経節から上腸間膜動脈を経て膵鈎部の内側縁に入るもの，③総肝動脈，胃十二指腸動脈に沿って膵頭部に入るもの，④左腹腔神経節から脾動脈神経叢を経て膵体尾部後面に入るもの，⑤左側腹腔神経節と腹腔神経叢から直接膵の後面に向かうもの，とされてきた．うち，①と②は他に比較して著明に太い神経束を形成しているため，Yoshioka & Wakabayashiによってそれぞれ膵頭神経叢第Ⅰ部，第Ⅱ部と命名された．『膵癌取扱い規約（第6版）』に用いられている図は彼らの論文の図に準拠している．

 ## 膵頭神経叢第Ⅰ部，第Ⅱ部の定義

　膵頭部癌の手術では，①膵頭神経叢第Ⅰ部，②膵頭神経叢第Ⅱ部，③上腸間膜動脈神経叢，④総肝動脈・胃十二指腸動脈神経叢の解剖や浸潤が問題になる．このうち，「④総肝動脈，胃十二指腸動脈に沿って膵頭部に入るもの」については，胃十二指腸動脈を根部で切離することや，この部分の「間口」が胃十二指腸動脈の周囲のみという狭さから，癌の神経周囲浸潤の判定にはそれほどの困難はない．

　しかし，膵頭神経叢第Ⅰ部と第Ⅱ部，および上腸間膜動脈周囲神経叢はどうか．これらの外科切離部分は，ある長さを持った面あるいは線であるため，癌の切離断端陽性・陰性の判定には比較的難しい問題が生じる．

　1）膵後方組織と膵頭神経叢第Ⅰ部，第Ⅱ部および上腸間膜動脈周囲神経叢の定義とは解剖学的に容易に区別できるものであろうか．ここで区別が可能かということは，「定義上分けられるのか」，そして「定義上分けられても実際の臨床的にあるいは病理学的に分けられるのか」という2つの問題を抱えている．両者ははっきりと定義されていないといってよいであろう．もちろんすべての解剖において，常に明確で例

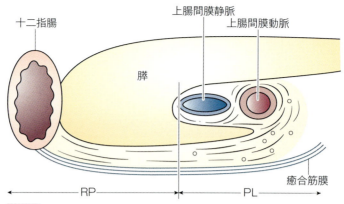

図1 膵頭神経叢の解剖．膵頭部をCTと同じ割面で観察したところ

神経叢は癒合筋膜と膵実質の間の長短の長さの曲線で表されている．通常型膵癌はこの神経叢に沿って左横方向，すなわち上腸間膜動脈に向かう．
（文献3より引用）

外のない定義がされていなくてはならない，と杓子定規にいうつもりはないが，少なくとも多くの人が理解可能で納得しうる定義が存在する，というのが解剖学用語には必要であろう．

　2）特に『膵癌取扱い規約（第6版）』では膵後方浸潤（RP）はT3，膵外神経叢浸潤（膵頭部神経叢第Ⅰ部，第Ⅱ部の浸潤も含まれる）はT4と定義されるので，両者がきちんと定義されていないとStage分類もきちんとできないことになる．すなわち，膵後方組織と膵頭神経叢第Ⅰ部，第Ⅱ部の定義がきちんとされていないと臨床統計などにもその解析にも混乱をもたらす．この部分の定義を明確に行うことは今後の膵癌の診断と治療を行ううえで特に重要である．

　われわれは，門脈右縁のラインより右までの癌の浸潤を膵後方浸潤（RP），これよりさらに左側への浸潤を膵外神経叢浸潤（PL），つまり膵頭神経叢第Ⅰ部あるいは第Ⅱ部の浸潤と定義するのがよいと考え，提唱する（図1）．

　その理由は以下の通りである[3]．

　　ⅰ）このラインで両者を便宜上区別するのは，画像診断学的にも門脈が目印になりやすいこと

　　ⅱ）手術学的にも門脈右縁を指標にすることで，他の部分で定義するよりはわかりやすいこと

　　ⅲ）切除後の病理標本でも，CT断で切り出ししたときに膵の門脈切痕右縁の位置はわかりやすく，指標となりやすいこと

　上腸間膜動脈周囲神経叢は病理組織学的にみると[4]，上腸間膜動脈を中心として膠原線維と弾性線維が同心円状にあり，その間隙を脂肪組織が埋めている．神経線維，リンパ管，血管はその脂肪組織の中を走行しているのが散見される疎な結合織であり，大部分の組織構成が脂肪組織であるため，CTでは上腸間膜動脈周囲のCT値が低く，造影効果に乏しい．

　3）膵後方浸潤（RP）についてもうひとつの考え方（定義の仕方）がある．RPは文言

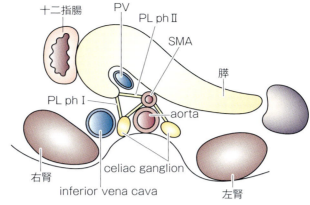

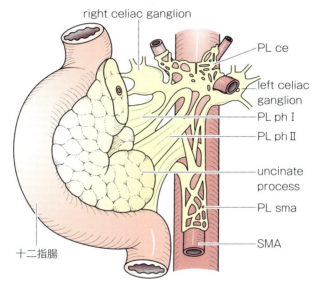

PL phⅠ：膵頭神経叢第Ⅰ部　　PL phⅡ：膵頭神経叢第Ⅱ部
PL sma：上腸間膜動脈神経叢　PL cha：総肝動脈神経叢
PL hdl：肝十二指腸間膜内神経叢　PL spa：脾動脈神経叢
PL ce ：腹腔神経叢

図2 膵外神経叢

（文献1より引用）

のまま，膵実質より癌が後方に浸潤した場合すべてを含めると定義する．

　この場合，膵頭神経叢第Ⅱ部や門脈～上腸間膜静脈，上腸間膜動脈やそれに関連した結合織，Treitzの癒合筋膜，Toldtの癒合筋膜はすべてRPに含まれる．膵実質より後方に存在する膵外神経叢（PL）はRPに含まれる，と考える．そうすれば，『膵癌取扱い規約（第6版）』のT3（RP），T4（PL）の関係は，膵頭神経叢第Ⅰ・Ⅱ部への浸潤をT4と考え，StageⅣにすればよいことになる．

　膵体尾部においても上記のRPの定義をそのまま使えばよいことになる．脾静脈は膵実質と一体にToldtの癒合筋膜におおわれていて議論がある可能性があるが，脾静脈浸潤はRPと定義通りに考えればわかりやすい．

文献

1) 日本膵臓学会(編):膵癌取扱い規約,第6版,金原出版,東京,2009
2) Woodburne RT et al:Arteries of the duodenum and the pancreas. Anat Rec 111:255-270, 1951
3) 木村 理:膵頭十二指腸切除に必要な外科解剖.外科 72:1149-1158, 2010
4) 北川裕久:膵頭部癌を理解するために必要な基本的組織構造.太田哲生,松井 修(監),画像と病理の対比から学ぶ膵癌診療アトラス,学研メディカル秀潤社,東京,p32-33, 2012

II. 解剖と病理

2 膵周囲の外科解剖
―― 胆道・肝十二指腸間膜

1 肝十二指腸間膜の解剖

　胆嚢頸部から三管合流部は同じ腹膜に囲まれた空間の中に存在している（図1）[1]．つまり，この部は肝十二指腸間膜内の臓器として前面，および後面を漿膜に囲まれている．後面の漿膜はWinslow孔として小網内腔に通じるルートを形成している．したがって，胆嚢の頸部から胆嚢管あるいは胆管に浸潤癌が存在すると，腹膜という障

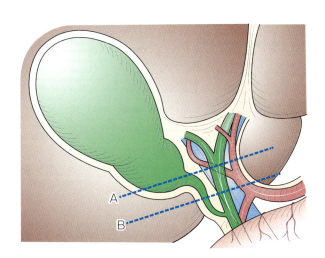

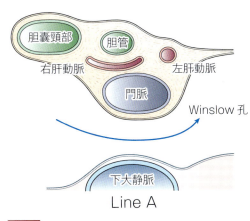

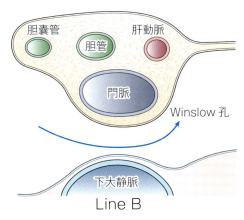

図1　胆嚢頸部から三管合流部の断面図
胆嚢頸部から三管合流部は同じ腹膜に囲まれた空間の中に存在している．

（文献1より引用）

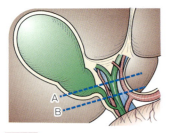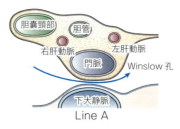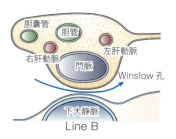

図2 肝動脈のvariation（破格）の肝十二指腸間膜の断面図
右肝動脈が上腸間膜動脈から分岐する破格の場合の胆嚢頸部から三管合流部の断面図．右肝動脈は肝十二指腸間膜の右側後面を走行する．これは胆管の右側後面を走行するということでもある．

壁を経ずに胆管，肝動脈，門脈などの肝門部組織およびその周囲の神経叢，リンパ管，毛細血管，結合織に容易に進展することになる．

胆囊から直接大動脈周囲リンパ節に至るリンパ管が存在する[2,3]ので，この部に生じた癌がリンパ行性に進展すると，直接大動脈周囲リンパ節に転移する可能性がある．

特に後述する外科病理・解剖学からみた進展様式の特徴は，進行胆嚢癌の局所の完全切除の困難性を示しており，そしてまた癌の局所の完全切除達成の有無を正確に判定することの困難性を示している．これらのことは胆嚢癌の治療成績が満足するものとなっていない大きな理由となっている．

variation（破格）によって右肝動脈が胆管の右側後面を走行することにより，胆囊に生じた癌が胆管方向に浸潤すると右肝動脈に容易に浸潤することになる（図2）．これを切除するには肝右葉切除術を加えなくてはならなくなる．long cystic ductに癌が発生すると，膵実質にも容易に浸潤することになる．

胆道と膵の解剖

下部胆道の解剖を十分に把握することは，遠位胆管癌やVater乳頭部癌の診断および治療を行ううえで必須のことである．

膵頭部に生じた通常型膵癌や膵管内乳頭粘液性腫瘍（intraductal papillary mucinous neoplasm：IPMN）に対する膵頭十二指腸切除術，あるいは膵胆管合流異常症に対する胆道切除，胆道再建手術でも遠位胆管を扱うこととなる．また，肝門部胆管癌では胆管に沿った膵内胆管への表層進展がしばしば認められ，肝膵十二指腸切除術が必要となることがある．

膵頭部領域癌（膵頭部癌，遠位胆管癌，Vater乳頭部）やその周辺領域の癌（胆囊癌，肝門部胆管癌）の外科治療の成績は近年向上してはいるものの，いまだ十分とはいいがたい．

この原因のひとつに，遠位胆道が神経，血管，リンパ管などの後方結合織や膵外神経叢とともにTreitzの癒合筋膜で囲まれた同一の空間に位置することが挙げられる．この部の癌は浸潤すると通常型膵癌の進展のように，容易に上腸間膜動脈（SMA）方向に向かった横方向の進展を示す．このことが局所の完全切除を困難にし，予後不良

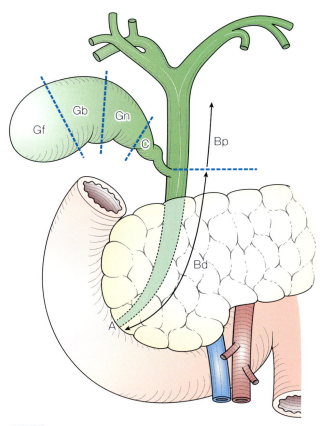

図3 胆道のシェーマ

遠位胆管（Bd）は膵上縁から十二指腸壁間までの部分である．

（文献4より引用）

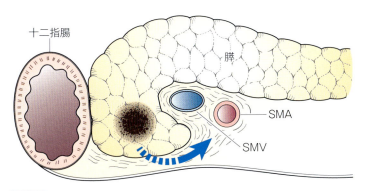

図4 膵頭部領域癌の進展様式

この部の癌は膵後方結合織に浸潤すると通常型膵癌の進展と同様，容易に上腸間膜動脈（SMA）方向に向かった横方向の進展を示す．このことが局所の完全切除を困難にし，予後不良の原因のひとつとなる．

（文献9より引用）

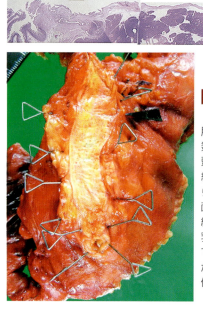

図5 遠位胆管を粘膜側からみた所見と組織像

胆管粘膜は白色で，1mmほどの浅い陥凹を多数認める．乳頭部胆管および共通管の粘膜は乳頭状で丈が高い．黒矢頭：膵上縁
組織像：膵頭十二指腸切除術後の標本を背側から胆管を開き，長軸に切り出した図である．上面の薄い膜様構造胆管で，下面が膵実質である．組織学的にも乳頭部胆管および共通管の粘膜は乳頭状である．遠位胆管は膵実質と疎に結合している．遠位胆管周囲には胆管の血管網の断面が認められる．左側：十二指腸側，右側：肝臓側

(文献3より許諾を得て転載)

の原因のひとつとなる．

予後不良のもうひとつの原因にはリンパ節転移がある．肝十二指腸間膜に存在する癌が，どのような経路でリンパ節転移を生じるかの知識は非常に重要である．

a 遠位胆管の定義と存在する空間

『胆道癌取扱い規約』[4]では，遠位胆管（Bd）は左右肝管合流部下縁から十二指腸貫入部までを2等分した部（原則として胆嚢管合流部で判断）から十二指腸壁に貫入する部分と定義されている（図3）．

また乳頭部（A）はOddi筋に囲まれた部分で乳頭部胆管（Ab），乳頭部膵管（Ap），共通管部（Ac），大十二指腸乳頭（Ad）に区分されている．

下部胆道はTreitzの癒合筋膜に包まれた空間に，膵実質，神経・血管・リンパ管などの膵後面結合織，十二指腸，膵外神経叢，門脈，上腸間膜静脈などとともに存在する[5〜9]．

遠位胆管は膵内胆管とも呼称されているが，膵が背側から舌状におおうlingulaが83％存在し，遠位胆管を膵が完全におおうのは42.5％，一部をおおうものは30％である[10]．ただし，40％はlingulaが厚いため，胆管の露出は困難である．したがって，この部に生じた遠位胆管癌は浸潤すると膵実質や膵後面結合織に進展し，通常型膵癌（pancreatic ductal adenocarcinoma：PDAC）の進展のように，容易にSMA方向に向かった横方向の進展を示す（図4）．

b 遠位胆管の粘膜

胆管粘膜は白色で，1mmほどの浅い陥凹を多数認める[11]．乳頭部胆管および共通管の粘膜は乳頭状でそれより丈が高いため，胆管結石の手術などで術中胆道鏡を行う

ときに，十二指腸が近いと判断する指標になる(図5)．

📖 文献

1) 木村　理ほか：外科解剖・病理学的視点からみた漿膜下層浸潤pT2(ss)胆嚢癌診療の問題点．胆道 **22**：217-225，2008
2) Hirai I et al：Origin of the thoracic duct and pancreaticoduodenal lymphatic pathways to the para-aortic lymph nodes. J Hepatobiliary Pancreat Surg **8**：441-448, 2001
3) 木村　理，平井一郎：下部胆道の局所解剖．消外 **30**：1693-1700，2007
4) 日本肝胆膵外科学会：胆道癌取扱い規約，第6版，金原出版，東京，2013
5) Kimura W, Nagai H：Surgical anatomy for duodenum-preserving resection of the head of the pancreas. Ann Surg **221**：359-363，1995
6) Kimura W：Surgical anatomy of the pancreas for limited resection. J Hepatobiliary Pancreat Surg **7**：473-479, 2000
7) 木村　理：膵臓の外科解剖．膵臓外科の要点と盲点，幕内雅敏(監)，木村　理(編)，文光堂，東京，2002．p6-11
8) 木村　理：粘液産生膵腫瘍．消化器外科—最新の進歩，小川道雄(編)，へるす出版，東京，p187-209，2001
9) 木村　理：膵頭十二指腸切除術における膵頭神経叢切除の理論と方法—外科解剖・病理からみた提言．膵臓 **19**：463-470，2004
10) Smanio T：Varying relations of the common bile duct with the posterior face of the pancreatic head in Negroes and white persons. J Int Coll Surg **22**：150-173，1954
11) 神谷順一ほか：消化器切除標本の取扱い方，医学書院，東京，1993

木村理箴言 ④

人生は有限である

目の前の手術，術前・術後管理，研究，論文に集中しろ．今働いているところの制度，環境に文句をいっている暇があったら勉強をせよ．

Ⅱ. 解剖と病理

3 病理
① 膵ランゲルハンス島の孤立巣の成因

　高齢者における胆膵病変のうち，胆嚢癌，急性膵炎，膵管の嚢胞性病変と膵管癌，粘液産生膵癌，膵内分泌腫瘍の臨床病理学的特徴については，文献1にて概説した[1]．本項では，膵ランゲルハンス島の孤立巣（膵ラ島孤立巣）の成因について述べる．

　高齢者の膵には，局所的に腺房細胞の脱落と線維化，および脂肪浸潤がしばしばみられ，この部位には比較的よく温存されたランゲルハンス島（ラ島）が集簇して認められる[2,3]．このいわゆるラ島孤立巣[3]（あるいは集簇巣）は，その頻度が加齢とともに高くなることから，後天性のものとみなされている[2,3]．

　筆者は，東京都老人医療センターおよび聖路加国際病院病理部における剖検例のうち，無作為に抽出された200例（男：女＝102：98，15〜98歳，平均年齢64.9歳），および下流主膵管に癌（10例）や膵石（3例）による明らかな閉塞のみられる13例（男：女＝8：5，63〜87歳，平均年齢77.6歳），さらに膵尾部主膵管内に粘液産生性のintraductal papillary adenocarcinomaを認め，膵体尾部の主膵管が，産生された粘液で著明に拡張している症例（78歳，男）の膵について，組織学的に検討を行った．

　ラ島孤立巣の多くは4〜10個のラ島を有しており，膵小葉を構成する格子線維の残存から，1〜数小葉の集合からなると考えられる（図1）[4]．

　ラ島孤立巣の頻度は200例中53例（男：女＝22：31，平均年齢72.4歳），26.5％であり，その年齢別頻度は，90歳までは加齢とともに増加した（図2）[4]．

　ラ島孤立巣の数は全体で115ヵ所に認められ，29例（54.7％）には2ヵ所以上にみられた．部位別では，尾部に60ヵ所と最も高率に認められ，また107ヵ所（93.0％）は膵辺縁に認められた．

　ラ島孤立巣の成因としては，Hranilovich & Baggenstoss[5]は局所の虚血性変化によると報告している．しかし，膵腺房細胞の血流のほとんどは，ラ島血流，すなわち膵島腺房門脈系に依存している[6,7]．ラ島孤立巣が小葉単位で起こる以上，小葉動脈およびこれより太い動脈に虚血性変化が生じなければならないことになるが，このときにはラ島自体も萎縮・消失するはずである．したがって，ラ島孤立巣の成因として虚血性変化を考えることはラ島が残存している事実と矛盾することである[8]．

　膵管の下流に癌あるいは膵石による明らかな閉塞がみられた13例には，いずれもラ島孤立巣が閉塞部より上流に広い範囲にわたって認められた（図3）．矢田貝ら[9]は雑種成犬の主膵管を結紮後の膵の微細血管構築について検索し，13ヵ月後でもラ島を構成する血管の基本構造は保たれているものの，腺房細胞に分布していた網状血管は3ヵ月でほとんど認められなくなる，と報告している．このことは主膵管閉塞によりラ島孤立巣ができることを示している．Walters[10]はラットの膵管を閉塞すること

3. 病理 — ①膵ランゲルハンス島の孤立巣の成因

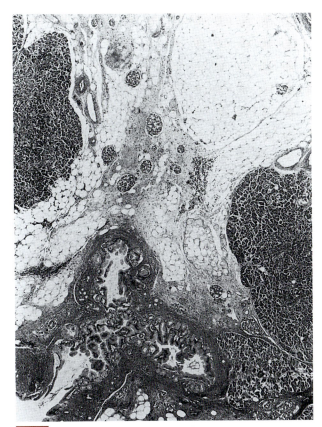

図1 数小葉からなるラ島孤立巣

脂肪浸潤，軽度の細胞浸潤および線維化が認められる．このラ島孤立巣に関係した膵管の上皮は乳頭状に増生し，杯細胞化生が著明にみられる．内腔には粘液が認められる（HE染色，22倍）．

(文献4より許諾を得て転載)

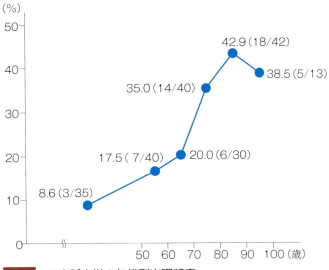

図2 ラ島孤立巣の年代別出現頻度

(文献4より引用)

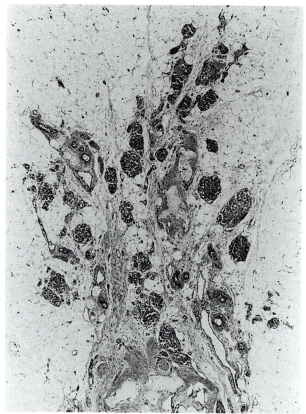

図3 膵石により体部主膵管が閉塞した症例の，閉塞部位より上流の膵組織像

著明な脂肪浸潤が認められ，集簇したラ島が豊富な脂肪織の中に浮いてみられる．線維化の残存はわずかである（HE染色，25倍）． （文献4より許諾を得て転載）

により実験的にラ島孤立巣を作製した．マルセイユにおける膵炎の分類に関する第2回国際シンポジウム[11]では，慢性膵炎の典型的な組織像（ラ島孤立巣を含む）は膵管の閉塞によって起こるとしている．以上のことから，ラ島孤立巣の成因として下流膵管の閉塞が重要な役割を演ずると考えられる．

さて，無作為剖検膵200例のラ島孤立巣の内部，あるいはこれに隣接する小膵管は76.5％にみられたが，連続切片法による描画復構法により，この小膵管がラ島孤立巣と関係のある導管であることが推測された（図4）[8]．これらの小膵管上皮は，乳頭状増生（図1）を67.0％に伴っており，これは高齢者の剖検膵の31.2％に認められたとする高木の報告[12]，および23％に認められたとするStammらの報告[13]よりも高率である．また，乳頭状増生が，小膵管の内腔を埋めつくすほど旺盛なものは28.4％，膵管うっ滞所見は39.8％に認められた．さらに小膵管の上皮には杯細胞化生，扁平上皮化生といった化生性の変化を高率（89.8％）に伴っていた．林[14]は小膵管の拡張性変化の原因のひとつとして，杯細胞化生上皮から分泌された粘稠な粘液によって小膵管内圧が上昇することを挙げており，杯細胞化生の存在は小膵管における膵液のうっ滞の

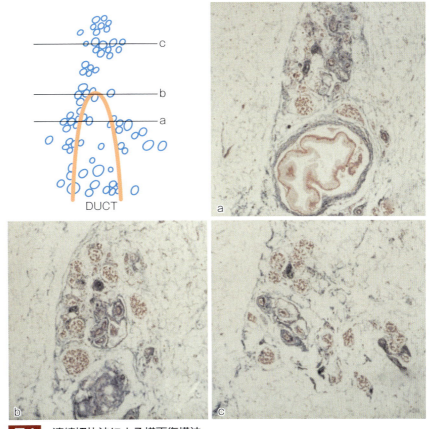

図4 連続切片法による描画復構法
ラ島孤立巣と小膵管の関係が明らかになった．小膵管上皮は乳頭状を呈し，杯細胞化生もみられる．

(文献8より引用)

原因となりうると考えられる．尾部に粘液産生のintraductal papillary adenocarcinomaを認めた症例の膵体部の実質は，著明に脱落して慢性膵炎像を呈しており，ラ島孤立巣を散在性に認めた．

　以上のことからラ島孤立巣の成因としては，高齢者に比較的高頻度にみられる小膵管上皮の乳頭状増生や，杯細胞化生上皮から分泌された粘液による小膵管の閉塞機転が大きな要因となると考えられる．

📖 文献

1) 木村　理：高齢者胆膵疾患の臨床病理．肝胆膵 **16**：761-772, 1988
2) Suda K et al：A histopathological study on the islets of Langerhans and ductal epithelial metaplasia in atrophic lobuli of pancreas. Acta Pashol Jpn **26**：561-572, 1976
3) 須田耕一，小松勝彦：膵の老化．膵の形態と機能，橋本敬祐(編)，宇宙堂八木書店，東京，p92-102, 1981
4) 木村　理：膵ラ島孤立巣の成因．病理と臨 **7**：1346-1348, 1989
5) Hranilovich GT, Baggenstoss AH：Lesions of the pancreas in malignant hypertension. Arch Pathol **155**：443-456, 1953
6) Fujita T：Insulo-acinar portal system in the horse pancreas. Arch Histol Jpn **35**：161-171,

1973
7) Fujita T, Murakami T：Microcirculation of monky pancreas with special reference to the insulo-acinar portal system. A scanning electron microscope study of vascular casts. Arch Histol Jpn **35**：255-263, 1973
8) Kimura W：Histological study on pathogenesis of sites of isolated islets of Langerhans and their course to the terminal state. Am J Gastroenterol **84**：517-522, 1989
9) 矢田貝凱ほか：ランゲルハンス島を中心とする膵の微細血管構築とその膵線維化に伴う変化の意義．膵臓 **1**：14-23，1986
10) Walters M. N-I：Goblet-cell metaplasia in ductules and acini of the exocrine pancreas. J Pathol Bact **89**：569-572, 1965
11) Gyr KE et al：Revised classification of pancreatitis-Marseille 1984. Pancreatitis. Concepts and Classification, Gyr KE et al（ed），Excerpta Medica, Amsterdam, New York, Oxford, p23-25, 1984
12) 高木俊孝：膵臓の病理組織学的知見補遺―特に膵外分泌部における結合織増生について．順天堂医学 **9**：146-170，1964
13) Stamm BH：Incidence and diagnostic significans of minor pathologic changes in the adult pancreas at autopsy：a systematic study of 112 autopsies in patients without known pancreatic disease. Hum Pathol **15**：677-683, 1984
14) 林　活次：膵疾患の病理―急性膵炎を中心に．胃と腸 **9**：1407-1420，1974

木村理箴言 ⑤　臆病者になる勇気を持て

特に手術時，外科医は自分の自信のないこと，経験のないことには慎重でなくてはならない．無謀であってはならない．引く勇気を持つことも重要である．

Ⅱ. 解剖と病理

3 病理
② 高齢者胆膵疾患の臨床と基礎病理

　人口の高齢化に伴い，高齢者の疾患は注目を浴びているが，胆膵疾患もその例にもれない．本項では，旧東京都老人医療センター病理部（1984～1998年）における高齢者主体の剖検例を対象として検索した胆膵疾患を中心に述べることにする．

1 胆道疾患

a 胆囊癌の進展様式

　胆囊を詳細に検索した連続剖検例3,000例[1,2]のうち，胆囊癌は80例（2.67％）にみられた．Stage分類[3]では，Ⅰ：12例，Ⅱ：1例，Ⅲ：2例，Ⅳ：65例であり，StageⅠ～Ⅲの15例はいずれも生前無症状で剖検により発見されたものである．これら15例の癌の組織学的深達度は，粘膜内にとどまるもの（m）4例，固有筋層に達するもの（pm）1例，漿膜下に達するもの（ss）9例，および漿膜に達するもの（se）1例と，漿膜下に達する症例が60.0％に及んだ．

　症例（90歳，女性）：胆囊底部に径8mmの平坦隆起型の癌を認める（図1a, b）．組織型は，乳頭腺癌で，壁深達度・循環増殖様式はssβ（図1c）であった[4]．StageⅠ．

　この分析で最も注目されるのは，StageⅠ癌でも壁深達度はm癌が4例，pm癌が1例，ss癌が7例と，ssまで浸潤を示したものが過半数を占め，しかもss症例の浸潤増殖様式は，INFβ[5]が6例とほとんどを占めていた点にある[1,2]．これらの知見と，1.0cm以下の4例のうちの2例がすでに漿膜下浸潤を伴っていたことは，粘膜筋板を持たない胆囊の癌は比較的容易に漿膜下層への進展をきたす性格を持っていることを物語っている．しかし，StageⅠ～Ⅲの15例のうち，癌の肝十二指腸間膜浸潤やリンパ節転移のみられた症例はそれぞれ1例にすぎず，他臓器への転移はいずれの例にも認められなかった．癌の壁深達度と胆囊外への進展について，一般にはm，pm癌ではリンパ節転移は極めて少なく[6]，ss癌で急増するといわれ，吉川ら[7]は48％（20/41），川口ら[8]は60％（3/5）と高率にリンパ節転移を認めている．しかし今回の検索では，m癌，pm癌はもちろん，漿膜下への浸潤を伴うss癌でも，INFα，INFβといった浸潤増殖様式を示すものは，リンパ節転移を含む胆囊外への進展がINFγより少なく，予後のうえでも後者と異なることが推測される．この点は臨床例の分析[9]でも裏づけられている．以上の知見は，無症状期における胆囊癌の積極的な拾い上げ診断の重要性を裏づけているものといえよう．

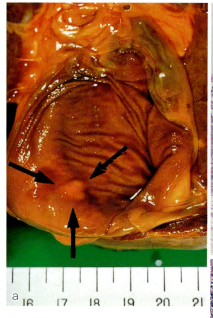
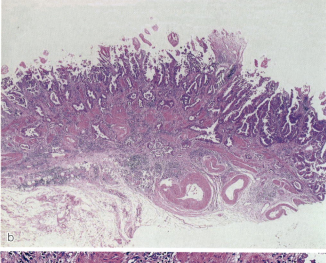
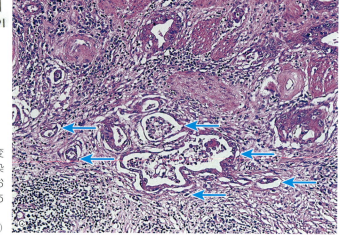

図1 胆嚢癌症例（90歳，女性）
a：胆嚢底部の径8mmの平坦隆起型病変（→）．組織学的には乳頭腺癌で（b：HE染色，8倍），すでに漿膜下層に浸潤しており（→：ss），浸潤増殖様式はINFβである（c：HE染色，40倍）．
（文献4より許諾を得て転載）

2 膵疾患

a 急性膵炎

　重症急性膵炎の特徴は自己消化による実質壊死であり[10]，実質壊死を伴わない急性間質性膵炎は，急性壊死性膵炎の初期のあるいは軽症の病態としてとらえられている[11〜18]．しかし，古くは急性間質性膵炎を独立した疾患とみなす報告も散見される[19〜21]．

［高齢者急性膵炎の臨床病理学的特徴］

　連続剖検例1,000例のうち膵管炎を主体とした急性膵炎死亡例は5例（0.5％，男性2例，女性3例，69〜90歳，平均年齢80.0歳），膵管に炎症の乏しく脂肪壊死あるいは実質壊死を主体とする急性壊死性膵炎死亡例は，それぞれ4例および1例であった．この膵管炎を主体とした急性膵炎死亡例5例は，いずれも急性膵炎を示唆する臨床症状に乏しく，臨床経過は4日以内と短いものが多く，生前に腹痛などを訴え急性膵炎

と診断されたものは皆無であった．剖検時の膵の肉眼所見では脂肪壊死や出血が軽度にみられた例が多い．また汎発性腹膜炎が2例，局所の腹膜炎が1例に認められた．胆石合併のみられた症例は1例のみで，1例は胆嚢摘出後であり，他の症例の胆嚢には肉眼的には胆嚢炎の所見は認められなかった．Opie[22,23]の共通管説以来，急性膵炎の成因のひとつとして胆石が重要視されており，胆石症が急性膵炎の原因となる頻度は16～96%[14,24]，一般には45～55%[25]とされている．一般に，胆石合併頻度は加齢とともに高くなり，60歳以上では約20%以上である[26～28]．しかし今回の検索例には，剖検時に胆石を合併していた症例や胆管に変化のみられた症例は1例のみであり，これは偶然の合併とも考えられる．高齢者における膵管炎を主体とした急性膵炎の成因に，胆石の存在は重要な意味を持たない可能性が高い．

病理組織学的検索では膵管の破綻(図2a)や菲薄化(図2b)が膵頭部から尾部にわたって広範にみられ(図2c)，それに伴い小膿瘍形成や蜂窩織炎性の多核白血球浸潤が小葉間間質に広がっていた．また，ほとんどの主膵管あるいは膵管分枝内には蛋白栓が認められた(図2a, b)．しかし，脂肪壊死や実質壊死は存在しても軽度であった．また背景にある膵の所見として，実質の萎縮や小葉間または小葉内線維化が中等度以上に認められ，いわゆる慢性膵炎様所見を呈している例が多かったが，加齢による変化を越えるものではなかった．

膵液による自己消化である実質壊死や脂肪壊死があっても軽度であるのは，このような膵の老人性変化を基盤にしていると考えられる．すなわち，加齢変化を基盤としたこの型の膵炎は高齢者急性膵炎の特徴ではないかと考えられる．その発生と進展については以下のような機序が考えられた[30]．すなわち，加齢に伴い膵実質が萎縮し分泌不全を呈するため，膵液はうっ滞し蛋白栓ができやすくなる．そこになんらかの機序で上行性感染が起こると，膵管炎を起こし広範に膵管の菲薄化や破綻が生ずる．それが蜂窩織炎や膿瘍となって小葉間から小葉内に広がり，さらに進展すると腹膜炎となる．しかし膵液の分泌不全が基礎にあるため，膵液による自己消化としての脂肪壊死や実質壊死が著明にはならないと考えられる．以上のことから，高齢者におけるこの型の膵炎に，われわれはもっと注目すべきである．

b 膵管の囊胞性病変と膵癌

膵癌，特にその大多数を占める通常型膵癌(浸潤性膵管癌，pancreatic ductal adenocarcinoma：PDAC)の治療成績向上には，その組織発生や発育様式を解明し，早期診断の指標を追求することが重要な課題である[31]．一方，高齢者膵の膵管分枝には囊胞状拡張を高頻度に認め，その上皮は癌に近い異型を示すものから，癌とはいえない軽度の異型を呈するものまで様々である．そこで膵癌の発生母地としての，あるいは早期診断の可能性としての囊胞性病変の意義について検討を試みた．

1) 小囊胞形成 T_1 膵癌：連続剖検例 2,300 例について，膵の約 5 mm 間隔切片を肉眼ならびに組織学的に観察した．このうち膵管癌(以下，膵癌)は 88 例(3.8%)にみられた．このうち T_1 癌(ホルマリン固定後の最大割面で測定)は 7 例で，うち 2 例に標本割面の癌巣内に肉眼的に囊胞形成を認めた．

症例1：膵体部に 15×10 mm の浸潤性乳頭腺癌がみられ，その一部に同一組織型の

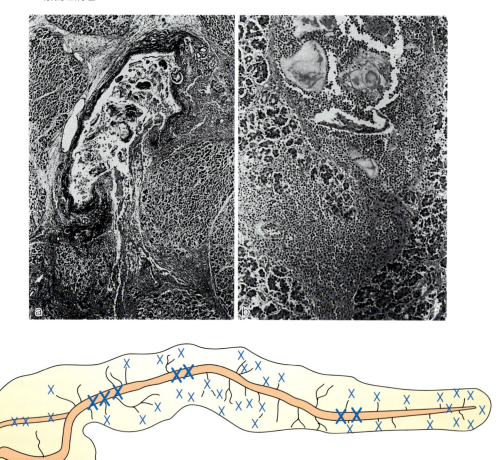

図2 高齢者にみられる急性膵炎の組織像とその分布
a：膵管炎主体の急性膵炎．主膵管が破綻し，多核白血球浸潤が主膵管，小葉間および小葉内に認められる．主膵管内には蛋白栓が多数みられる（Elastica-Masson染色，24倍）．
b：膵管壁は菲薄化あるいは破綻し，周囲に小膿瘍を形成している．膵管内には蛋白栓が認められる（HE染色，48倍）．
c：5mmおきの全割切片により構築した，主膵管壁および末梢膵管壁の菲薄化あるいは破綻部位（×）の分布を示す．頭部から尾部に至るまで，広範に認められる．

（文献4より許諾を得て転載）

被覆上皮を有する径4.1mmの囊胞を認めた（図3）．癌性腺管および囊胞内腔には豊富な粘液貯留がみられ，また囊胞内腔には蛋白栓も認められた．

　症例2：膵尾部に19×9mmの浸潤性管状腺癌を認め，その一部に径5.3mmの囊胞があり，その内面には一層の平坦な癌性上皮を認めた．

　2）連続剖検300例（男162例，女138例，平均年齢79.3歳）を対象とし，剖検膵を約5mm間隔で全割し，肉眼的に確認された径約2mm以上の膵管分枝の限局性拡張を囊胞状拡張（以下，囊胞）として，膵管の囊胞状拡張部の上皮について病理組織学的検索を行った[31〜33]．囊胞は73例（男：女32：41，平均82.2歳），24.3%にみられ，

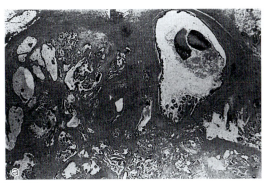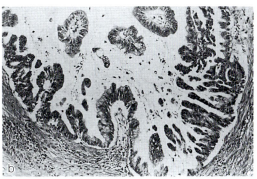

図3 膵体部にみられた15×10mmの浸潤性乳頭腺癌
その一部に径4.1mmの癌性囊胞がみられる（HE染色，a：12.5倍，b：120倍）．

（文献4より許諾を得て転載）

表1 囊胞の年齢別頻度

年齢（歳）	症例数	囊胞保有症例	
		症例数	頻度（％）
～69	35	3	8.6
70～79	106	20	18.9
80～89	125	38	30.4
90～	34	12	35.3
計	300	73	24.3

　年代別頻度は加齢とともに増加し，80歳を超えると30％以上と高率に認められた（表1）．囊胞の数は全体で186個で，1例1個のみ47.9％，2～5個39.7％，6個以上12.3％で単発が最も多く，囊胞の存在部位は頭部57個，体部59個，尾部70個で部位別発生頻度に著差はみられなかった．

　このうち組織学的に検索しえた177個の囊胞について，囊胞内腔上皮の異型度を，Ⅰ群（構造異型および細胞異型を認めない一層の円柱上皮），Ⅱ群（図4a，細胞が高円柱化して密集し，内腔に乳頭状に増殖するものの多分岐する傾向は示さず，核は基底膜側に配列するもの），Ⅲ群（図4b1, b2，内腔への乳頭状増殖が著明で，多分岐する傾向のみられるものや，旺盛な増殖を示し，核配列が不規則で核の大小不同のみられるもの），Ⅳ群（図4c1, c2，内腔への乳頭状増殖が著明で篩状構造を伴い，核の不規則配列・大小不同，およびクロマチンの濃染の著明なもので，癌が強く疑われるが浸潤を認めないもの），Ⅴ群（浸潤を伴うもの，あるいは核の不規則配列，大小不同が著明で，明らかに悪性と考えられる大型の核のみられるもの）の5段階に分類した．各群の頻度は表2の最下段に示すように，Ⅰ群84個（47.5％），Ⅱ群58個（32.8％），Ⅲ群29個（16.4％），Ⅳ群6個（3.4％），Ⅴ群0個（0％）であった．上皮の異型度と囊胞の大きさとの関係（表2）をみると，Ⅲ・Ⅳ群の82.3％は2～4.0mm囊胞にみられたのに対し，Ⅰ・Ⅱ群では2～4.0mmの囊胞は59.2％にみられたのにとどまり，4.1mm以上の囊胞が約40％に認められたことが注目された．また，囊胞上皮の異型度と年齢別頻度，部位別頻度，囊胞と同じ切片にみられた主膵管の上皮の異型度との関係を

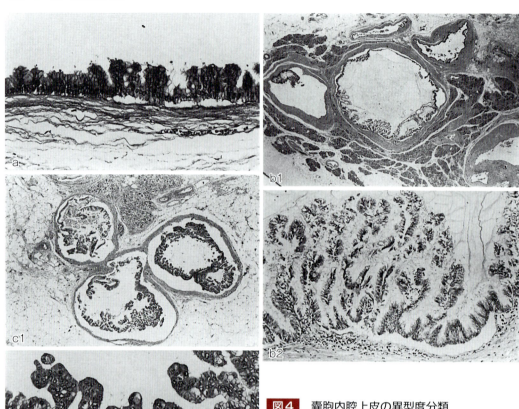

図4 嚢胞内腔上皮の異型度分類
a：異型度Ⅱ群上皮（HE染色，250倍）．b：異型度Ⅲ群上皮（HE染色，b1：12.5倍，b2：120倍）．c：異型度Ⅳ群上皮（HE染色，c1：25倍，c2：250倍）

（文献4より許諾を得て転載）

表2 嚢胞上皮の異型度と大きさとの関係

嚢胞の大きさ (mm)	嚢胞上皮の異型度					計
	Ⅰ	Ⅱ	Ⅲ	Ⅳ	Ⅴ	
2～4.0	51（60.7%）	33（56.9%）	25（86.2%）	4（66.7%）	0	113（63.8%）
4.1～7.0	25（29.8%）	18（31.0%）	4（13.8%）	1（16.7%）	0	48（27.1%）
7.1～	8（9.5%）	7（12.1%）	0	1（16.7%）	0	16（9.0%）
計	84（47.5%）	58（32.8%）	29（16.4%）	6（3.4%）	0	177（100%）

検索したところ，いずれも一定の傾向はみられなかった．

一方，各嚢胞の周囲をみると，様々な程度の膵管の拡張性変化が高率に認められた（図5）．これら膵管上皮の異型度は嚢胞上皮の異型度と有意の相関がみられた．すなわち，異型の強い上皮を有する嚢胞の周囲の膵管上皮には，同質の異型の強い上皮が，また異型の弱い上皮を有する嚢胞の周囲の膵管には，同質の異型の弱い上皮がみられた（表3）．

以上より，Ⅲ・Ⅳ群の高度異型上皮および膵管癌の一部は，原発部膵管壁の嚢胞状拡張を伴いつつ増殖する可能性が推測された．

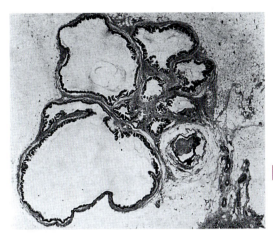

図5 嚢胞の周囲にみられる様々な程度の膵管の拡張性変化(HE染色, 28倍)

(文献4より許諾を得て転載)

表3 嚢胞上皮およびその周囲の拡張膵管上皮の異型度の相関

		嚢胞周囲の拡張膵管上皮の異型度				計
		Ⅰ	Ⅱ	Ⅲ	Ⅳ	
嚢胞上皮の異型度	Ⅰ	30(69.8%)	12(27.9%)	1(2.3%)	0	43(100%)
	Ⅱ	6(13.0%)	33(71.7%)	7(15.2%)	0	46(100%)
	Ⅲ	0	3(11.5%)	21(80.8%)	2(7.7%)	26(100%)
	Ⅳ	0	0	1(16.7%)	5(83.3%)	6(100%)

　このように通常型膵癌の一部には, 原発部膵管分枝に小嚢胞を形成しつつ発育増殖するものがある. これらの小嚢胞は, 臨床レベルで認知しうる可能性があり, 早期診断上留意すべき所見と考えられる.

　高齢者剖検膵の検索では, 膵管内乳頭粘液性腫瘍(intraductal papillary mucinous neoplasm：IPMN)の芽(図6)ともいえる病変が一定の頻度(数％以下)で認められた[35)].

● 剖検例にみられた肉眼的に多量の粘液産生を認めた膵管癌の頻度[4)]

　連続剖検膵1,000例にみられた肉眼的に多量の粘液産生を認めた膵管癌5例(0.5％)の臨床病理所見を示した.

　1982年の大橋ら[36)]の報告以来, 粘液産生膵癌は広義あるいは狭義に解釈され, 数多くの報告が行われてきた[37〜40)]. 大橋ら[36)]はその概念として, ①多量に産生された粘液が主膵管内に貯留し, ERCPで特有の主膵管の拡張像を示す(ERCP Ⅲ型), ②内視鏡的観察で, 乳頭部腫大と開口部からの粘液の排出がみられる, ③組織学的には, 乳頭腺癌の像を呈し, 主として管内性に発育・進展し, 予後もかなり良好である, などの点を挙げた.

　今回の検索では, 病理学的に多量の粘液産生を認めた膵管癌は, 連続剖検例1,000例のうち5例(男：女＝1：4, 平均年齢78.8歳), 0.5％に認められた(表4). このうち1例は剖検時偶然に発見された症例で, 尾部主膵管を中心に3.5cmにわたって存在するintraductal papillary mucinous adenocarcinoma(IPMN：主膵管型, carcinoma in situ)[図7]で, 浸潤・転移はみられず, 下流主膵管は粘液のため著明に拡張して

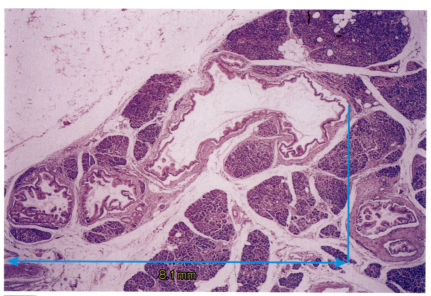

図6 IPMNの芽(剖検例)

(文献35より引用)

表4 1,000例の剖検例にみられた肉眼的に多量の粘液産生を認めた膵管癌5例の臨床病理所見

症例	年齢・性	肉眼所見				組織像の特徴	転移	
		最大径(cm)	部位	主膵管拡張	粘液貯留		リンパ節	他臓器
1	78M	3.5	尾	3+	3+	膵管内乳頭粘液性腺癌	−	
2	83F	1.5	体	+	2+	膵管癌	N_3	肝・骨
3	80F	8.0	頭	3+	3+	一部嚢胞腺癌	N_3	肝
4	82F	3.5	体	2+	3+	蜂巣状	N_3	肺
5	71F	9.0	全体	2+	3+	印環細胞	N_3	肝

いた．他の4例は腫瘍内に肉眼的に多量の粘液貯留がみられ，組織学的にも大部分の癌腺管内に多量の粘液貯留が証明された症例で，腫瘍の最大径は1.5～8.0 cmで，いずれも広範な浸潤や血行性およびリンパ行性転移が認められた．このように，病理学的に多量の粘液産生を認める膵管癌の多くは，広範な浸潤・転移を示す生物学的悪性度の高いものであるが，一亜型であるintraductal papillary mucionous adenocarcinoma(IPMN, non-invasive)は，浸潤・転移がみられず，生物学的悪性度の低いもので，これが主膵管型IPMNに相当すると考えられる．すなわち，高齢者剖検例で認められた主膵管型IPMN (adenocarcinoma, non-invasive)の頻度は0.1％ (1/1,000)となる．

d 微小膵神経内分泌腫瘍

膵神経内分泌腫瘍の正確な発生頻度は明らかにされていないが，一般剖検材料では0.5～1.5％[41]とされている．今回，連続剖検例500例(男：女＝252：248，平均年齢78.7歳)を用い，無作為に選んだ60例(男：女＝30：30，平均年齢78.2歳)においては約5 mm間隔で膵の全割切片を作製(以下，全割群)，440例においては膵頭・体・尾部から各1切片を作製(以下，3切片群)，それぞれHE染色を行い検索した結果，

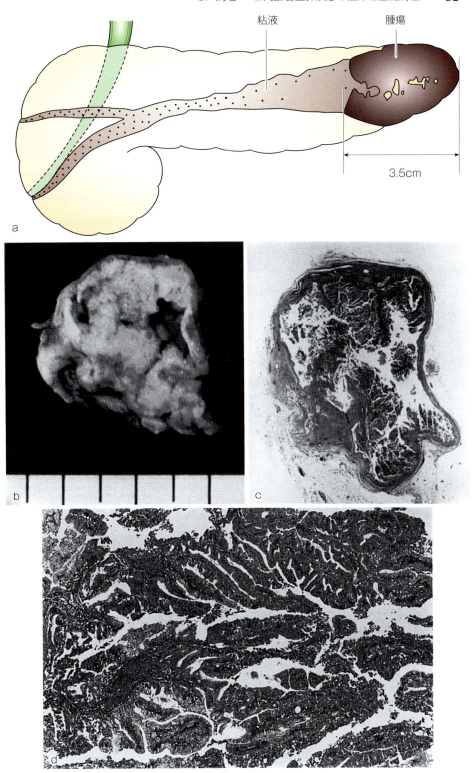

図7 剖検例にみられたIPMNの上皮内癌（intraductal papillary mucinous neoplasm : carcinoma *in situ*）[主膵管型]（表4，症例1）
a：膵尾部にみられた粘液産生を認めた膵癌
b〜d：腫瘍割面の肉眼像，そのルーペ像および強拡像（HE染色，c：3.5倍，d：50倍）

（文献4より許諾を得て転載）

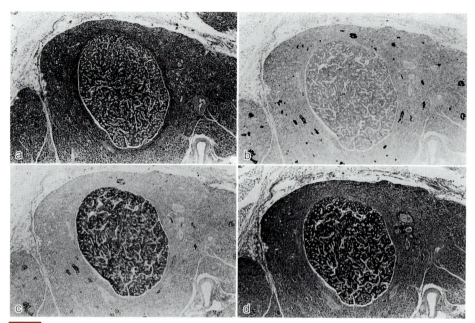

図8 剖検膵にみられた微小膵内分泌腫瘍(表5, 症例5)
a：HE染色, 25倍, b：インスリン(PAP), 25倍, c：グルカゴン(PAP), 25倍,
d：pancreatic polypeptide(PAP), 25倍

(文献4より許諾を得て転載)

　径0.5〜3.6 mmの単発の微小内分泌腫瘍あるいは類似病変を16例に認めた．これら16例についてインスリン(INS)，グルカゴン(GLU)，ソマトスタチン(SOM)，pancreatic reatic polypeptide(PP)の免疫組織化学的染色(PAP法)を行い，各病変の組織構造，細胞構成・分布をもとに腫瘍の同定を行った結果，周辺正常ラ島とほぼ同一の細胞構成・分布を示し，ラ島過形成と判定されたものが4病変，周辺正常ラ島と明らかに異なる組織構造，細胞構成・分布を示すことから腫瘍と判定されたもの(図8)が12病変であった(表5)．

　12病変のうち6病変は全割群にみられ，他の6病変は3切片群にみられたものである．したがって，各群における腫瘍の頻度は，3切片群では1.36%(6/440)と従来の報告と大差なかったが，全割群では10.0%(6/60)と極めて高頻度に認められた[42〜44]．なお，500例中肉眼的に確認できた径1.2 cmの内分泌腫瘍が1例に認められた．臨床的にはこれらの腫瘍はすべて無症候であった．以上の結果は，膵内分泌腫瘍は高齢者には高頻度に存在し，しかもその大多数はホルモン産生能を有しても，その過剰症状を示さない無症候性(いわゆる非機能性)の腫瘍にとどまることを示している．また4種のホルモンを免疫組織化学的に染色した結果，12例中10例は多ホルモン生産能が証明されている．臨床的にも，1種のホルモンの過剰症状を呈する症例でも，組織的には多種のホルモン産生の明らかなものが報告されるようになった[45〜47]．このように酸素抗体法により，種々のホルモン産生が明らかになりつつある現状では，腫瘍の分類については機能的性格を正確に反映する表現方法が必要となる．そのためには，生化学的あるいは免疫組織化学的に証明された腫瘍の産生能と臨床症候の両者を併記

表5 微小膵内分泌腫瘍および膵島過形成（計16例/500例）

症例	年齢・性	部位	大きさ(mm)	INS	GLU	SOM	PP	
1	72M	尾	1.4	+	2+	+	3+	PPoma
2	82M	体	0.7	+	2+	−	−	glucagonoma
3	75M	頭	0.8	−	−	−	2+	PPoma
4	72M	体	1.5	+	2+	+	+	glucagonoma
5	76M	体	2.7	+	3+	−	3+	(Glu+PP)oma
6	64F	尾	3.6	−	+	−	3+	PPoma
7	72F	尾	0.8	−	3+	−	−	glucagonoma
8	87F	頭	0.6	+	3+	+	+	glucagonoma
9	83F	体	0.7	+	3+	2+	−	glucagonoma
10	84M	尾	0.6		+	+	−	mixed
11	82M	尾	2.4	+	3+	−	+	glucagonoma
12	60M	尾	1.4	+	3+	+	2+	glucagonoma
13	79M	頭	0.5	2+	2+	2+	+	hyperplasia
14	69F	体	0.8	2+	2+	2+	−	hyperplasia
15	74F	尾	0.7	2+	2+	2+	−	hyperplasia
16	79M	尾	0.6	2+	2+	2+	+	hyperplasia

+：一部のみ染色されているもの
2+：正常とほぼ同じ分布を示すもの
3+：正常より密に染色されているもの

（文献4より引用）

する形での腫瘍の分類も考慮されるべきと思われる．あるいは，従来の分類基準によって分けられた各腫瘍を，さらに腫瘍の病理，機能的性格，あるいは臨床症候の有無・特徴に基づいていくつかの亜型に分けることも必要となるかもしれない[43]．

文献

1) 木村 理ほか：剖検例にみられた無症状胆嚢癌の臨床病理学的検討．日消誌 85：1273-1281, 1988
2) 木村 理ほか：剖検例からみた無症状胆嚢癌．消化器科 8：251-257, 1988
3) 日本肝胆膵外科学会（編）：臨床・病理 胆道癌取扱い規約，第6版，金原出版，東京，2013
4) 木村 理：高齢者胆膵疾患の臨床病理．肝胆膵 16：761-772, 1988
5) 日本胃癌学会（編）：胃癌の組織学的分類．胃癌取扱い規約，第14版，金原出版，東京，p41-75, 2010
6) 角田 司ほか：胆嚢癌の標準術式．消外 5：183-189, 1982
7) 吉川達也ほか：胆嚢癌の深達度と根治手術打—ss癌．胆と膵 8：1097-1107, 1987
8) 川口英弘ほか：術中術後に偶然発見された胆嚢癌に対する治療．消外 8：443-451, 1985
9) 森岡恭彦ほか：胆嚢癌の手術術式と予後—切除例の臨床病理学的検討から．消外 8：434-441, 1985
10) Gyr KE et al：Revised classification of pancreatitis-Marseille 1984. Pancreatitis, Concepts and Classification, Gyr KE et al (eds), Excerpta Medica, Amsterdam, New York, Oxford, International Congress Series 642, p23-25, 1984
11) Gray SH et al：Transient acute pancreatitis. Ann Surg 108：1029-1051, 1938
12) Siler VE et al：Ⅱ Imprtant clinical factors of acute pancreatitis. Surg Gynecol Obstet 100：357-365, 1955

13) Love RJM：Acute pancreatitis；clinical features and treatment. Lancet **2**：1262-1264, 1926
14) Schmieden V, Sebening W：Surgery of pancreas, with special consideration of acute pancreatic necrosis. Surg Gynecol Obstet **46**：735-751, 1928
15) Stetten D：Subcute pancreatitis or so-called acute oedema of pancreas. Ann Surg **92**：248-262, 1930
16) Zoepffel H：Das akute Pankreasoedem, eine Vorstufe der akuten Pankreasnekrose. Deut Zschr Chir, Leipz **175**：301-312, 1922
17) Ammann R, Warshaw AL：Acute pancreatitis clinical aspects and medical and surgical management. Bokus Gastroenterology, Haubrich WS et al (eds), WB Saunders, Philadelphia, London, Toronto, Mexico City, Rio de Janeiro, Sydney, Tokyo, p3993-4019, 1985
18) Kloeppel G et al：Pathology of acute pancreatitis. Analysis of 367 autopsy cases and 3 surgical specimens. Pancreatitis-concepts and classification, Gyr KE et al (eds), Excerpta Medica, Amsterdam, New York, Oxford International Congress Series 642, p29-35, 1984
19) Elam R：Acute interstitial pancreatitis；clinical study of thirty seven cases showing oedema, swelling, and induration of pancreas without necrosis, hemorrhage, or suppuration. Surg Gynecol Obstet **57**：291-309, 1933
20) Popper HL et al：Transition of pancreatic edema into pancreatic necrosis. Surg Gynecol Obstet **87**：79-83, 1948
21) Thal AP et al：A clinical and morphologic study of forty-two cases of fatal acute pancreatitis. Surg Gynecol Obstet **105**：191-202, 1957
22) Opie EL：The etiology of acute hemorrhagic pancreatitis. Am J Med Sci **121**：182-188, 1901
23) Opie EL：The relation of cholelithiasis to disease of the pancreas and to fat necrosis. Am J Med Sci **121**：27-43, 1901
24) Howard JM, Jordan GL：Surgical disease of the pancreas. Philadelphia, JB Lippincott, p169-189, 1960
25) Gambil EE：Etiology and mechanisms of pancreatitis. Pancreatitis, Gambil EE (ed), CV Mosby, p50-82, 1973
26) 木村　理ほか：胆嚢癌の背景因子―特に胆石症と関連について．日老医誌 **24**：432-436, 1987
27) 木村　理ほか：傍乳頭憩室と胆石症およびVater乳頭部の病理組織学的変化との関連．胆と膵 **6**：1601-1607, 1985
28) 木村　理ほか：高齢者における胆道癌の背景因子―特に胆石症との関連．日胆道疾患研究会プロシーディングス **22**：134-135, 1986
29) Kimura W, Ohtsubo K：Clinical and pathological features of acute interstitial pancreatitis in the aged. Int J Pancreatol **5**：1-10, 1989
30) 木村　理ほか：高齢者急性膵炎の臨床病理学的特徴．日老医誌 **24**：185-186, 1987
31) 黒田　慧ほか：膵癌の発生と進展様式．外科治療 **58**：143-154, 1988
32) 木村　理ほか：高齢者剖検例における膵管の囊胞状拡張に関する病理学的検討―特に腫瘍性囊胞との関連について．日外会誌 **88**[臨時増刊]：300, 1987
33) 木村　理ほか：小囊胞形成 T_1 膵癌の組織学的検討．日消外会誌 **21**：312, 1988
34) Kimura W et al：Analysis of small cystic lesions of the pancreas. Int J Pancreatol **18**：197-206, 1995
35) Kimura W：How many millimeters do atypical epithelia of the pancreas spread intraductally before beginning to infiltrate？ Hepatogastroenterology **50**：2218-2224, 2003
36) 大橋計彦ほか：粘液産生膵癌の4例―特異な十二指腸乳頭所見を中心として．Prog Dig Endosc **20**：348-351, 1982
37) 木村　理ほか：剖検膵にみられた Intraductal papillary adenocarcinoma の1例．日消外会誌 **20**：610, 1987
38) 黒田　慧："粘液産生膵癌"をめぐる問題点．胆と膵 **7**：717-721, 1986
39) 山雄健次ほか：粘液産生膵腫瘍の臨床病理学的研究．日消誌 **83**：2588-2597, 1986
40) 福本　孝ほか：画像診断上特異な像を呈した膵癌4症例の検討―粘液産生著明な膵癌について．日消誌 **83**：2201-2208, 1986
41) Creuzfeldt W：Endocrine tumors of the pancreas. The Diabetic Pancreas, Volk BW, Arquilla ER (eds), Plenum Medical Book, New York, p543, 1985
42) 木村　理ほか：高齢者剖検膵にみられた微小膵内分泌腫瘍の病理組織学的検討．膵臓 **1**：198,

1986
43) 黒田　慧ほか：膵内分泌腫瘍に関する最近の傾向．胆と膵 7：1385-1393，1986
44) 黒田　慧ほか：膵内分泌腫瘍に対するマーカー．臨床科学 23：570-579，1987
45) Bloodworth JMB, Greider M：Endocrine pancreas and diabetes mellitus. Endocrine Pathology General and Surgical, 2nd ed, Bloodworth JMB(eds), Williams & Wilkins, Baltimore & London, p556-722，1982
46) Shirouzu K et al：Somatostatinoma of the pancreas. Acta Pathol Jpn 35：1285-1292，1985
47) 平野盛久ほか：WDHA症候群を呈した多種ホルモン産生膵腫瘍の1例．日消誌 83：1053-1058，1986
48) 木村　理：膵ラ島孤立巣の成因．病理と臨 7：1346-1348，1989
49) Kimura W：Histological study on pathogenesis of sites of isolated islets of langerhans and their course to the terminal state. Am J Gastroenterol 84：517-522，1989
50) Kimura W et al：Duct-ectatic type of mucin producing tumor of the pancreas - New concept of pancreatic neoplasia. Hepatogastroenterology 43：692-709，1996
51) Kimura W：Proposal for the classification of epithelial atypism of pancreatic duct lesions. Hepatogastroenterology 54：2155-2158，2007

木村理箴言⑥　膵臓外科をできることが幸せ

膵臓外科医たちに，檜舞台の手術に立てる幸せを噛み締め，絶対にこの患者さんを治して帰すのだ，という強い心で手術をやり抜き，研ぎ澄まされた術後管理をやり抜きましょう．

Ⅱ. 解剖と病理

3 病理 ③ 十二指腸（Vater）乳頭部

　乳頭部は膵管と胆管の十二指腸開口部であり，肝臓，胆道，膵臓に対する生理，病態生理ならびに臨床的意義は極めて大きい[1]．乳頭部の形態と機能ならびに良性器質性変化については，Opie[2]のcommon channel theoryを端緒とした胆膵管開口形式に関する解剖学的研究[3〜5]，Oddi括約筋を中心とした解剖ならびに生理学的研究[6,7]，良性乳頭部狭窄または乳頭炎に関する病理組織学的研究[8〜10]など，様々な面からの研究がなされてきた．しかし，今日でも乳頭部の形態と機能の相関，あるいは乳頭部の様々な形態学的変化の胆道，膵病変における病因論的意義づけなど，結論の得られていない問題が少なくない．

　本項では，乳頭部の解剖と良性器質性変化，ならびに傍乳頭憩室，胆石症との関連性などについて解説する．

1　十二指腸乳頭部の解剖

　解剖学的な大十二指腸乳頭を含む胆・膵管末端部は，従来より膨大部，膨大部領域，Vater乳頭部など，様々な名称で呼ばれ，国際的には，今なお統一が得られていない[11]．

　わが国の『臨床・病理 胆道癌取扱い規約』[12]では，Oddi筋に囲まれた共通管部，胆管および膵管末端部を単一の機能的単位としてとらえ，胆管，膵管末端が十二指腸壁（十二指腸固有筋層）に貫入してから十二指腸乳頭開口部に至るまでの導管系（図1）を乳頭部として規定している．すなわち，乳頭部とは十二指腸壁内の胆管，膵管，共通管部，および大十二指腸乳頭を総称する名称として理解すべきものである．

　同規約[12]ではまた，十二指腸内面よりみた乳頭部の範囲（図2）を解剖学的な大十二指腸乳頭に限定しているが，臨床的には口側の縦ひだ部分も含めるべきであるとする意見も多い[13]．口側の縦ひだは主として，十二指腸壁内の乳頭部胆管によって形成される隆起である[13]．また肛側の小帯は，一条ないし二条の細かい縦走ひだで，Oddi筋から派生した筋線維によって形成される．胆管の十二指腸壁への入射角度は32〜44°，乳頭部胆管の長さは12〜16 mmとされている[13]．胆管，膵管の開口形式は，共通管を形成して開口するものが大半を占め，両者が乳頭内に別個に開口する分離開口は14[14]〜23[15]％と少ない．

　乳頭部導管系（共通管部，胆管，膵管）の組織学的構造は，内腔側から粘膜，筋層，外膜に分けられる（図3）．

　粘膜は内腔に向かって乳頭状あるいは絨毛状のひだ（papillary fold）を形成してい

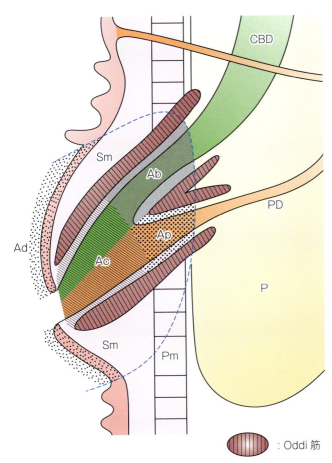

図1 十二指腸乳頭部の範囲と名称

Ac：共通管部，Ab：乳頭部胆管，Ap：乳頭部膵管，Ad：乳頭部十二指腸粘膜，Sm：十二指腸粘膜下組織，Pm：十二指腸固有筋層，CBD：総胆管，PD：膵管，P：膵臓

（文献11より引用）

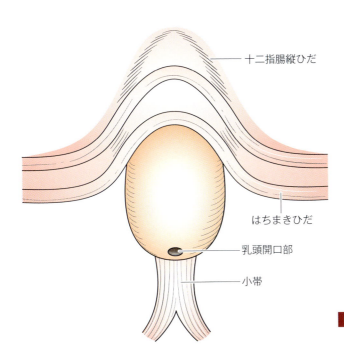

図2 粘膜面からみた乳頭部

（文献12より改変）

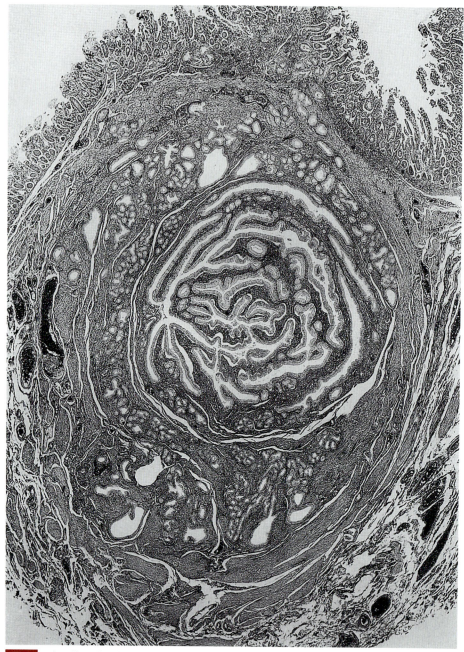

図3 十二指腸乳頭部の組織像（HE染色）

（文献29より許諾を得て転載）

る（図3, 4）．その被覆上皮は一層の円柱上皮からなり，Paneth細胞およびLieberkühn腺を有する十二指腸粘膜との境界は比較的明瞭であるが，十二指腸壁外の膵，胆管上皮へは連続的に移行する．粘膜内には粘液腺が認められる（図3, 4）．粘液腺は管状腺で，立方状あるいは円柱状の腺細胞からなり，核は円形で基底側にあり，細胞質は明調である．粘膜間質は疎性結合織からなり，リンパ球および形質細胞

主体の小円形細胞浸潤がごく軽度に認められる．

粘膜筋板はなく，粘膜固有層に続いてOddi括約筋が認められる（図3）．Oddi括約筋は一部十二指腸壁外胆・膵管周囲にも及ぶが，乳頭開口部および胆・膵管の十二指腸貫入部では輪状筋が発達し，その間では斜層筋の発達がみられる[16]．Oddi括約筋は乳頭開口部付近で十二指腸粘膜筋板に移行するが，十二指腸の筋層とは独立に間葉組織から発生すると考えられている[17]．

2 乳頭部の病理

乳頭部の病理組織学的変化は，加齢による要素が強く，また胆道，膵病変あるいは十二指腸病変と相互に影響を及ぼし合う可能性が強いために，それらの発生病理的関連性を解明することは容易ではない．

a 良性非腫瘍性病変とその臨床的意義

乳頭部の良性非腫瘍性の組織学的変化として認められる所見には，細胞浸潤，粘液腺増生，Oddi筋肥大・増生，線維増生などがある[18]．

1）慢性乳頭炎

臨床的に乳頭部の器質的狭窄としてとらえられる病変は，一般には慢性乳頭炎と呼称されるが，その組織学的変化は炎症性細胞浸潤を主体とする炎症型，線維増生および粘液腺増生を主体とする線維・腺増生型（図5），粘液腺増生および筋肥大・増生を主体とする腺筋症型（図6，7）の3型に分類されている[19]．

2）加齢に伴う変化

剖検例345例（男性180例，女性165例，平均年齢71.2歳）を対象として，乳頭部の良性非腫瘍性変化と加齢との関係を分析した結果（表1）では，前項の腺増生，および腺筋症型乳頭炎の所見を示すものの頻度が，加齢とともに有意に上昇する傾向が認められた（直線回帰検定）．その他の変化として，Oddi筋肥大・増生，線維増生，あるいは線維・腺増生型乳頭炎などの所見は，加齢との有意な関連はみられないものの，いずれも70歳代から頻度の増加がみられている．石川[13]は乳頭部の加齢的変化の特徴として腺増生を挙げ，また田辺[20]は，50歳以上では線維増生，筋肥大・増生，細胞浸潤が有意に高率にみられたとし，われわれとほぼ同様な結果を得ている．

3）胆道病変との関連

従来より，乳頭部の組織学的変化と胆道病変，特に胆石症との関連については密接な関係があるとされている[21,22]．Födisch[21]は，胆嚢結石および胆嚢炎の65％，胆管結石の93.7％に乳頭部の炎症所見を認め，またHein[22]は，乳頭部狭窄を呈した症例の86.4％に中等度以上の炎症像を認め，その原因のひとつに胆石症を挙げている．田辺[20]も非高齢者剖検例の検索で，胆石非合併例に比べ胆石合併例において，乳頭部の細胞浸潤，線維増生，粘液腺増生が高頻度にみられたとしている．このように乳頭部の組織学的変化は，胆石症に続発したものとする報告は多い．われわれが高齢者剖検例260例について分析した結果では，乳頭部の組織学的変化と胆嚢結石，胆管結石，ビリルビンカルシウム石（ビ石）の有無，および総胆管径と乳頭部の変化との関係に

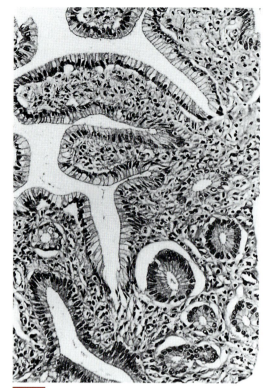

図4 乳頭部のpapillary foldおよび腺組織（HE染色）

（文献29より許諾を得て転載）

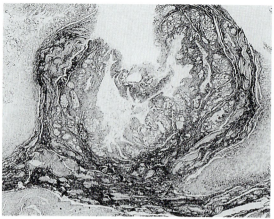

図5 線維・腺増生型乳頭炎の組織像（Elastica-Masson染色）

（文献29より許諾を得て転載）

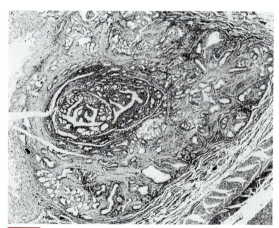

図6 腺筋症型乳頭炎の組織像①（Elastica-Masson染色）

（文献29より許諾を得て転載）

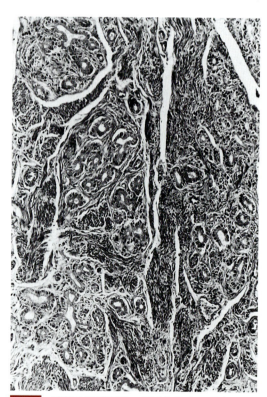

図7 腺筋症型乳頭炎の組織像②（HE染色）
肥大・増生して，錯走する筋線維内に増生腺管が認められる．

（文献29より許諾を得て転載）

表1 乳頭部の病理組織学的変化と加齢との関連

年齢（歳）	症例数	細胞浸潤	粘液腺増生	Oddi筋肥大・増生	線維増生	杯細胞化生	Paneth細胞化生	線維・腺増生型乳頭炎	腺筋症型
0〜49	33	12.1	6.1	6.1	3.0	27.3	9.1	0	3.0
50〜59	28	25.0	10.7	3.6	7.1	42.9	10.7	7.1	3.6
60〜69	49	24.5	42.9	14.3	16.3	46.9	6.1	14.3	12.2
70〜79	109	42.2	56.0	30.3	17.4	34.9	15.6	15.6	23.9
80〜89	97	33.7	70.1	34.0	30.9	32.0	9.5	29.9	28.9
90〜	29	51.7	82.8	34.5	37.9	27.6	20.7	37.9	34.5
計	345	33.9	51.9	24.9	20.6	35.1	12.0	19.1	20.9

（年齢，症例数以外の数字は％）　　　　　　　　　　　　　　　　　　　　　（文献18より引用）

表2 胆石症と乳頭部組織学的所見との関連

	平均年齢（歳）	男：女	炎症型乳頭炎	腺筋症型乳頭炎	線維・腺増生型乳頭炎
胆石（＋）群42例	80.9	15：27	42.9%	31.0%	23.8%
胆石（−）群190例	79.1	91：99	35.3%	26.8%	28.9%

（文献19より引用）

ついては，いずれにも有意の相関は認められなかった（表2）．

ただし，胆管結石合併例は非合併例に比べ，ビ石合併例は非合併例に比べ，傍乳頭憩室合併例は非合併例に比べ，総胆管径は有意に大きかった．また傍乳頭憩室合併例には非合併例に比べ，胆嚢結石およびビ石の合併が有意に高率に認められた．

4）膵病変との関連

石川[13]は，炎症型および腺増生型乳頭炎に小葉間線維化，脂肪浸潤，細胞浸潤を高度に認め，田辺[20]は，特に炎症型乳頭炎に，慢性の膵管炎様変化，すなわち膵管壁の結合織増生，細胞浸潤および膵実質の結合織増生を高度に認めている．これらの所見は，乳頭部の閉鎖不全あるいは閉塞機転が膵に様々な病変をもたらす可能性を推測させる．われわれ[23]も，高齢者剖検例の検察から，急性間質性膵炎の病因として乳頭閉鎖不全による逆行性感染の可能性を想定した．

5）傍乳頭憩室との関連

傍乳頭憩室の臨床的意義は，1934年Lemmel[24]のpapillen syndromeの提唱以来注目され，特に胆石症との関連が論じられてきた．われわれの剖検例362例の検索[18]でも，憩室（＋）群48.8％，憩室（−）群20.0％と，憩室（＋）群に有意に高率に胆石の合併が認められ，傍乳頭憩室は胆石生成になんらかの関連を有する可能性は否定しえないと考えられた．また胆石の種類では，憩室（＋）群の胆嚢および胆管のビ石合併頻度は31.7％と，憩室（−）群の10.4％に比べて有意に高率であり，傍乳頭憩室とビ石形成との関連が示唆された．

傍乳頭憩室と胆石，特にビ石との関連については，傍乳頭憩室が胆管末端あるいは乳頭部に対して器質的あるいは機能的影響を及ぼし，胆管内圧上昇，胆汁うっ滞，胆道感染などを介して，胆石，特にビ石の生成を促すといった機序が考えられている．その機序のひとつとして，乳頭部の病理組織学的変化が介在する可能性について検討

表3　傍乳頭憩室の有無と乳頭部の病理組織学的変化との関連

	平均年齢（歳）	男/女	胆石合併	細胞浸潤 2+以上	固有層線維増生 2+以上	筋層内線維増生 2+以上	筋肥大・増生 2+以上	腺増生 2+以上	線維・腺増生型乳頭炎 +	腺筋症型乳頭炎 +
憩室⊕（44例）	81.6	16/28	38.6	29.5	18.2	27.3	36.4	63.6	22.7	31.8
憩室⊖（183例）	78.8	88/95	12.6	39.3	21.3	24.0	31.7	39.6	29.5	26.8

（年齢，男/女以外の数字は％）　　　　　　　　　　　　　　　　　　　　　　　　　　　　（文献18より引用）

した．

　高齢者主体の剖検例227例（男性104例，女性123例，平均年齢79.3歳，胆囊結石合併例36例，胆管結石合併例9例，ビ石合併例23例，傍乳頭憩室合併例44例）を用い，乳頭部の病理組織学的変化と傍乳頭憩室との関係について検索した結果，傍乳頭憩室の有無と乳頭部の細胞浸潤，粘膜固有層線維増生，筋層内線維増生，筋肥大・増生，粘液腺増生や，線維・腺増生型および腺筋症型乳頭炎などの組織学的変化との間に，有意の相関は認めなかった（表3）[18]．また胆石による影響を考慮し，胆石合併症例を除いて同様の検索を行ったが，ほぼ同様の結果が得られた．しがたって，傍乳頭憩室は，乳頭部に特異的な組織学的変化をもたらし，その変化を介して胆石生成に関与する可能性は少ないことが推測された．

　石川[13]は拡張した憩室による胆管末端の圧排を認め，また鈴木ら[25]は胆道内圧の面からそれを裏づける知見を得ており，傍乳頭憩室と胆石生成との関連についてはそうした機能的要素の関与を考慮する必要があろう．しかし，乳頭部の組織学的変化と機能との相関については，いまだ不明な点が多く，われわれの成績も，憩室による乳頭部の機能異常が胆石生成に関与する可能性を否定するものではない．傍乳頭憩室と胆石生成の関連性を明らかにするには，より多角的なアプローチによる総合的な分析が必要となるであろう．

b　上皮の過形成性あるいは異型性変化

　乳頭部には，上記のいわゆる乳頭炎のカテゴリーに入る組織学的変化の他に，発癌の母地ともみなしうる上皮の変化が認められる．そのような上皮の変化の異型度をⅠ（正常），Ⅱ（非腫瘍性過形成性変化），Ⅲ（良性悪性境界病変），Ⅳ（高度の異型を示し悪性を強く疑わせる病変），Ⅴ（明らかな癌）の5群に分類し，剖検例576例について検索を行った[1]．その結果，それぞれの出現頻度は65.8％，30.0％，3.1％，0.9％，0.2％であった．部位別ではⅢ～Ⅴ群の異型上皮の頻度は共通幹部に最も高く，乳頭部癌の発生母地としてこの部の重要性をうかがわせた．乳頭部癌の発生頻度は0.06[26]～0.21[27]％とされ，われわれの剖検例5,000例の検索でも0.12％と同様の頻度であった[28]．また，これらの上皮細胞の変化には主として杯細胞化生や，Paneth細胞化生などの化生性変化を伴っており，粘液腺増生や杯細胞化生の程度と上皮の異型度には有意の相関がみられている[28]．

まとめ

　高齢者では，胆石，特にビ石の合併や傍乳頭憩室の有無ならびに総胆管径は互いに密接な関係にあるが，これらはいずれも乳頭部の良性組織学的変化との関連は少ないことが示された．乳頭部の組織学的変化はむしろ加齢との関係が深い．すなわち，良性乳頭部病変を認識したときには，常に加齢の影響を考慮した対応が必要であろう．

文献

1) Kimura W et al：Incidence, sites of origin, and immunohistochemical and histochemical characteristics of atypical epithelium and minute carcinoma of the papilla of Vater. Cancer **61**：1394-1402, 1988
2) Opie EL：The relation of cholelithiasis to disease of the pancreas and to fat necrosis. Anat J Med Sci **121**：27, 1901
3) Dowdy JS：The Biliary Tract. Philadelphia, Lea Febiger, Chapt. 3, 1969
4) Newman HF et al：The papilla of Vater and distal portions of the common bile duct and duct of Wirsurng. Surg Gynecol Obstet **106**：687-694, 1958
5) Hand BH：An anatomical study of the choledochoduodenal area. Br J Surg **50**：486-494, 1963
6) Boyden EA：The anatomy of the choledochoduodenal junction in man. Surg Gynecol Obstet **104**：641-652, 1957
7) Sterling JA：Significant facts concerning papilla of Vater, Am J Dig Dis **20**：124-126, 1953
8) Del Valle D et al：Colédoco-Odditis retráctil crónica, concepto clinico quirungico. Arch Argent Entferm Apar Dig **1**：605-620, 1926
9) Cattel KB et al：Stenosis of the sphincter of Oddi. N Engl J Med **256**：429-435, 1957
10) Acosta JM：Papillitis：inflammatory disease of the ampulla of Vater. Arch Surg **92**：354-361, 1966
11) 木村　理ほか：乳頭部腫瘍．新外科学大系—膵臓の外科Ⅱ．出月康夫ほか（編），27巻B，中山書店，東京，p189, 1989
12) 日本肝胆膵外科学会（編）：臨床・病理 胆道癌取扱い規約，第6版，金原出版，東京，2013
13) 石川　功：ファーター乳頭部，小乳頭，傍乳頭部憩室，Promontoryに関する形態学的研究（前編）：ファーター乳頭部の特に加令による変化および膵・胆道病変との関連について．日消誌 **73**：1003-1021, 1976
14) Hess W：Die primäre stenosierende Papillitis. Helv Chim Acta **21**：433-437, 1954
15) Kune GA：Current practice of biliary surgery, Little, Brown and Company, Boston, 1972
16) Becker V：Bauchspeicheldrüse Inselappart Ausgenommen（Ⅰ）. Springer-Verlag, Berlin, Heidelberg, New York, 1973
17) Boyden EA：The sphincter of Oddi in man and certain representative mammals. Surgery **1**：25, 1973
18) 木村　理ほか：傍乳頭憩室と胆石症およびVater乳頭部の病理組織学的変化との関連．胆と膵 **6**：1601-1607, 1985
19) 木村　理：良性十二指腸乳頭部病変．消化器外科病理学，森岡恭彦（監），医学書院，東京，p193, 1989
20) 田辺俊之：胆道と膵の関連を含む良性乳頭部病変について—剖検症例による検討．日消誌 **71**：973-988, 1974
21) Födisch H：Feingewebliche Stuien zur Orthologie und Pathologie der Papilla Vateri. Georg Thieme Verlag, Stuttgart, 1972
22) Hein D：Systematische morphologische Untersuchungen über die Papillitis stenosans. Frankfurt Z Path **73**：427, 1964
23) Kimura W, Ohtsubo K：Clinical and pathological features of acute interstital pancreatitis in the aged. Int J Pancreatology **5**：1-10, 1989
24) Lemmel G：Die klinische Bedeutung der Duodenaldivertikel. Arch f Verdauungskrankheit **56**：59-70, 1934

25) 鈴木範美ほか：傍乳頭憩室と胆道疾患の関連性について．日消外会誌 11：915-922, 1978
26) Lieber MM et al：Carcinoma of the peripapillary portion of the duodenum. Ann Surg 109：382-429, 1939
27) Baggenstoss AH：Major duodenal papilla. Variations of pathologic interest and lesions of the muosa. Arch Pathol 26：853-868, 1938
28) 木村　理ほか：病理からみた乳頭部癌の発生母地—剖検例における検討．胆と膵 11：1501-1509, 1987
29) 木村　理ほか：乳頭部の解剖と病理．外科 52：14-20, 1990

木村理箴言⑦

一度嫌な目に遭ったら，患者さんは二度とこなくなる

飲食店も病院も同じ．いついっても同じ味が出せる，そういう外科学（手術）をやる．そのときによって結果が違う病院なんて，怖くていけない．

Ⅲ章

各疾患の診断・治療

III. 各疾患の診断・治療

1 膵癌の疫学と生活習慣病

わが国では生活習慣から疾病を罹患することに対する関心が高まっている．喫煙によって膵癌の発症が増加することは膵癌診療ガイドライン[1]に記載されており，また大量飲酒，肥満との関係も指摘されている．

本項では主に生活習慣病と膵癌について述べる．

1 膵 癌

a 膵癌の特徴

わが国の2013年の癌死亡者数は364,872人で，膵癌については男性で癌死の5位，女性で4位であり，人口10万人対死亡率はそれぞれ25.9%，22.8%となっており，男女とも最近増加傾向のある，極めて予後不良な癌である．女性では乳癌死亡率を抜いた（図1, 2）[2]．

膵癌はなぜ予後不良な癌なのか，手術だけでは治せないのか，あるいはなぜ手術だけで治せるものが非常に少ないのか．考えられる理由は以下のように多数に及ぶ．

1) 浸潤しやすい．
2) 症状が出たときにはすでに手術不可能なほど周囲に進展，増殖している．
3) 肝転移しやすい．
4) 膵外神経叢，特に膵頭神経叢第Ⅰ部，第Ⅱ部，あるいは上腸間膜周囲神経叢などの体幹中央の重要臓器に向かって浸潤，進展するため，局所の完全切除が難しい．
5) 膵周囲に大血管，胆管などの重要臓器が存在する．膵のリンパ流も大動脈周囲（つまり体幹中央）に向かっている．
6) 広範に進展するまで症状が出にくい．背部痛が出てからの膵癌は，神経叢に大量に浸潤しており，まず助からない．つまり，膵癌は膵管内から膵管外に浸潤してしまうと猛烈な勢いで，まったく症状も感じさせずに周辺臓器を侵し始める．
7) 膵頭部癌が膵体部癌より手術成績がよいのは，膵頭部の胆管に浸潤して胆管狭窄をもたらし黄疸を発症せしめることにより，より早期に発見されるからである．

b 膵癌のリスクファクター

『膵癌診療ガイドライン2016年版』[1]では膵癌のリスクファクターとして，膵癌の家族歴，遺伝性膵癌症候群，糖尿病，慢性膵炎，遺伝性膵炎，膵管内乳頭粘液性腫瘍

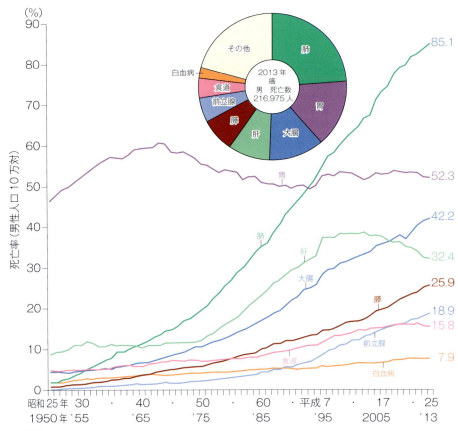

図1 男女部位別死亡率年次推移（男性）
わが国の2013年の癌死亡者数は男女合計で364,872人で，膵癌は男性で癌死の5位である．
（文献2より引用）

（IPMN），膵囊胞，肥満，嗜好として喫煙，大量飲酒が挙げられている．IPMNと膵囊胞は膵癌の前癌病変として慎重な経過観察が勧められる（グレードB）．家族歴，合併疾患，嗜好などの危険因子を複数有する場合は，高リスク群として膵癌検出のための検査を行うことが推奨されている（グレードB）[表1]．

2 生活習慣と膵癌[3]

a 糖尿病と膵癌

　糖尿病になると膵癌になりやすいのか，逆に膵癌になったから糖尿病になったのかは難しい問題である．しかし臨床では，糖尿病が悪化した場合に膵癌が発見されることは，しばしば経験されることである．2年以上糖尿病を患った患者の膵癌発症は，そうでなかった患者の2.11倍と報告されている[4]．また1973〜2013年の主要な88論文のメタ解析では，糖尿病患者には膵癌の危険率がそうでないものの1.97と多く，1年以内に糖尿病を発生したものは膵癌の危険率が6.69と，10年間糖尿病だった患者の1.36に比較して高率である[5]．このことから，糖尿病が発症したばかりの患者に

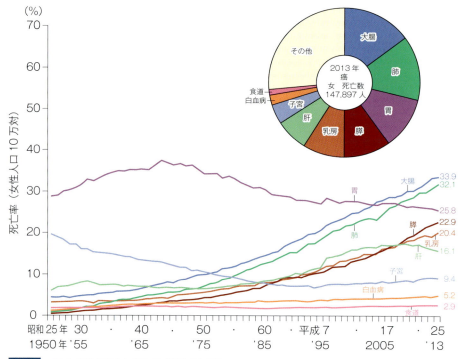

図2 男女部位別死亡率年次推移（女性）
膵癌は女性の癌死の4位である．

（文献2より引用）

表1 膵癌のリスクファクター

1.	家族歴	膵癌，遺伝性膵癌症候群	1.6〜3.4倍
	合併疾患	糖尿病	2倍
		慢性膵炎	5.8〜13倍
		遺伝性膵炎	
		膵管内乳頭粘液性腫瘍（IPMN）　膵嚢胞	
		肥満	
		喫煙	1.3〜3.9倍
		大量飲酒	1.2倍
2.	家族歴，合併疾患，嗜好などの危険因子を複数有する場合には，膵癌の高リスクとして検査を行うことが勧められる（グレードB）		
3.	膵管内乳頭粘液性腫瘍（IPMN）と膵嚢胞は膵癌の前癌病変として慎重な経過観察が勧められる（グレードB）		

（文献1より改変）

は，膵癌を疑って検査をする必要性がある[5]．つまり，糖尿病の新規発症は膵癌発見のマーカーになるということである．

　糖尿病治療薬のインスリンアナログやインスリン分泌促進薬は膵癌を増加し，ビグアナイド系糖尿病治療薬のメトホルミンは膵癌発症を抑制すると報告されている[6]（表2）．さらに空腹時の血清インスリン濃度[7]やインスリン抵抗性[8]が高いほど，膵癌発症のリスクが有意に上昇すると報告されている．

表2 糖尿病と膵癌

糖尿病治療薬	糖尿病患者
インスリンアナログ	4.99倍
インスリン分泌促進薬	2.52倍
メトホルミン	0.38倍
チアゾリン誘導体	1.55倍

(文献6より引用)

表3 喫煙と膵癌

喫煙者は非喫煙者に比べて膵癌危険率3.06倍	
40 pack-years以上のヘビースモーカー 　　　　　および BMI 30 kg/m² 以上の喫煙者	非喫煙者の5倍以上

(文献10より引用)

b 喫煙と膵癌

　喫煙は膵癌診療ガイドライン[1]でも膵癌のリスクファクターとして挙げられている．わが国のコホートスタディでは，喫煙により女性の膵癌死亡のリスクが高くなり[9]．喫煙者は非喫煙者に比べて膵癌危険率3.06倍，40 pack-years以上のヘビースモーカーは5倍になるとの報告もある[10]（表3）．Pandolら[11]は，膵癌の診断後の5年生存率は5%以下にすぎず，喫煙はその主要なリスクファクターであるとし，そのメカニズムは明らかではないものの，様々な論文を総合すると，喫煙による発癌因子が炎症と線維化を誘導する遺伝子に働きかけ，細胞死と膵癌の増殖を刺激する，と考えられるとしている．

c アルコールと膵癌

　アルコールと膵癌の関係は報告により異なる[12]．喫煙とアルコール多飲は慢性膵炎のリスクファクターであり，慢性膵炎から膵癌のリスクファクターとなる[13]（図3）．一方，喫煙は慢性膵炎のみならず，膵癌のリスクファクターでもある．

d BMI・メタボリック症候群と膵癌

　BMI 35.0以上の男性では膵癌の相対リスクが1.49と高値で，BMI 40 kg/m²以上の女性では2.76であった．非喫煙者に限ってもBMI 35以上の男性のリスクは2.61であり，肥満は膵癌のリスクファクターと報告されている[14]．肥満による癌発症のリスク増加のメカニズムには脂肪細胞が分泌するアディポカインの異常，炎症性サイトカイン分泌増加，インスリン抵抗性・高インスリン血症が関与しているとされている（表4）．

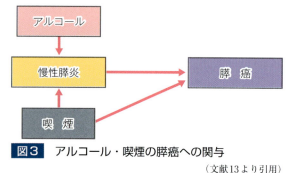

図3 アルコール・喫煙の膵癌への関与

(文献13より引用)

表4 BMIと膵癌

	全癌死亡リスク(男性)	全癌死亡リスク(女性)
BMI 40 kg/m² 以上	1.52	1.62
	膵癌死亡リスク(男性)	膵癌死亡リスク(女性)
BMI 30以上	1.81(男女)	1.81(男女)
BMI 35〜39.9	1.49	
BMI 40以上		2.76

(文献14より引用)

文献

1) 日本膵臓学会膵癌診療ガイドライン改訂委員会(編):膵癌診療ガイドライン2016年版.金原出版,東京,2016
2) 厚生労働省:平成25年我が国の人口動態〈http://www.mhlw.go.jp/toukei/list/dh/81-1a2.pdf〉
3) 木村 理:生活習慣病と膵癌.Mod Physician **35**:1255-1258,2015
4) Ben Q et al:The relationship between new-onset diabetes mellitus and pancreatic cancer risk:a case-control study. Eur J Cancer **47**:248-254, 2011
5) Batabyal P et al:Association of diabetes mellitus and pancreatic adenocarcinoma:a meta-analysis of 88 studies. Ann Surg Oncol **21**:2453-2462, 2014
6) Li D et al:Antidiabetic therapies affect risk of pancreatic cancer. Gastroenterology **137**:482-488, 2009
7) Guh DP et al:The incidence of co-morbidities related to obesity and overweight:a systematic review and meta-analysis. BMC Public Health **9**:88, 2009
8) Stolzenberg-Solomon RZ et al:Insulin, glucose, insulin resistance, and pancreatic cancer in male smokers. JAMA **294**:2872-2878, 2005
9) Nakamura K et al:Cigarette smoking and other lifestyle factors in relation to the risk of pancreatic cancer death:a prospective cohort study in Japan. Jpn J Clin Oncol **41**:225-231, 2011
10) Larsson SC et al:Overall obesity, abdominal adiposity, diabetes and cigarette smoking in relation to the risk of pancreatic cancer in two Swedish population-based cohorts. Br J Cancer **93**:1310-1315, 2015
11) Pandol SJ et al:The burning question:why is smoking a risk factor for pancreatic cancer? Pancreatology **12**:344-349, 2012
12) Tramacere I et al:Alcohol drinking and pancreatic cancer risk:a meta-analysis of the dose-risk relation. Int J Cancer **126**:1474-1486, 2010
13) Ohtsuki M, Tashiro M:Chronic pancreatitis and pancreatic cancer, lifestyle-related disease. Intern Med **46**:109-113, 2007
14) Calle EE et al:Overweight, obesity, and mortality from cancer in a prospectively studied cohort of U.S. adults. N Engl J Med **348**:1625-1638, 2003

III. 各疾患の診断・治療

膵癌と栄養

　本項では，膵癌患者の栄養療法について記す．膵臓という臓器の特異性を視点において，そこに癌ができたときの栄養障害や内分泌障害について，どのように対応していくか，また膵癌患者を手術したときには周術期の栄養のどのような点に注意していくかについて考えてみよう．

膵癌とは

　膵臓は胃の背中側にバナナを横に置いたように広がる臓器で，主に消化酵素を出す外分泌と，ホルモンを出す内分泌の機能をつかさどっている(図1)．解剖学的に右と左で膵頭部と膵体尾部に分かれている．これらの部位に生じた癌は，様々な進展を示す．癌は進展の程度によって膵管上皮内にとどまるもの，膵管壁や膵実質まで浸潤するもの，膵の前面の漿膜や後面の癒合筋膜に浸潤するもの，さらにそれらの膜を越えて周辺の他臓器・大血管・神経叢まで浸潤するものがある．

　他臓器の癌と同様に，粘膜上皮にとどまるものや比較的早期のものは症状が出にく

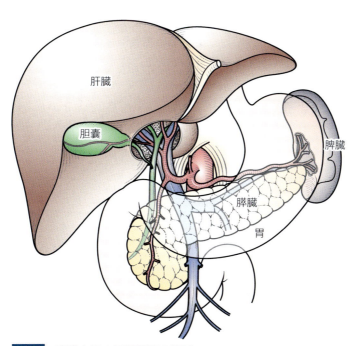

【膵臓の働き】
・外分泌
　消化酵素
・内分泌
　ホルモン

図1　膵臓とその周辺臓器の関係

いが，広範に進展したものは様々な症状が出る．肝臓で作られた胆汁が十二指腸まで流れる胆管は，膵の後面（背面）を走行し，膵管とともに十二指腸（Vater）乳頭部という十二指腸の出口に向かう．膵頭部に膵癌ができると遠位胆管に影響を及ぼし，黄疸が発生する．すなわち膵癌を有する患者は高頻度に閉塞性黄疸を伴い，また下痢を伴うこともある．

　膵癌患者の周術期における栄養ケアで大切なのは，中等度ないし高度の栄養不良の症例に対して栄養療法を施行し，可及的に腸管を使った栄養管理をしていくことである．体外に胆汁を排出する経皮経肝胆道ドレナージ（PTBD）の場合は，患者には可能な限り体外に誘導された胆汁を飲用させ，胆汁を消化管に戻すようにする．膵頭部領域癌の場合には膵液の消化管への流出が低下し，消化吸収が十分に行われていないことが多いため，術前には低脂肪食を摂取させるようにする．下痢が高度な場合には十分な水分補給や，膵消化酵素薬（高力価パンクレアチン－リパクレオン®）の投与が必要であり，有効である．経口摂取あるいは経腸栄養が不十分な場合は経静脈栄養を付加し，適切なエネルギー摂取ができるようにする．術前の耐糖能は空腹時血糖100〜150 mg/dL，1日尿糖は10 g以下に管理する．術前の免疫栄養（immunonutrition）剤投与も考慮する．

　膵頭部領域癌における膵頭十二指腸切除術では，われわれの方法は早期に摂食が可能であるため，腸瘻を必要としない．また神経叢も，上左側の上腸間膜動脈神経叢を温存することが多い．したがって，術後の難治性の下痢は皆無である．一定の手術死亡の見込まれる難手術では，そのような栄養を考えた再建方法を常に念頭に置くことが重要である．

2　膵癌患者における栄養の2つの視点

　膵癌患者の栄養については，大きく2つの視点からみていく必要がある．第一に，この部の臓器特異性から生じる栄養障害である．第二に，この部に対する手術の特徴からくる周術期の栄養である．

　膵頭部の癌には広義に，十二指腸（Vater）乳頭部癌，遠位胆管癌，膵頭部の膵癌などがある．これらを膵頭部領域癌といってまとめて論じるのがよい場合も多い[1]．いずれも根治させるためには外科手術が必要となる疾患である．

3　膵癌と黄疸・下痢

　膵頭部領域の癌の浸潤・増大により胆管や膵管が狭窄，閉塞する．胆管が閉塞すると，血清総ビリルビン値が10 mg/dL以上にもなる高度な黄疸をきたす．閉塞性黄疸は，肝機能障害，腎機能障害，消化管粘膜障害，血液凝固異常，胆道感染など多臓器にわたる障害を惹起する．

　また，膵管の閉塞は膵液の流出障害をもたらす．このことにより，膵由来の消化酵素の十二指腸内への流出が減少することによって脂肪性下痢が起こる場合がある．下痢が放置されれば著明な脱水症状が引き起こされる．

膵臓という臓器からみた栄養障害

　膵癌を有する患者では，癌の生じた部位によって，また進展の程度によって様々な栄養障害が発生する．

　膵癌ができると，膵の消化酵素を大量に含んだ膵液が流れる主膵管という重要な管をせき止めてしまい，十二指腸に十分な消化酵素が流出しなくなる．また，膵癌が進展して上腸間膜動脈の周辺や後腹膜に広範に浸潤した場合，小腸や大腸の機能調節を行う膵頭神経叢，上腸間膜動脈神経叢を侵してしまい，消化管からの消化・吸収が妨げられてしまう．このような理由が合わさって，下痢が高頻度に認められるようになる．高度な脂肪性下痢を生じることもしばしばで，慢性化して著明な脱水症状や電解質異常，体重減少などを引き起こす．

　膵癌患者における栄養障害は，癌が進展して胃や十二指腸などの消化管の通過障害を起こして，食べ物が食べられなくなったり，食欲不振に陥ったりすることによっても，もたらされる．

　また膵頭部にできた膵癌では高頻度に黄疸が認められる．これは腫瘍の浸潤や圧排によって胆管の閉塞が生じるために起こる黄疸である[2]．

　膵癌が進展することによって生じる食欲不振については，一般的な「癌患者と食欲不振」，「癌終末期患者の病態」などとも共通点がある．

 ## ガイドラインからみた周術期の栄養管理

　表1に日本静脈経腸栄養学会による周術期の栄養管理のガイドラインを示す[3]．その要点は，中等度ないし高度の栄養不良の症例に対しては栄養療法を施行し，可及的に腸管を使った栄養管理をしていくことである．

　これは周術期の一般的な管理指針であるが，膵癌に対する膵切除術の周術期管理もこのガイドラインに沿った考え方で施行していくべきである．

 ## 下痢，消化不良の対策

　膵癌の場合の下痢，消化不良の対策として，低脂肪食を摂取，十分な水分補給や，膵消化酵素薬（高力価パンクレアチン-リパクレオン）の投与が有効である．

　経口摂取が不十分な場合は経静脈栄養を付加し，適切なエネルギー摂取ができるようにする．エネルギー必要量は，年齢，性別，身長，体重からHarris-Benedictの式（図2）を用いて算出した基礎エネルギー消費量（basal energy expenditure：BEE）に活動係数，ストレス係数を掛けて求める．日常生活を送っている術前の患者では活動係数1.3，ストレス係数1.0で計算する．

表1 日本静脈経腸栄養学会によるガイドライン

- 術前の栄養療法の第一選択は経腸栄養である．
- 術前の免疫賦活経腸栄養剤投与は，感染性合併症を有意に減少させる．
- 術前経腸栄養法は，栄養障害と判定された患者に対して施行すれば術後合併症を減少させうる．
- 術前TPNは，軽度の栄養不良患者に施行しても術後合併症予防に対する寄与は少なく，むしろ感染性合併症を増加させる可能性がある．中程度ないし高度の栄養障害と判定された患者に対して施行すれば，術後合併症を減少させうる．
- 消化器手術患者において，TPNを画一的に施行しない．

(文献3より引用)

◆ 基礎エネルギー消費量（basal energy expenditure：BEE）

Harris-Benedict の公式

男性　BEE ＝66.47＋13.75×（Wt）＋5.0×（Ht）−6.75×（A）
女性　BEE ＝655.1＋9.56×（Wt）＋1.85×（Ht）−4.68×（A）
（BEE：kcal/日，Wt：体重 kg，Ht：身長 cm，A：年齢 years）

◆ 総エネルギー必要量（kcal/日）：TEE
　　TEE ＝ BEE× 活動係数 × ストレス係数

ストレス係数
- 術前および退院直前　1.0
- 手術（軽度侵襲）　　1.1
　　（中等度侵襲）　1.2〜1.4
　　（高度侵襲）　　1.5〜1.8

活動係数
- ベッド上安静：1.2
- ベッド外活動：1.3

図2 Harris-Benedictの式

7 黄疸に対する対応と栄養管理

　黄疸に対しては体外に胆汁を排出するPTBDや経鼻経管胆管ドレナージ（ENBD）などの処置を行って減黄する．多臓器不全にならないためにも重要な処置である．この処置を行った場合は，腸管に胆汁が流入しないことになるので患者には可能な限り体外に誘導された胆汁を飲用させ，胆汁を消化管に戻すようにする．このことは①胆汁酸の腸肝循環を正常化し，胆汁産生を促進し肝機能の回復を促す，②電解質および水分バランスを保つ，③腸管のバリア機構を維持する[4]，④脂肪の消化・吸収を助ける，などの効果がある．

　手術可能な患者にとっては重要な術前管理のひとつになる．ただし，減黄には時間を要することもあり，その間に悪性腫瘍の進行が認められることを念頭に置く必要がある．通常型膵癌は特に進行が速く，予後不良な疾患であるため，減黄せずに早期に手術を施行する場合もある．「手術が最も優れたドレナージである」という考え方である．ただし，黄疸はNCD（National Clinical Database）によれば膵癌に対する標準手術のひとつ，膵頭十二指腸切除術の危険因子のひとつでもある[5]．

8 内分泌障害の対策

膵頭部領域癌では閉塞性慢性膵炎により，膵の内分泌機能の低下が認められることがある．術前の血糖値の管理は重要である．空腹時血糖100〜150 mg/dL，1日尿糖は10 g以下に管理する．

膵頭部領域癌に対する膵頭十二指腸切除術は侵襲の大きな手術であるので，術前の免疫栄養（immunonutrition）も考慮する．具体的には術前5〜7日間，インパクト（ネスレヘルスサイエンス）を1日500〜1,000 mL飲用させる．術前に免疫能を賦活しておくことにより，術後の感染性合併症の発生を抑え，在院日数を低下させると報告されている[6,7]．

栄養管理上のマーカーとしては，血清アルブミンや急性相蛋白であるレチノール結合蛋白，トランスサイレチン（プレアルブミン）は半減期が短く鋭敏な指標となる[8]（表2, 図3）．

9 膵頭十二指腸切除術と栄養

膵頭部領域癌に対しては膵頭十二指腸切除術が行われる．膵臓のみならず，胃，十二指腸，胆管といった複数の臓器を切離する手術であり，膵腸吻合，胆管空腸吻合，胃空腸吻合などの吻合部が多数ある術式である．幽門輪温存膵頭十二指腸切除術は胃をすべて温存する術式であり，症例に応じて広く行われている．しかし，術後の胃内容停滞の問題に対しては様々な工夫がなされているものの，まだ完全には解決していないと思われる．

切除後の再建法は数種類あり，施設によって異なる．挙上空腸を残胃‐膵‐胆管の順で吻合する術式は生理的ではあるが，膵腸吻合に問題が起こった場合には経口摂取が不可能となる．われわれは輸入脚（blind loop）に膵と胆管を吻合し，残胃と空腸をBillroth Ⅱ型に吻合するChild変法を行っている[9,10]．

代表的な術後合併症は膵液瘻，腹腔内膿瘍，腹腔内出血である．複数のドレーンを効果的に留置することが重要である[11,12]．いずれの合併症も膵液が関与しているという点で，他の消化器手術と異なるといえる．

表2 栄養アセスメント蛋白の種類と，半減期，分子量

	レチノール結合蛋白	トランスサイレチン	トランスフェリン	アルブミン
略号	RBP	TTR	Tf	ALB
役割	レチノール（ビタミンA）の輸送蛋白	サイロキシンの輸送 血中でRBPと1：1で結合 プレアルブミンのこと	鉄の輸送蛋白	血漿浸透圧維持 物質運搬機能 酸化還元緩衝
半減期	0.5日	2日	7日	21日
分子量	21,000	55,000	76,500	67,000

RBP, TTR, Tfは半減期が短い蛋白でありrapid turnover proteinともいう．

（文献8より引用）

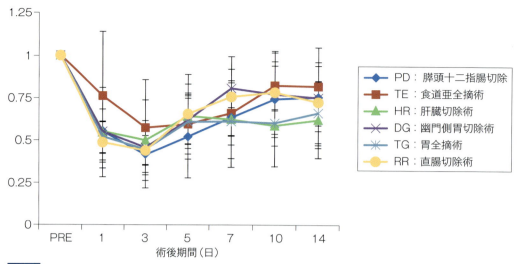

図3 レチノール結合蛋白の術式別の変動

（文献8より改変）

　術直後は経静脈栄養主体の管理となるが，早期の経腸栄養についても合併症を減少させるとの報告がある[13,14]．特に胃内容停滞の可能性のある幽門輪温存膵頭十二指腸切除術では腸瘻を作製する場合がある．この場合，術後12〜24時間に成分栄養剤の投与を開始する．必要エネルギー量は活動係数1.2〜1.3，ストレス係数は1.5とし前述のHarris-Benedictの式で求める．

　われわれの再建法（BillrothⅡ法再建）では術後数日で経口摂取が可能であるため，経腸栄養のための腸瘻造設は必要としない．また，膵頭神経叢もすべての断端を病理学的に検索しながら右下側の郭清のみにとどめるようにするため，上左側の上腸間膜動脈神経叢が温存されることが多く，術後の難治性の下痢は皆無である．一定の手術死亡の見込まれる高難度手術では，このように術後の栄養を常に念頭に置いた再建方法を考慮することが重要である．

　摂取量，消化器症状をみながら十分なエネルギーがとれているかを評価する．膵臓の切除の影響で，術前より耐糖能が悪くなっていることがある．血糖のコントロールに難渋する場合には，速効性のインスリンの持続投与を行う．外傷や敗血症などでは厳密な血糖コントロールにより死亡率，合併症の発生率を低下させるとの報告があり[15]，術後もそれに準じた管理が必要であると考えられる．様々な血糖値に対するスライディングスケール法を表3に示す．

　感染性合併症が発生した場合には，発熱などによる消耗や耐糖能障害の増悪に対する厳密な管理を要する．

　広範なリンパ節郭清を行った場合には，リンパ漏や腹水が生じる．また，上腸間膜動脈周囲神経叢を全周郭清した場合には難治性の下痢が生じることもある．確実な水分補給と低脂肪食や消化酵素薬，止痢薬の投与などで対応する．

　膵頭十二指腸切除術後には脂肪肝になることがあり，退院後も脂肪性下痢の有無やCTでの肝のdensityをチェックし，膵消化酵素薬（高力価パンクレアチン−リパクレオン）の投与を継続する[16]．

表3 スライディングスケール法（インスリン皮下注）[山形大学第一外科]

血糖値（mg/dL）	即効性インスリン量	
	（6時）（12時）（18時）	21時
80以下	下記に示す	
81〜200	0 単位	0 単位
201〜250	2 単位	0 単位
251〜300	4 単位	2 単位
301〜350	6 単位	4 単位
351〜	8 単位	6 単位

血糖値が80 mL/d以下のときには，
　経口摂取時：すぐに食事，またはブドウ糖（砂糖）10 g摂取
　経口摂取不能時：20％グルコース静脈注射20 mL

10 膵体尾部切除術と栄養

　膵体尾部切除術には脾臓摘出術を伴うものと伴わないものがある．また癌の進行度によって，上腸間膜動脈左側神経叢郭清やリンパ節郭清を行う症例と行わない症例がある．いずれにしろ，腸管の切離・再建は伴わないため，術後の経口摂取開始時期は早い．したがって栄養についても通常の開腹手術と変わらない．ただ，膵の断端に膿瘍ができたり，そこから膵液瘻が生じたりした場合には慎重な対応が必要である．

　膵体尾部にはランゲルハンス島が多く，それらが切除されてしまうため，切除後は血糖値の管理が重要となる．

文献

1) 木村　理ほか：膵頭部領域癌の生物学的悪性度の特徴．胆と膵 16：111-120, 1995
2) 水谷雅臣，木村　理：下痢と黄疸を伴った膵頭部領域癌．栄評治 26：29-32, 2009
3) 日本静脈経腸栄養学会（編）：静脈経腸栄養ガイドライン，第3版，照林社，東京，2013
4) Kamiya S et al：The value of bile replacement during external biliary drainage：an analysis of intestinal permeability, integrity, and microflora. Ann Surg 239：510-517, 2004
5) Kimura W：et al：A pancreaticoduodenectomy risk model derived from 8,575 cases from a national single-race population（Japanese）using a web-based data entry system. Ann Surg 259：773-780, 2014
6) Gianotti L et al：A randomized controlled trial of preoperative oral supplementation with a specialized diet in patients with gastrointestinal cancer. Gastroenterology 122：1763-1770, 2002
7) 水谷雅臣ほか：待機的大腸癌手術に対する術前免疫増強栄養剤投与の影響．日外感染症会誌 4：531-535, 2007
8) Mizutani M et al：Post operative changes of rapid turnover proteins in elective gastrointestinal surgery. Hepatogastroenterology 56：167-173, 2009
9) Kimura W：Strategies for the treatment of invasive ductal carcinoma of the pancreas and how to achieve zero mortality for pancreaticoduodenectomy. J Hepatobiliary Pancreat Surg 15：270-277, 2008
10) 木村　理：膵頭十二指腸切除術．消外 31：2015-2028, 2008
11) 木村　理ほか：膵切除後のドレナージ．胆と膵 26：987-993, 2005
12) 水谷雅臣ほか：術後感染を防ぐわれわれの工夫．膵臓手術．外科治療 92：435-439, 2005

13) Mack LA et al：Gastric decompression and enteral feeding through a double-lumen gastrojejunostomy tube improves outcomes after pancreaticoduodenectomy. Ann Surg **240**：845-851, 2004
14) Baradi H et al：Postoperative jejuna feeding and outcome of pancreaticoduodenectomy. J Gastrointest Surg **8**：428-433, 2004
15) van den Berghe G et al：Intensive insulin therapy in the critically ill patients. N Engl J Med **345**：1359-1367, 2001
16) 平井一郎ほか：膵頭十二指腸切除術後の脂肪肝．肝胆膵画像**10**：71-76, 2008

木村理箴言⑧

論文（考察）の書き方：
　　　　自分の行ったことのみを考察する

自分が何を主張したいか，主張を書くのが論文．他の論文を引用して，自分の結果をそれに合わせて並列させれば論文になるということではない．

III. 各疾患の診断・治療

3 通常型膵癌（浸潤性膵管癌，PDAC）
① 膵頭神経叢浸潤

1 膵癌外科治療の到達目標

　通常型膵癌（浸潤性膵管癌，pancreatic ductal adenocarcinoma：PDAC）の治療戦略は様々であっても，「外科的に膵癌を取りきる治療切除術をすること」は基本中の基本である．つまり治療切除したものの中に実際に治る症例が出てくるのであって，非治療切除あるいは非切除で救命できる膵癌はない．すなわち膵癌外科治療の到達目標は，局所の完全切除である．

2 膵頭十二指腸切除術における膵頭神経叢切離面の癌陽性・陰性の判定

　膵頭部癌の手術では，①膵頭神経叢第Ⅰ部，②膵頭神経叢第Ⅱ部，③総肝動脈・胃十二指腸動脈神経叢の解剖や浸潤が問題になる．このうち，「③総肝動脈・胃十二指腸動脈に沿って膵頭部に入るもの」については，胃十二指腸動脈を根部で切離することや，この部分の「間口」が胃十二指腸動脈の周囲のみという狭さから，癌の神経周囲浸潤の判定にはそれほどの困難はない．

　しかし，膵頭神経叢第Ⅰ部と第Ⅱ部，および上腸間膜動脈神経叢はどうか．これらの外科切離部分は，ある長さを持った面あるいは線であるため，癌の切離断端陽性・陰性の判定には比較的難しい問題が生じる．

　まず，膵頭神経叢第Ⅱ部と上腸間膜動脈神経叢とは解剖学的に容易に区別できるものであろうか．そして，その区別は外科手術にとって必要なものであろうか．

　両者は解剖学的に区別できるのであろうか．ここで区別が可能かということは，「定義上分けられるのか」，そして「定義上分けられても実際の臨床的に，あるいは病理学的に分けられるのか」という2つの問題を抱えている．上腸間膜動脈神経叢は上腸間膜動脈の外膜から何mm離れたところまでをいい，それから先何mm以上離れると膵頭神経叢第Ⅱ部なのであろうか．あるいは長さ以外に両者の境界を区別する指標はあるのであろうか．この点ははっきりと定義されていないといってよいであろう．もちろんすべての解剖において，常に明確で例外のない定義がなされていなくてはならないと杓子定規にいうつもりはないが，少なくとも多くの人が理解可能で納得しうる定義が存在する，というのが解剖学用語には必要であろう．

　これまでの定義では膵後方浸潤と膵頭神経叢第Ⅱ部の浸潤の区切りは膵鉤部の存在

するところまでと定義されていると思われる[1]．しかし，両者がきちんと定義されているとはいいがたい．また，膵鉤部の長さは症例によって異なり，実際に手術をしていても次第に膵鉤部周囲の神経叢が厚くなってくることにより，外科解剖学的にも不明瞭・不正確となってくる．このことは臨床統計などにもその解析にも混乱をもたらしている．

3 外科からみた膵頭神経叢切除術に対する提言

提言1）上腸間膜動脈神経叢右にある膵後方浸潤の神経・結合織，膵頭神経叢第Ⅰ部・第Ⅱ部に切り込まないようにするため，上腸間膜動脈を最初にテーピングし，上腸間膜動脈神経叢右半から，それより右にある膵頭神経叢第Ⅰ部・第Ⅱ部を含めた膵後方神経組織を*en bloc*に郭清し，切除する．

提言1の解説：膵後方浸潤，膵頭神経叢第Ⅰ部・第Ⅱ部，上腸間膜動脈神経叢の分類はStage分類などには必要かもしれない．しかし，手術をする立場としてはむしろ分類をしないほうがわかりやすいかもしれない．

手術適応膵癌とは，切離面断端をcancer freeにできる膵癌のことである．したがって，膵癌の手術をする外科医にとって本質的には，膵頭神経叢第Ⅰ部・第Ⅱ部も後方神経・結合織も上腸間膜動脈神経叢も関係ない．膵癌が神経に親和性を持ち，神経叢に沿って浸潤する傾向が強く，この部分の浸潤の有無が肉眼的にわからない以上，神経叢をできるだけ切除することが重要である．

膵頭部領域はTreitzの癒合筋膜でおおわれた同じ空間に存在する構造物である[1]．そこに膵実質，神経および動静脈が存在する．癌は容易に抵抗なくこれらに浸潤・進展するのである．

また小膵癌といっても2 cm以下である．膵に径2 cmの球をおいて，十二指腸にも胆管にも門脈にも後方にも前方にも浸潤していないものを考えるのはかなり困難である．浸潤性の癌で，2 cmのstage 1のものは存在しないといっても過言ではない．現在の診断力で，膵癌と診断されたものに対して神経叢の可及的な切除を試みることは，癌切離断端の癌陰性（ew（-））の手術を試みるためには必須のことであろう．

このことから，われわれの膵癌標準手術への提言は以下のようになる．はじめに上腸間膜動脈神経叢から始め，この部分の右半から右側の神経叢をすべて切除する方針で臨むことである（図1）．この方法によって，これより右にある膵後方浸潤の神経・結合織，膵頭神経叢第Ⅰ部・第Ⅱ部に切り込むことはない．Yoshioka & Wakabayashi[2]は「上腸間膜動脈神経叢が左右両側の腹腔神経節から上腸間膜動脈を経て膵鉤部の内側縁に入る」と指摘している．なお，腹腔神経節からTreitzの癒合筋膜を貫いて神経が膵頭部に交通しているという可能性は少ない．これは組織学的に証明される．臨床的にも通常型膵癌がSMA方向に進んで切除不能となること，腹腔神経節に直接浸潤するのはまれなこと，比較的進行してもKocher授動術は可能であることなどから容易に推察できる．

つまり，上腸間膜動脈を最初にテーピングしてしまい，その上腸間膜動脈神経叢右半から，それより右にある膵頭神経叢第Ⅰ部・第Ⅱ部も膵後方浸潤組織を*en bloc*に

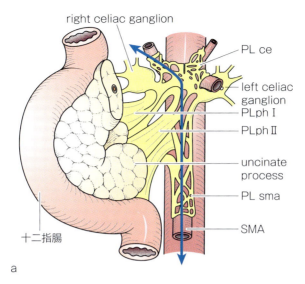
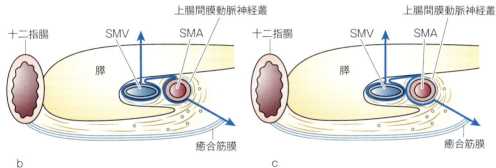

図1 上腸間膜動脈神経叢と膵頭神経叢第Ⅰ部・第Ⅱ部の切離線
a, b：この手技によって一括切除が可能となる．
c：上腸間膜動脈神経叢は温存する．

郭清し，切除するのである．なお上腸間膜動脈にテープをかけるタイミングは，開腹して腹腔内の検索を終了した時点がよい．

このとき，コツとして上腸間膜動脈にかけたテープを上腸間膜静脈の背面を通して，上腸間膜動脈を上腸間膜静脈の右側に持ってくることである（図2）．これによって神経叢が非常にみやすくなり，郭清が行いやすくなる．

その理由を以下に示す．通常，外科総論における手術の原則・基本は，「組織の切離は牽引・カウンターをしながら施行する」ことである．つまり切離する部分を左右に牽引して切離部分の視野を広げ，弱い力でも切離できるようにすることである．すなわち，上腸間膜動脈右下側の神経叢を上腸間膜動脈周囲結合織，左側神経叢などから切離する場合，上腸間膜動脈を左側に牽引する一方で，膵頭十二指腸および膵頭神経叢全体を左手で大きくつかみ，右側に牽引することが原則となる．これによって上腸間膜動脈右下側の神経叢の切離が容易となる．このとき，上腸間膜静脈を左側に牽引し，この背側をくぐらせて上腸間膜動脈を右側に転移させてから左側に牽引することによって，左手でつかんだ膵頭十二指腸部と膵頭神経叢第Ⅰ部，第Ⅱ部が何ものも

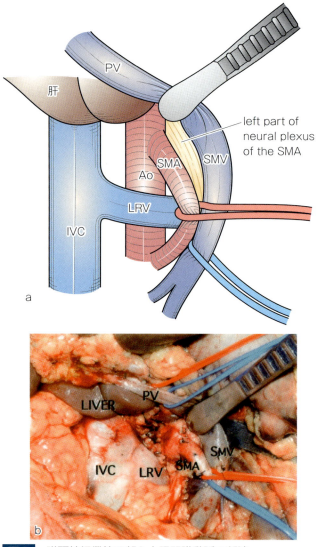

図2 膵頭神経叢第Ⅱ部と上腸間膜動脈の郭清
上腸間膜動脈（SMA）を最初にテーピングし，上腸間膜動脈神経叢右半から右にある膵頭神経叢第Ⅰ部・第Ⅱ部，膵後方浸潤組織を *en bloc* に郭清し，切除する．このとき，SMAにかけたテープを上腸間膜静脈（SMV）の背面を通してSMAをSMVの右側に持ってくるのがコツである．神経叢が非常にみやすくなり，郭清が行いやすくなる．

（文献3より引用）

さえぎるものがない同一視野に存在せしめることになり，操作が非常に行いやすくなる．もし，上腸間膜静脈を解剖の位置関係通り上腸間膜動脈の右に牽引すると，この上腸間膜静脈が膵頭十二指腸をつかんだ左手親指の前面にきてしまい，左手を動かして視野を変えながら手術をするときに上腸間膜静脈が親指に当たって引っかかることがあり，操作が行いにくくなる．なぜそうなるのか．それは膵頭神経叢が上腸間膜静脈の背面に存在するからである．

3. 通常型膵癌（浸潤性膵管癌，PDAC）― ①膵頭神経叢浸潤

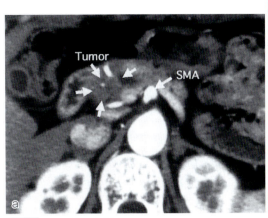
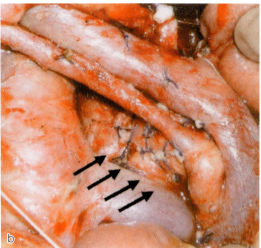

図3 59歳，女性
a：術前のCTで膵頭神経叢への神経周囲浸潤をまったく認めない膵癌．
b：神経叢切離の断端を27ヵ所，迅速病理組織診断に提出した結果，5ヵ所に癌があると判定され，その部分の神経叢を追加切除してすべてを癌陰性とした．癌が断端に陽性だった部位は後面の神経叢で，大動脈周囲のa2 interの部分に通じている神経叢であった．

（文献3より引用）

　また，切離した空腸上部をTreitz靱帯をくぐらせて，その右側に引き出し，膵頭十二指腸部とともに左手に持って，患者の右側に牽引して膵頭神経叢第Ⅱ部，上腸間膜動脈神経叢の右下部を郭清することは，胎生期の腸の回転を戻しながらこの部を郭清していることにもつながる．つまり，腸管の発生まで考えた，たいへん理論的な郭清方法であるといえる．

　提言2）縦長で数cm以上に及ぶ神経叢を切離するときにすべての断端を迅速病理組織診断に提出し，癌陽性のときには神経叢の追加切除を行い局所の完全切除を目指す．

　提言2の解説：術後の病理検索，標本の扱いにおいて，この神経叢断端をこの長さ・面にわたってきちんと調べうると信じている外科医，病理医は少ないのではなかろうか．標本はホルマリン固定後変形し，収縮し，どこが本当の切離断端か外科医にもわからなくなるし，ましてや手術をみていない病理医には判別不可能であろう．

　しかし，縦長で数cm以上に及ぶ神経叢断端の面・線に癌が存在するかしないかは，実際に手術切離断端を癌陰性にできたか，治癒切除ができたかの判定という観点から，膵癌の手術で最も重要なことであるかは明らかである．それならば，この神経叢を切離するときにすべての断端を迅速病理組織診断に提出することは，当然なされなければならないであろう．この部分のマイナスを癌の治癒切除として統計をとることが重要である．

　すなわちew（－）の病理組織学的確認のためにすべての神経叢断端を迅速病理組織診断に提出する．切離断端の標本すべてに番号をつける．膵頭神経叢第Ⅰ部の1，2，3，4，5，膵頭神経叢第Ⅱ部の1，2，3，4，5，6，7といった具合に十数個，標本を

迅速病理組織診断に提出する．そして，癌陽性のときにはもちろん神経叢の追加切除を行う．これによって治癒切除ができたということが確認できる．

われわれは，術前の画像診断（図3a）でも手術時の肉眼所見でも，膵頭神経叢への神経周囲浸潤をまったく認めない膵癌の手術時に上述の術式を施行した．膵頭神経叢第Ⅰ部，第Ⅱ部および上腸間膜動脈神経叢の切離断端を計27ヵ所，迅速病理組織診断に提出した結果，5ヵ所に癌があると判定され，その部分の神経叢を追加切除してすべてを癌陰性とした（図3b）．このように，神経叢に癌が浸潤しているか否かの判定は肉眼では不可能である．

癌が断端に陽性であった場合，それより先は左側の上腸間膜動脈神経叢であることもあり，また，さらに少量薄くかぶって残存している動脈周囲結合織であったり，また，より後面の神経叢で大動脈周囲のa2 interの部分に通じている神経叢（図3b）であったりすることもある．いずれにしろ，これらの断端を癌陰性にすることが膵癌の完全切除に重要なことなのである．

まとめ

膵癌の外科治療戦略としての，局所の完全切除を目指した上記の提言は，これまで行われてきた拡大郭清手術[4〜6]とは基本的に考え方を異にする．すなわち，過不足のない切除を目的としているのであって，予防的に広範囲の切除を目指すものではない．手術適応膵癌とは，切除断端における癌を陰性にすることができる膵癌であり，その目的を達するための手術理念・方法を提言した[7,8]．

文献

1) 木村　理：膵癌の外科切除は神経浸潤との戦いか？―膵後方浸潤と膵頭神経叢浸潤．膵臓 19：33-39，2004
2) Yoshioka H, Wakabayashi T：Therapeutic neurotomy on head of pancreas for relief of pain due to chronic pancreatitis. A new technical procedure and its results. Arch Surg 76：546-554, 1958
3) 木村　理：嚢胞性膵腫瘍および膵癌に対する治療戦略．肝胆膵治研誌 3：3-18，2005
4) 宮崎逸夫：膵頭部癌の根治手術．日消外会誌 22：741-746，1989
5) Yeo CJ et al：Pancreaticoduodenectomy with or without extended retroperitoneal lymphadenectomy for periam-pullary adenocarcinoma. Ann Surg 229：613-624, 1999
6) 高橋利幸ほか：長期予後とQOLからみた膵癌の外科治療方針―とくに血管合併切除の適応について．日消外会誌 32：1107-1111，1999
7) Kimura W et al：The significance of pancreatic head plexuses dissection in pancreaticoduodenectomy for pancreatic adenocarcinoma―Surgery for achieving pathological curative (R0) resection. Yamagata Med J 34：50-60, 2016
8) 木村　理，渡辺利広：膵頭神経叢の解剖と郭清の意義．日外会誌 112：170-176，2011

III. 各疾患の診断・治療

3 通常型膵癌（浸潤性膵管癌，PDAC）
② 進展様式と外科治療

『膵癌取扱い規約』(第6版補訂版)[1]と the American Joint Committee on Cancer/Union for International Cancer Control(AJCC/UICC)-TNM分類(第7版)[2]のT分類を比較してみると，T1，T2は同じ定義であるもののT3とT4は大きく異なる(表1～3). すなわちAJCC/UICC-TNM分類では，膵癌が膵外に浸潤しているが腹腔動脈幹あるいは上腸間膜動脈(SMA)に浸潤していない場合にT3となり，腹腔動脈幹あるいはSMAに浸潤している場合にT4となる. しかし，『膵癌取扱い規約』では癌の浸潤が膵内胆管，十二指腸，膵周囲組織などのいずれかに陽性な場合はT3となり，癌の浸潤が隣接する大血管，膵外神経叢，他臓器のいずれかに及ぶものはT4となる. 日米の大きな違いはこの点にある. すなわち日本の『膵癌取扱い規約』の特徴は，膵周囲に存在する神経束［これは膵後方浸潤(RP)に含まれる］はT3，それが集まった神経叢に癌が浸潤しているのがT4とされる. つまり膵外神経叢浸潤(PL)は日本人がこれまで作り上げてきた「膵癌分類の心」なのである. RPかPLかでStage ⅢかStage ⅣかのStage分類が変わってくる[3]. なお，PLをPRに含んでしまう考え方もあることは前述した.

 ## 膵癌外科治療の基本戦略

図1は今村スタディの結果で，Stage Ⅳaの通常型膵癌に対しては放射線化学療法よりも手術が勝ることが証明され，患者の利益を考えて約20例の途中で打ち切りとなった[4].
図2は二村スタディの結果で，予防的拡大郭清手術と標準手術では有意差はなく，わずかであるが標準手術のほうがむしろよい曲線になっていることを示している[5]. したがって，膵癌外科治療の基本戦略は「外科的に膵癌を取りきる治癒切除術，R0の手術をすること」である[6,7].

 ## 『膵癌取扱い規約』に必要な膵の解剖

a 膵の解剖における癒合筋膜[6]

通常のKocher授動術を行ったときに，膵臓側に疎性結合織の膜がついてくる. 膵のアーケイドや重要な動静脈・神経束など，重要な血管・神経はすべてこの膜と膵実質との間に存在する.

表1　『膵癌取扱い規約』（第6版補訂版）におけるT分類

膵局所進展度
Tis：非浸潤癌
T1：腫瘍径が2cm以下で膵内に限局したもの
T2：腫瘍径が2cmを越え膵内に限局したもの
T3：癌の浸潤が膵内胆管（CH），十二指腸（DU），膵周囲組織（S，RP）のいずれかに及ぶもの
T4：癌の浸潤が隣接する大血管（PV，A），膵外神経叢（PL），他臓器（OO）のいずれかに及ぶもの
局所進展度因子の記載
膵後方組織への浸潤
RP（−）：なし，RP（＋）：あり，RPX：判定不能
注）膵後方組織とは膵後面結合織である
膵外神経叢浸潤
PL（−）：なし，PL（＋）：あり，PLX：判定不能

（文献1より改変）

表2　『膵癌取扱い規約』（第6版補訂版）における膵頭部癌のStage分類

	M0				M1
	N0	N1 (13, 17)	N2 (6, 8, 12, 14)	N3	
Tis（非浸潤癌）	0				
T1（膵内に限局≦2cm）	I	II	III		
T2（膵内に限局＞2cm）	II	III	III		
T3（膵内胆管，十二指腸，膵周囲組織）	III	III	IVa		IVb
T4（大血管，膵外神経叢，他臓器）	IVa				

（文献1より改変）

表3　AJCC/UICCのTNM分類におけるT分類

	M0		M1
	N0	N1 (regional)	
Tis (carcinoma in situ)	0		
T1 (limited to pancreas≦2 cm)	IA		
T2 (limited to pancreas＞2 cm)	IB	IIB	IV
T3 (beyond pancreas)	IIA		
T4 (celiac axis or superior mesenteric artery)	III		

（文献2より改変）

　この疎性結合織の膜は癒合筋膜（fusion fascia）で，発生学的に何枚かの膜が合わさってできた膜である．その成り立ちをみてみると，発生学的に膵は胎生期に腹側膵と背側膵に分かれている．この部分の腹膜が後ろの壁側腹膜と癒合するため，癒合筋膜と呼ばれるようになるわけである．この腹側膵が180°回転して背側膵に癒合し，さらに壁側筋膜と癒合する[6]．癒合筋膜は膵頭部側と膵体尾部側で名前が違っており，膵頭部の癒合筋膜はTreitzの癒合筋膜と呼ばれ，膵体尾部の癒合筋膜はToldtの癒合筋膜と呼ばれている．

　図3は剖検例で，膵を背面からみた図である．Kocher授動術はこの面で剝離することになる．SMAの断端部は，腹部大動脈から分岐した直後に根部で切離したとこ

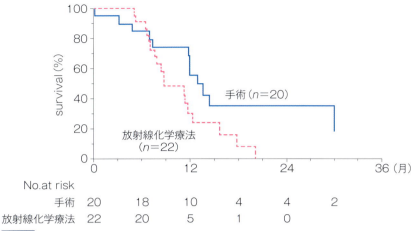

図1 今村スタディ（2004年）の結果

（文献4より改変）

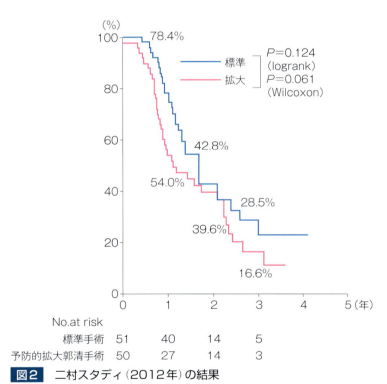

図2 二村スタディ（2012年）の結果

（文献5より改変）

ろのものである．前述のごとく，SMAは腹部大動脈から分岐すると，このようにすぐに癒合筋膜より腹側に入っていく．

　側面からみると，SMAは腹部大動脈から分岐するとすぐに癒合筋膜を貫いて膵臓側に入ることになる（p24，Ⅱ-1-③，図1参照）．またこの図から，膵頭部実質，アーケイドの動静脈，門脈背側の膵鉤部からSMAに向かってからみつく膵頭神経叢第Ⅱ部，そしてSMAはすべてこの癒合筋膜の腹側にあることが理解できる．すなわち

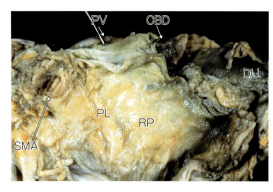

図3 膵頭部背面からみたTreitzの癒合筋膜（剖検例）

Kocher授動術はこの面で剝離することになる．SMAの断端部は腹部大動脈から分岐した直後に根部で切離したところのものである．この図からわかるように，SMAは腹部大動脈から分岐するとすぐにTreitzの癒合筋膜より腹側に入っていく．また膵頭部実質，アーケイドの動静脈，門脈背側の膵鉤部からSMAに向かってからみつく膵頭神経叢第Ⅱ部，そしてSMAはすべてこの癒合筋膜の腹側にあることが理解できる．膵頭部のTreitzの癒合筋膜は，このまま膵体尾部のToldtの癒合筋膜に移行する（PV：門脈，CBD：総胆管，DU：十二指腸）．

（文献8より改変）

Treitzの癒合筋膜によって，それより前面の組織（膵実質，膵実質に密接する周囲のアーケイドの血管を含む小動静脈，膵実質から出てきて膵周囲をはうようにネットワーク状に神経叢に向かう神経束，膵頭神経叢第Ⅰ部・第Ⅱ部，上腸間膜静脈-門脈，SMA，下部胆管）は囲まれた部分となり，これらの臓器はそれぞれに膜を介さないで接する構造物となる．このことは癌が膵頭部に発生した場合に，容易に周囲に浸潤するという性質を後押しする．通常型膵癌を容易に完全に切除することができないポイントとなっている．

通常型膵癌（浸潤性膵管癌，PDAC）の進展様式

組織学的にはTreitzの癒合筋膜は疎性結合織でできており，この膜は組織学的には頼りなさそうにみえるが，外科手術的には比較的しっかりしたものである．この膜と膵実質との間に血管（動静脈），神経線維が存在する（図4）．膵内に癌が生じ，これが背面に達するとRP（+）になる．その後，膵癌が垂直方向に浸潤するにはTreitz靱帯が抵抗となり，神経線維に沿って膵の背面を進み，膵頭神経叢に達する．神経線維が太い束になっていき，神経叢を形成していく．癌はTreitzの癒合筋膜を貫いて下大静脈方向に垂直に進展するよりも，むしろTreitz靱帯と膵実質との間にある神経束を横方向に進展しながら，膵頭神経叢第Ⅰ部・第Ⅱ部に向かう（図5）．これは臨床的にも常に感じていることである．神経叢はこの部では膵頭神経叢第Ⅰ部・第Ⅱ部とされ，さらに腹腔動脈幹神経叢やSMA周囲神経叢に移行する．

3 膵頭神経叢の定義

膵癌の局所の進展様式として重要なもののひとつに神経周囲浸潤がある．膵癌は特に神経に沿って浸潤する傾向が強い．膵癌の膵頭神経叢浸潤について完全切除ができたかどうかの判定は，その意義やその後の集学的治療の必要性をくだすのに重要な判断の根拠を提供することになる．

しかし，膵頭神経叢第Ⅰ部と第Ⅱ部，およびRPはどこで区別したらよいのであろうか．これらの外科切離部分は，ある長さを持った面あるいは線であるため，癌の切

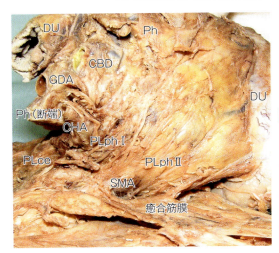

図4 膵頭部背面の膵周囲の血管と神経線維

Treitzの癒合筋膜を丁寧に膵，門脈あるいは胆管後面から剥離すると，膵周囲にからみついている無数の神経線維が存在するのがわかる（Ph：膵頭部，GDA：胃十二指腸動脈，CHA：総肝動脈，PLce：腹腔神経叢，PLphⅠ：膵頭神経叢第Ⅰ部，PLphⅡ：膵頭神経叢第Ⅱ部）．

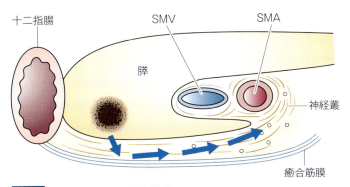

図5 通常型膵癌の進展様式

膵頭部癌は茶色の円形で，神経叢は癒合筋膜と膵実質の間の長短の曲線で表されている．通常型膵癌はこの神経叢に沿って左横方向，すなわちSMAに向かう（→）[SMV：上腸間膜静脈]．

(文献8より改変)

離断端陽性・陰性の判定には比較的難しい問題が生じる．

a 膵頭神経叢第Ⅰ部・第Ⅱ部の定義

　膵後方組織と膵頭神経叢第Ⅰ部・第Ⅱ部およびSMA周囲神経叢の特にRPはT3，PL（膵頭神経叢第Ⅰ部・第Ⅱ部の浸潤も含まれる）はT4と定義されるので，両者がきちんと定義されていないとStage分類もきちんとできないことになる．すなわち，膵後方組織と膵頭神経叢第Ⅰ部・第Ⅱ部の定義がきちんとされていないと，臨床統計などにもその解析にも混乱をもたらす．この部分の定義を明確に行うことは，今後の膵癌の診断と治療を行ううえで特に重要である．

　定義とは解剖学的に容易に区別できるものであろうか．ここで区別が可能かということは，「定義上分けられるのか」，そして「定義上分けられても実際の臨床的にあるいは病理学的に分けられるのか」という2つの問題を抱えている．両者ははっきりと定義されていないといってよいであろう．もちろんすべての解剖において，常に明確で例外のない定義がなされていなくてはならないと杓子定規にいうつもりはないが，

少なくとも多くの人が理解可能で納得しうる定義が存在するというのが解剖学用語には必要であろう．

b 門脈右縁のラインによるわれわれの定義

われわれはこれまで，膵鉤部などを指標とする可能性も考えてきたが，鉤部は長さや存在部位の症例による変異が大きく，RPとPLの指標となりえないことがわかってきた（図6）．また膵外神経叢は膵鉤部の先端から突然生えてくるのではなく，膵鉤部を包み込むように次第に左側へ向かうほどに神経叢が厚くなって，膵鉤部が途切れたところで神経叢のみとなるのである（図7）．この2つの事実から，神経叢が膵鉤部より左から始まると単純に決定できるものではないことが理解できる．

われわれは癌が門脈右縁のラインより右までの浸潤をRP，これよりさらに左側への浸潤をPL，つまり膵頭神経叢第Ⅰ部あるいは第Ⅱ部の浸潤と定義するのがよいと考え，提唱した（p40，Ⅱ-1-⑥，図1参照）．

RPとPLがきちんと定義されていない現在の『膵癌取扱い規約』では，T3とT4の分類はその施設で恣意的に行われているにすぎない．ということは，Stage分類もStageⅢとStageⅣでは同様となる．つまり，わが国におけるStage別の施設間の比較のしようがなくなっているのが現状である．早急にRPとPLをきちんと定義する必要がある．

［まとめ］

われわれは癌が門脈右縁のラインより右までの浸潤をRP，これよりさらに左側への浸潤をPLつまり膵頭神経叢第Ⅰ部あるいは第Ⅱ部の浸潤と定義するのがよいと考え，提唱する[8,9]．

4 Borderline resectable 膵癌とその治療

a Borderline resectable 膵癌の定義

borderline resectable膵癌は，2009年にその定義が発表されている[8]（表4）．しかし「borderline resectable膵癌とは何か」という命題に対してはそれぞれの施設の基本的概念は異なっている，あるいはまだできあがっていないのが現状である．NCCN（National Comprehensive Cancer Network）ガイドラインの定義も毎年少しずつ変わっている[9]．さらにたとえこの定義をもってしても，画像診断の進展度範囲の判断などで個々の症例についての見解は大きく分かれている．つまりこれだけ明確と思える定義がされていても，そしてこの定義に沿った診断をしようと試みたとしても，個々の症例の画像に対し種々の進展範囲の読みの違いがあり，常に一定の見解が得られるとは限らない．それどころか，上述のようにborderline resectable膵癌とは何かという命題に対しては，それぞれの施設の基本的概念が異なっているのである．

b 局所進行膵癌に対する術前化学放射線療法の併用（集学的治療）

NCCNガイドラインは世界の27のがんセンターが日々改定を行って洗練されたも

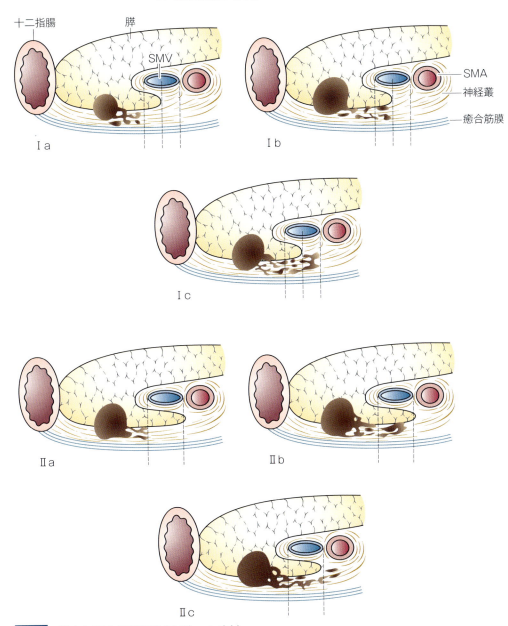

図6 様々な長さの膵鉤部（次頁へつづく）
様々な長さの膵鉤部に対する膵頭部癌（茶色の円形）のRPおよび膵頭神経叢浸潤（茶色の長短の曲線）．

（文献9より改変）

のになってきている．毎年2回改定されることから，落ち着かない感もあるが，それだけ癌の治療が日進月歩であり，それに遅れずについていこうとしている意欲の表れでもあり評価される．膵癌の進行度を切除可能例（R：resectable），切除可能境界例（BR：borderline resectable），切除不能例（UR：unresectable）に分類し（表5），それらについてどのように治療していくか，手術を噛み合わせていくかがフローチャートにわかりやすく書かれている．

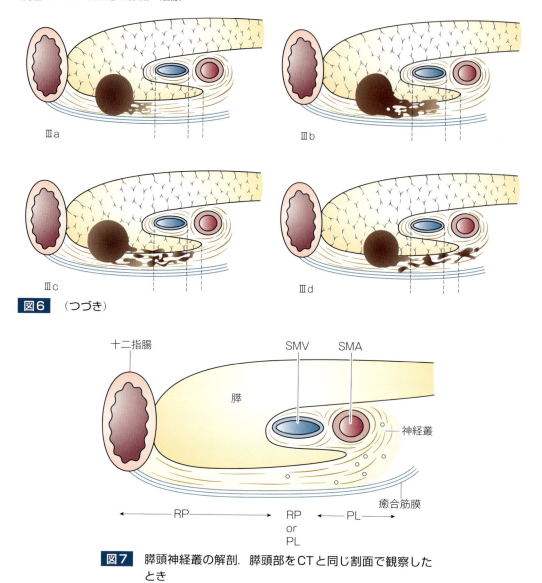

図7 膵頭神経叢の解剖．膵頭部をCTと同じ割面で観察したとき
RPとPLの境界線はどこにすべきであろうか．

表4 Borderline resectable 膵癌の定義

Tumors considered borderline resectable include the following

a. No distant metastases
b. Venous involvement of the SMV/portal vein demonstrating tumor abutment with or without impingement and narrowing of the lumen, encasement of the SMV/portal vein but without encasement of the nearby arteries, or short segment venous occlusion resulting from either tumor thrombus or encasement but with suitable vessel proximal and distal to the area of vessel involvement, allowing for safe resection and reconstruction
c. Gastroduodenal artery encasement up to the hepatic artery with either short segment encasement or direct abutment of the hepatic artery, without extension to the celiac axis
d. Tumor abutment of the SMA not to exceed＞180°of the circumference of the vessel wall

（文献10より改変）

表5 NCCNガイドライン2015, Ver 2

		A（主要動脈）	V（主要静脈）
膵頭部	R (resectable)	no contact CA, CHA, SMA	no contact SMV, PV 180°以下で変形（−）
膵頭部	BR (borderline resectable)	no contact CA, CHA SMA≦180°	180°以下で変形（＋） 180°以上で変形（−），切除・再建可能
膵体尾部	BR	CA≦180° CA180°以上だがAoに接していない GDAが正常	IVCに接している
	UR (unresectable)	SMA, GDA＞180°	SMV/PVの再建不能/閉塞

CA：腹腔動脈，SMA：上腸間膜動脈，CHA：総肝動脈，GDA：胃十二指腸動脈，R：切除可能，UR：切除不能，SMV：上腸間膜静脈，PV：門脈，IVC：下大静脈

（文献11より改変）

　術前化学放射線療法（neoadjuvant chemotherapy & radiation therapy：NAC-RT）を局所進行膵癌に施行することにより，その適応も広がってきた．すなわち，ゲムシタビンやTS-1などの有効な術前化学療法（neoadjuvant chemothrapy：NAC）と術前放射線療法（radiotherapy：RT）により、局所進行膵癌にNAC-RTを行い，その後，膵頭十二指腸切除術やDP-CARなどの手術を行うことによって，さらに術後も補助化学療法を加えることによって手術成績が伸びてきている．Opendroらは，はじめは切除不能膵癌であった130例のうち，NAC（-RT）によって15例が切除可能となった．この切除15例と残りの非切除115例の生存曲線を比較したところ，切除15例の生存が有意に伸びた（生存中間値36ヵ月：9ヵ月）［図8］[12]．

　NCCNガイドラインにおけるBRの治療の問題点のひとつは，BR-A（動脈に浸潤した局所進行膵癌）が依然として悪いことである．しかし，なかにはBR-AとBR-PVでR0の差がないとする施設もある．"BR"の概念の混乱は『膵癌取扱い規約（第7版）』でも言及しているので，参考にされたい．また，局所進行膵癌は全身疾患の側面を持つという特徴がある．もちろん他臓器の癌でも進行すればこの特徴は持つのだが，膵癌は進行が早く特に全身疾患の側面が強い．

　NAC-RTの多くはJASPAC05のレジメン［S-1（80 mg/m^2）＋放射線50.4 Gy］が使われているが，このレジメンの前にGEM＋S-1などの化学療法を加えたり，このレジメンの放射線療法を加えず，より強い化学療法のみで行っている施設もある．後者は膵癌が特に全身病の側面を持つという見方が基本にある．いずれにせよ，NAC-RTと手術で通常型膵癌の治療に一筋の灯りがみえてきているのかもしれない．

　なお，局所進行切除不能膵癌に対する一次化学療法として，ゲムシタビン塩酸塩単独療法，S-1単独療法，FOLFILINOX療法，またはゲムシタビン塩酸塩＋ナブパクリタキセル併用療法を行うことが推奨されている[13]．

　また遠隔転移を有する膵癌に対する一次化学療法として，ゲムシタビン塩酸塩＋ナブパクリタキセル併用療法を行うことが推奨されている．ナブパクリタキセルはアル

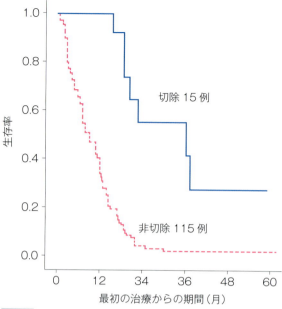

図8
切除不能膵癌130例のうちNAC（-RT）によって15例が切除可能となった．その非切除115例と切除15例を比較した生存曲線．

（文献12より引用）

ブミンにパクリタキセルを結合させ，ナノ粒子化した製剤である．ゲムシタビン塩酸塩＋ナブパクリタキセル併用療法ではゲムシタビン塩酸塩単独療法に比べ有意に生存期間を延長するものの，血液毒性などの有害事象もみられる．慎重な投与が必要である[13]．

5 BR膵癌の国際的考え方とわが国のこれから

a BR（Borderline resectable）のついての概要

BRについて，RとURの中間に生存曲線が位置するので解剖学的な定義の意味はある．しかしのちに述べるように，BRという内容全体がそのまま国際的に合意されているわけではない．つまりはBRの普遍的な定義（universal definition）はたいへん難しい．

通常型膵癌（浸潤性膵管癌，PDAC）においては，
1) 手術は限られた役割でしかない．
2) 拡大手術にしても効果がない．Bernard Fisherらが1980年代に乳癌は全身病ととらえたように，外科医は他の臓器と膵を別に考えるべきである．
3) NAT（neoadjuvant therapy）の真の利点を評価すべきである．
4) BR-PDAC（borderline resectable pancreatic ductal adenocarcinoma）に対するNATの理論，位置付けは魅力的である．
5) NATはすべてのPDACに効くのかはわからないという側面を持つ．

6）BR-PDACの定義は明確ではない．

MD Anderson Cancer Center, AHPBA/SSO/SSAD, Intergroup, ISGPS, MCW, NCCNなどが独自に定義しており，その定義も頻繁に変わっている．NCCNをとってみても2004年と2016年の定義ではSMV, SMAについての記載が非常に変わっている．また個々の外科手術手技に基づいた結果を比べるしかなく，外科医の技術によって微妙に異なるという問題がある．

7）NAT後の手術では外科切離面の癌・非癌の評価が難しい．

8）NATがどの頻度で患者にとって不利益であるかを検証する必要がある．

日本ではBR-PV（BR-PV/SMV），BR-A [major artery invasion (SMA and/or CA) less than 180°][14)]となっているが，BRを定義する目的は何かを考えると，BRを手術した後の長期生存をみることである．これらには膵癌の組織型の違いや免疫組織学的違い（抗p53抗体などの），生物学的活動性，すべてにborderlineがある．BRを定義するには外科手術手技，NATの有無だけでなくすべての要素を入れて考えるべきである．

b BRについての考察

わが国の『膵癌取扱い規約（第7版）』(2016)[14)]では，切除可能性分類としてR, BR, URが定義されたが，これはNCCNの分類が年毎に微細な変更が加えられ，基準もさらに細かくなり，外科医にとって利用しにくいものになっていることが理由のひとつになっている．しかし，切除可能かどうかについていえば，SMA合併切除を含めて肉眼的に膵癌を取り切ることはすでに広げられて行われてきた．それでも術後成績（長期予後）が上がらないことや合併症などによって見直されてきたものである．したがって「切除可能性分類」という文言と使っても，単に外科手技的に切除可能なのかという点に焦点が当てられてきただけでなく，その外科的切除によってその膵癌患者を治せるか，という問題を含んでいることは間違いない．BRにNATが魅力的，と考えられているのも，予後を意識した膵癌治療の総合的観点からみたものであろう．それならば，やはり単に解剖学的という部分を強調して云々するだけでなく，国際的な視野からみた生物学的な視点からみていくという考えは重要であり，今後わが国でも十分に念頭に置いて取り入れていかなくてはならないものである．そういう点では，Resectable（切除可能），Borderline Resectable（切除可能境界），といった"文言"そのものが臨床医の誤解を招く言葉になっている可能性があるので，注意が必要である[15)]．

わが国で使われているBR（BR-PV，BR-A）の概念は癌の局所解剖学的状態に重きを置いたものである．したがって，今後BRという言葉を続けて使うとすればanatomical BR（あるいはanatomically BR，あるいはlocally spreading BR）などを使っていくべきであろう．

文献

1) 日本膵臓学会（編）：膵癌取扱い規約，第6版補訂版，金原出版，東京，2009
2) Edge SB, Byrd DR, Compton CC (ed)：AJCC Cancer Staging Manual, 7th Ed, Springer,

Heidelberg, 2010
3) 木村　理, 渡邊利広：膵頭神経叢の解剖と郭清の意義. 日外会誌 112：170-176, 2011
4) Imamura M, Doi R et al：A randomized multicenter trial comparing resection and radiochemotherapy for resectable locally invasive pancreatic cancer. Surgery 136：1003-1011, 2004
5) Nimura Y et al：Standard versus extended lymphadenectomy in radical pancreatoduodenectomy for ductal adenocarcinoma of the head of the pancreas：Long-term results of a Japanese multicenter randomized controlled trial. J Hepatobiliary Pancreat Sci 19：230-241, 2012
6) Kimura W：Strategies for the treatment of invasive ductal carcinoma of the pancreas and how to achieve zero mortality for pancreaticoduodenectomy. J Hepatobiliary Pancreat Surg 15：270-277, 2008
7) Kimura W：Histology of cystic tumors of the pancreas. The Pancreas. An Integrated Textbook Basic Science, Medical and Surgery. 2nd ed. Beger H et al (eds) Blackwell, USA, UK, Australia, p893-911, 2008
8) 木村　理：膵頭十二指腸切除術における膵頭神経叢切除の理論と方法—外科解剖・病理からみた提言. 膵臓 19：463-470, 2004
9) 木村　理：膵癌の標準手術—外科解剖・病理からみたR0手術. 外科治療 94：338-346, 2006
10) Callery MP et al：Pretreatment assessment of resectable and borderline resectable pancreatic cancer；expert consensus statement. Ann Surg Oncol 16：1727-1733, 2009
11) NCCN Guideline 2015, Ver2, National Comprehensive Cancer Network, 2015
12) Opendro SS et al：Role of adjuvant surgery in initially unresectable pancreatic cancer after long-term chemotherapy or chemoradiation therapy：survival benefit？J Hepatobiliary Pancreat Sci 21：695-702, 2014
13) 日本膵臓学会膵癌診療ガイドライン改訂委員会（編）：膵癌診療ガイドライン 2016年版, 第4版, 金原出版, 東京, 2016
14) 膵癌取扱い規約, 第7版, 金原出版, 東京 2016
15) 木村　理：2016 IAP International consensus の概要—コンセンサスは得られたか？. 肝胆膵 74：619-623, 2017

Ⅲ. 各疾患の診断・治療

3 通常型膵癌（浸潤性膵管癌，PDAC）
③ 膵頭神経叢切除術

上腸間膜動脈（SMA）周囲神経叢およびその右半にある膵頭神経叢第Ⅰ部・第Ⅱ部を含めた膵後方神経組織を *en bloc* に郭清し，切除する（p91，Ⅲ-3-①，図1参照）．

1 手技上の注意点

膵頭十二指腸部を神経叢とともに左手でしっかり把持して，患者右側に引き出しながら行う．もしSMAにテープがかけてあれば，これを上腸間膜静脈（SMV）の背面を通してSMAをSMVの右側に持ってくる．これによって神経叢が非常にみやすくなり，郭清が行いやすくなる．癌の進展の予想によりSMA周囲神経叢を完璧に剥いて，SMAの外膜まできちんと右側半周を郭清するか，その周囲に1～2mm程度の神経をつけて郭清するかを決めて行う．いずれの場合でも，下記の縦長の膵頭神経叢第Ⅰ部，第Ⅱ部断端すべての術中迅速病理組織診を検索していることがR0を行っていることの証となる．

ポイント R0手術を目指して——通常型膵癌における膵頭神経叢切除の適応と意義[1]

通常型膵癌の治療戦略は様々であっても，「外科的に膵癌を取りきる治癒切除術をすること」は基本中の基本である．つまり膵癌外科治療の到達目標は，局所の完全切除である．膵頭神経叢第Ⅰ部・第Ⅱ部，膵後方浸潤，SMA周囲神経叢はTreitzの癒合筋膜でおおわれた同じ空間に存在する構造物である．神経に親和性を持ち，神経叢に沿って浸潤する傾向が強い膵癌の局所の完全切除のため，以下の2点を提言する．

提言1）SMA周囲神経叢の右半より右および背面にある膵頭神経叢第Ⅰ部・第Ⅱ部を含めた膵後方神経組織を *en bloc* に郭清し，切除する．

提言2）数cm以上に縦長に及ぶ神経叢を切離するときにすべての断端を迅速病理組織診断に提出し，癌陽性のときには神経叢や結合織の追加切除を行い，治癒切除を遂行する．

2 これまでの成績

2003～2011年の通常型膵癌で肉眼や触診で明らかな神経叢浸潤のない症例のうち，膵頭神経叢断端を縦軸に沿ってすべて迅速病理組織診断に提出した症例は39例，延べ509検体であり，10例で1～数ヵ所の神経叢断端が陽性であった．約26％と高率であった．

通常型膵癌39例の全生存曲線と神経叢断端別の生存曲線を示す（図1, 2）．

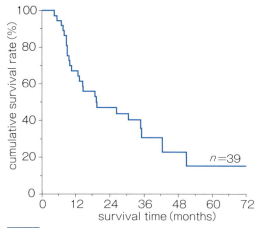

図1 通常型膵癌切除例の術後生存曲線

(文献2より引用)

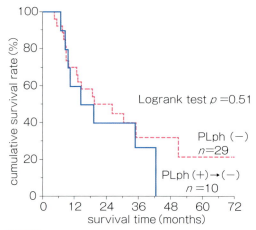

図2 膵頭神経叢切離断端迅速病理組織診断（初回）の陰性・陽性における術後生存曲線

(文献2より引用)

最初に断端の癌陰性のものが，断端陽性のもので追加切除して断端を癌陰性にした症例に対し，有意差はないが，予後がよい傾向であった[2]．

膵癌の治療戦略での基本である「外科的に膵癌を取りきる治癒切除術をすること」を確実に遂行するためには，上述した神経叢切除を含むR0手術が重要であると考えている．

文献

1) Kimura W：Strategies for the treatment of invasive ductal carcinoma of the pancreas and how to achieve zero mortality for pancreaticoduodenectomy. J Hepatobiliary Pancreat Surg **15**：270-277, 2008
2) Kimura W et al：The significance of pancreatic head plexuses dissection in pancreaticoduodenectomy for pancreatic adenocarcinoma—Surgery for achieving pathological curative (R0) resection. Yamagata Med J **34**：50-60, 2016

Ⅲ. 各疾患の診断・治療

3 通常型膵癌（浸潤性膵管癌，PDAC）
④ 膵体尾部癌に対する標準的膵体尾部切除術

　膵体尾部癌は症状の発現が遅いため，切除率は著しく低く10％程度でしかない[1]．また切除例の5年生存率は10％程度であり，残りの約90％の症例は術後1〜2年で再発死亡しているのが現状である[2,3]．非切除の主な原因は，発見時にすでに脾動・静脈や後腹膜への浸潤，リンパ節転移や神経浸潤が高度である場合や他臓器転移が多いことである．

　最近では局所進行膵癌に対し，術前化学放射線療法［NAT〔NAC（-RT）〕］を施行してから手術をすることにより，切除率や術後の成績が格段によくなるという結果が出始め，この領域にも光が差し込み始めている．

　通常型膵癌に対する膵体尾部切除術には，標準的脾合併膵体尾部切除術と腹腔動脈幹切除を伴うAppleby手術やDP-CARがある．後2者は後述する．通常型膵癌に対する標準的膵体尾部切除術では通常リンパ節郭清を行う．これらのいずれの手術においても，局所解剖を熟知し，止血のコツを心得ておくことにより，より安全で確実な手術をすることは可能である[1]．

　標準的膵体尾部切除術で最も注意すべき点は，膵の周辺からの剝離と膵実質の切離，および膵断端の処理とドレナージである．

1 手術適応

　主として膵体尾部の通常型膵癌は最もよい適応である．IPMN由来浸潤癌が標準的膵体尾部切除術の適応となる．癌の直接浸潤あるいは神経叢浸潤が，脾動脈周辺だけでなく腹腔動脈幹や総肝動脈に及んでいる場合には，Appleby手術やDP-CARの適応となる．

2 術式の流れ

a 開　腹

　リンパ節郭清および脾合併切除を伴う膵体尾部切除術では，臍上約2cmまでの上腹部正中切開に左側横切開を加えたL字切開で行う（図1）．

　また，HALSの場合は正中切開のみで行う（図2）．

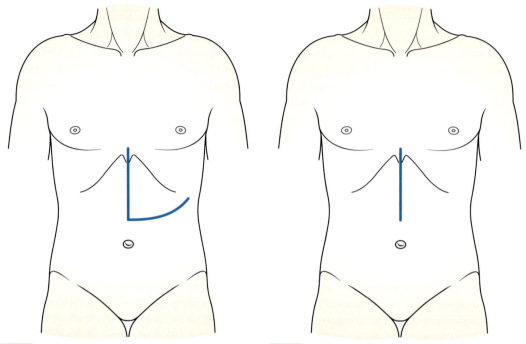

図1 膵体尾部・脾切除術のときの皮膚切開（L字切開）

図2 HALS（hand-assisted laparoscopic surgery）のときの皮膚切開

b 膵および脾に至る手技

1) 網囊の開放

　左側の大網を横行結腸付着部から切離して網囊を開放する．膵前面を十分に観察し，腫瘍の位置や膵被膜への浸潤の有無などを評価する（図3）．

2) 胃脾間膜の切離

　胃脾間膜の結紮切離を尾側から頭側に向けて施行する．術者の左手で胃および胃脾間膜を把持しながら，胃脾間膜の結紮切離を行う．左の第2，3指で胃脾間膜を挟んで厚さを把握しながら行うと安全に施行できる．肥満が高度でこの部が脂肪で厚くなっている場合には，この中に存在する短胃動脈から出血させないように二重結紮しながら注意して行う．最近ではハーモニックスカルペルやリガシュアなどのエネルギーデバイスを駆使して行っているが，手術時間の短縮に有用である．

　頭側では胃と脾の間の距離が短いので脾臓を起こし，胃穹窿部を手前に牽引し，術野を手前に移動させてから短胃動脈を丁寧に結紮切離する．

c 脾の後腹膜からの授動

　脾下極と横行結腸脾彎曲部との間に存在する脾結腸間膜を切離する．

　脾を用手的に右側前方に把持・牽引しながら，脾結腸間膜の切離層に連続して，脾の臓側腹膜から壁側腹膜に折れ返った直後の壁側腹膜を脾の付け根と平行に頭側に切離し切り上げていく．さらに後腹膜から結合織を電気メスやハーモニックスカルペル

3. 通常型膵癌（浸潤性膵管癌，PDAC）——④膵体尾部癌に対する標準的膵体尾部切除術 ■ 111

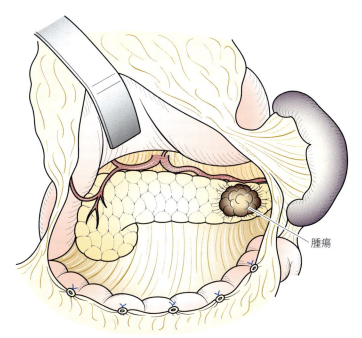

図3　網嚢の開放と膵前面の様相

で切離しながら，脾を右側前方に脱転する（図4）．この後腹膜からの脱転操作は，後腹膜の適切な層に入れれば出血もなく，容易に脱転可能である．層を間違えて脾臓側に入らないように慎重に行う[4,5]．脾臓からの出血は術野が深く止血困難なことが多い．この場合，左手の内にある脾臓を圧迫止血しながら一気に脱転してしまい，良好な視野になったところで脾門部をクランプし，止血する．

脾腫が著明で脱転が困難で出血が予想される症例に対しては，膵切離を先行させ，最後に脾臓を摘出するanterior approachを用いるのがよい（図5）．

d 膵の後腹膜からの剥離・脱転

1）脱転における膜の解剖

大網の横行結腸付着部から剥離して，網嚢を開くと後腹膜に付着した膵体尾部の腹膜面が露出される．脾臓を温存するときも脾臓摘出術を行うときも，胃脾間膜をさらに結紮切離して脾門部から脾臓を露出しておく．以上のことにより，切除されるべき膵体尾部・脾臓の前面が術野に現われることになる．

膵の体尾部に接して存在する脾動静脈およびその分枝は，膵実質とともに背側をToldtの癒合筋膜[6,7]に囲まれており，膵実質と同じ空間に存在する．後腹膜から脾および膵を脱転してくるときには，この膜を膵実質につけて脱転することになる．

Toldtの癒合筋膜は，膵頭部におけるTreitzの癒合筋膜に相当するものである．脾臓および膵体尾部の後腹膜からの脱転のときには，慎重に層を確認しながら手技を加えていく．左副腎を確認しながらその前面の層で剥離を行い，副腎に切り込んだり後面の層に入り込んだりすることのないように注意する．

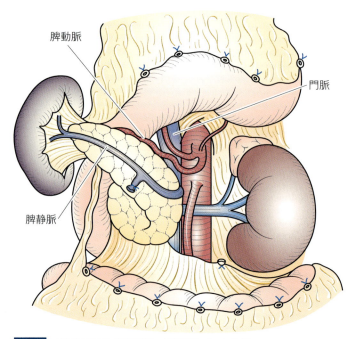

図4 膵体尾部を後腹膜から脱転したところ

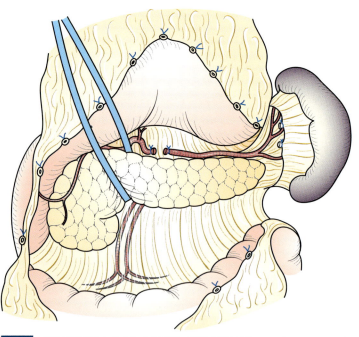

図5 膵体部切離を先行して尾側に剝離を進める anterior approach

2) 通常型膵癌の場合の注意

膵体尾部の通常型膵癌では，膵後方浸潤（RP）を同時に切除するために左腎被膜を露出し，Gerotaの脂肪織をつけて膵体尾部を授動する（図4）．また胃壁，大網，小網，横行結腸，横行結腸間膜，左腎，左副腎，Treitz靱帯などに浸潤することも多いため，これらの臓器の合併切除が必要になることがある．肉眼的に明らかな直接浸潤がなくても，神経叢郭清[8,9]やリンパ節郭清などのためにこれらの臓器の合併切除を考慮することもある．

e 脾動脈の結紮切離

標準的膵体尾部切除術では，脾動脈根部の露出が，先行して容易にできれば結紮しておく．これによって脾および膵体尾部の脱転時に，出血量を減少させることが可能である．しかし，脾動脈が膵実質内に埋没している場合は，無理に脾動脈結紮を先行しなくてもよい．脾動脈の残し側の断端は三重に結紮する．

f 脾静脈の結紮切離

上腸間膜静脈（SMV）と脾静脈の合流するところの手前で，脾静脈を膵後面に同定し，Toldtの癒合筋膜を切離して脾静脈を十分に露出する．膵実質内の頭側，尾側に分岐する小静脈を丁寧に結紮切離し，この部分で膵実質と分けたのち，脾静脈本管を結紮切離する．中枢門脈側の結紮は二重に刺通結紮などで慎重に行う．

ここに至るまでの段階で，約1/3の症例で下腸間膜静脈の脾静脈への流入がみられるので，膵下縁で結紮切離しておく．

g 上腸間膜動脈（SMA）および総肝動脈周囲の神経叢の郭清

膵頭部に生じた癌と同様に，膵体尾部に生じた癌は膵内の神経束から，膵の後面の結合織内の神経叢を通って左側からSMA神経叢に浸潤する．また膵体部の癌では，総肝動脈周囲の神経叢にも浸潤する．したがってわれわれは，膵頭部癌と同様に膵体部癌に対してもSMA神経叢の郭清を行うが，主として左側から2/3周程度行う（図6）．その方法は膵頭神経叢の郭清と同様である．

すなわち，SMVおよびSMAをそれぞれ青と赤のvessel-loopでテーピングしておく．癌を含む膵体尾部と*en bloc*に，SMA神経叢を左半〜2/3周程度，長軸方向に切離してSMA左側の神経叢を切除する．このときに切離断端をすべて迅速病理組織診断に提出し，そこに癌が存在しないことを確認することが肝要である．この考え方は，膵頭部癌に対する膵頭神経叢第Ⅰ部，第Ⅱ部およびSMA神経叢右側の切離断端をすべて迅速病理組織診断に提出する[8,9]のと同様で，この部分の神経叢浸潤は肉眼では容易に判定できないこと，膵体尾部癌でも局所の完全切除が重要であることがそのコンセプトとなっている．

h 膵の切離

われわれはメスで膵切離を行っている．最近では主膵管の周囲8 mm付近に至るまでは，明らかに浸潤がなければサンダービートなどのエネルギーデバイスを用いて膵

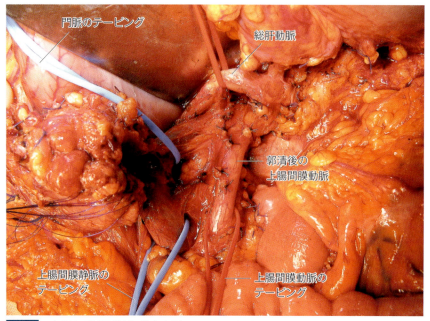

図6 上腸間膜動脈神経叢左側約2/3周の郭清

切離をしている．膵の周辺だけでも出血をほとんどしないで切離できるのは，術者にとって臨床的ゆとりが生じる．

　膵体尾部切除術のときに切除するべき膵実質は，門脈の右縁から左側に存在する膵の実質である．その切離線の位置は，膵体尾部に存在する病変の位置や性質（組織型など）によって様々である．しかし，それでも膵手術時に切離される膵の部位は，膵頸部，すなわち膵頭部と膵体部の移行部に存在する，門脈直上～右縁付近の膵頸部であることが最も多い[10]．

　通常型膵癌ではSMA神経叢を郭清するために，門脈右縁で切離する．

　なお，膵を脱転して脾動脈を結紮切離したのち，さらに脾動脈と総肝動脈との分岐部近傍で膵実質をこれらの動脈から分けていくとき，このあたりで分枝する背側膵動脈を認識して結紮切離することが必要である．

i 膵切離時の止血

　膵の切離時には膵の上縁および下縁の膵実質に，予定切線から約5～10 mm十二指腸寄りのところに，5～7 mmの厚さでそれぞれ2～3針，糸をかけて結紮しておく（図7）．これは，膵の上縁および下縁近くに存在する横行膵動脈（transverse pancreatic artery：TPA）および上横行膵動脈（superior TPA）をあらかじめ結紮しておいて，膵切離時のこれらの動脈からの血液の噴出を避けるのが目的である[11, 12]．

　断端にみられる主膵管を確認する．このときに膵の断端からみられる動脈分枝からの出血に対しては，PDS-ⅡをZ縫合で2針ずつかけて止血する（図8）[4]．主膵管周辺近傍には比較的細血管が多い．したがって，この止血手技で重要なのは主膵管に糸をかけないことである．主膵管は確実に同定し，独自に二重または三重に膵前面に開く

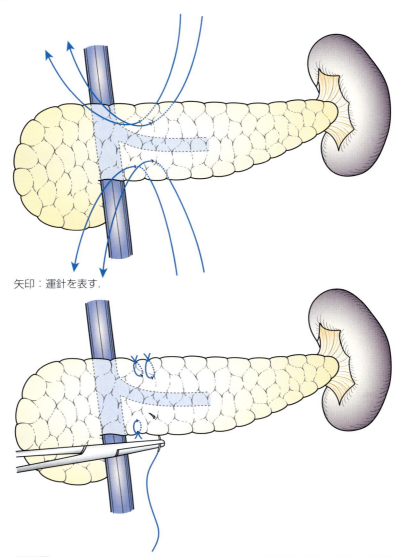

図7 切離時における膵の上縁および下縁の膵実質の結紮（脾温存尾側膵切除術）

TPAおよびsuperior TPAをあらかじめ結紮しておく目的で，予定切線から約5〜10mm十二指腸寄りのところに，5〜7mmの厚さでそれぞれ2〜3針，糸をかけて結紮する．

コの字型に結紮する．

j 膵断端の処理

　膵断端からの膵液漏出は出血や感染の元になるため，主膵管断端は必ず結紮する．われわれはできるだけ二重に結紮することにしている．それが不可能な場合には，主膵管を膵前壁実質とともに「コの字型」に糸をかけて二重結紮になるようにする．前上膵十二指腸動脈近くまで切除したときには，この動脈を膵実質から剝離・テーピングして断端形成をしやすくしたり，主膵管の拡張が著明な場合には主膵管を結節縫合

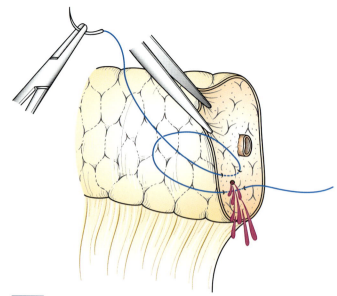

図8 膵断端の止血
膵の断端からみられる動脈分枝からの出血に対しては，Z縫合を2針ずつかけて止血する．

(文献13より改変)

で閉鎖するなどの工夫をして行うことが重要である．

さらに細かい膵管分枝からの膵液の漏出を少しでも防ぐため，膵実質を前後に魚口形(fish mouse)に結節縫合で閉じることもあるが，膵実質が厚い場合は無理はしない．膵断端の実質を結紮縫合するが，その厚さ(バイト)は7 mm以上と厚めにかける．また，結紮のときに膵実質が決して裂けないようにするのが要点である．

器械縫合・切離は近年増えているが，われわれはsoft pancreasで膵が薄い場合のみ，適応としている．厚い膵実質だと，20～30分といくら時間をかけて器械吻合をしても，膵の肩の部分が裂けてしまって膵液瘻の要因となる．また，器械縫合でできた膵断端の膵液瘻は治るのに時間がかかる．

k ドレナージのポイント ［詳細はⅢ-6 (p202) 参照］

膵断端の十分なドレナージは必須のものである．

ドレーンは，ファイコンドレーンを左横隔膜下に1本，膵の切離断端に2本を挿入・留置する．膵の切離断端のドレーンのうち，頭側のドレーンは胃の小網を貫通させ，腹壁からできるだけ最短距離を走行するようにする．尾側のドレーンは胃の大彎側で大網を貫通させる[11]．

2本以上留置する．持続洗浄はファイコンドレーンに生食の管を接続管で連結して注入するのではなく，ファイコンドレーンの中にアトムチューブを挿入し，アトムチューブから生食を注入する．直接注入用のファイコンドレーンにチューブを当てて生食を注入するのは，そのファイコンドレーンの入っている部の組織に圧がかかりすぎて膿瘍腔を拡大してしまう可能性がある．ファイコンドレーンにアトムチューブを

挿入してそこから生食を注入すれば，アトムチューブの周りからも洗浄液が排泄されるため，「排泄用のドレーンとしての機能」も有し，組織に腔を広げる圧がかからずに安全である．

文献

1) Sperti C et al：Ductal adenocarcinoma of the body and tail of the pancreas. J Am Coll Surg **185**：255-259, 1997
2) Brennan MF et al：Management of adenocrcinoma of the body and tail of the pancreas. Ann Surg **223**：506-511, 1996
3) Sohn TA et al：Resected adnocarcinoma of the pancreas in 616 patients：results, outcomes, and prognostic indicators. J Gastrointest Surg **4**：567-579
4) 木村　理：標準的膵体尾部切除術．手術 **63**：1401-1406, 2009
5) 木村　理：術中出血の防止と止血の要点．尾側膵切除術．外科 **69**：1732-1738, 2007
6) Kimura W et al：Spleen-preserving distal pancreatectomy with conservation of the splenic artery and vein. Surgery **120**：885-890, 1996
7) Kimura W：Surgical anatomy of the pancreas for limited resection. J Hepatobiliary Pancreat Surg **7**：473-479, 2000
8) 木村　理：膵頭十二指腸切除術における膵頭神経叢切除の理論と方法―外科解剖・病理からみた提言．膵臓 **19**：463-470, 2004
9) Kimura W：Strategies for the treatment of invasive ductal carcinoma of the pancreas and how to achieve zero mortality for pancreaticoduodenectomy. J Hepatobiliary Pancreat Surg **15**：270-277, 2008
10) 平井一郎ほか：膵体尾部切除術．手術 **59**：928-932, 2005
11) Kimura W et al：Surgical anatomy of arteries running transversely in the pancreas, with special reference to the superior transverse pancreatic artery. Hepatogastroenterology **51**：973-979, 2004
12) Kimura W et al：Spleen-preserving distal pancreatectomy with conservation of the splenic artery and vein. Surgery **120**：885-890, 1996
13) 木村　理：膵頭十二指腸切除術．消外 **31**：2015-2028, 2008

医療に国境はない

木村理箴言 ⑨

どの国の医師たちもビデオをみて勉強し，自分を高めたいと思っている．外科医なら最先端の技術で患者を手術したいと思っている．すでにこれらのことが実際に起こっている．コンピュータの技術革新を背景に．

III. 各疾患の診断・治療

3 通常型膵癌（浸潤性膵管癌，PDAC）
⑤ 局所進行膵体部癌に対する Appleby 手術と DP-CAR

　Appleby手術は進行胃癌に対する徹底的なリンパ節郭清，特に腹腔動脈周囲のリンパ節郭清を目的とし，1953年にカナダの外科医Applebyが提唱したもので，腹腔動脈を根部で切離し，全胃を膵体尾部と脾および周囲リンパ節とともに*en bloc*に摘出する術式である[1,2]．

　本術式は進行膵体尾部癌に対する手術としても応用され[3〜5]，長期生存例の報告もある[6]．膵体尾部癌が総肝動脈や腹腔動脈に浸潤することもまれではないが，症例によってはこれらの動脈を合併切除することによって，完全切除が可能となる(図1)．そのような症例に対してAppleby手術が行われてきたが，その報告は日本からのものが大部分である．

　Appleby手術では，肝への動脈血流が上腸間膜動脈（SMA）から膵頭部のアーケイドの動脈を経て供給されることが「きも」である．

1 手術適応

　総肝動脈および脾動脈に浸潤した膵体部癌に対するAppleby手術の適応は，以下の通りである[6〜8]．

1) 腫瘍が膵体尾部にとどまり，膵頭部に浸潤していないこと．
2) 腫瘍が固有肝動脈およびSMAに浸潤していないこと．特にSMAおよびその周囲神経叢に癌が浸潤していないことがAppleby手術の要点となる．術中にSMA周囲神経叢の迅速病理組織診断で，癌陰性を確認しておくことが重要なポイントである．
3) 総肝動脈から分岐する胃十二指腸動脈根部に腫瘍の浸潤が認められないこと．つまり，総肝動脈を胃十二指腸動脈分岐部の手前で結紮切離できること．
4) 術中，総肝動脈を遮断しても，明瞭な肝動脈の拍動を触知できること．これは総肝動脈を切離しても肝への血流が保たれていることを意味する．
5) 腹腔動脈根部が露出可能で健常な部で結紮切離できること．

　また，上記に加え，総肝動脈遮断後も肝表面の張りや色調が悪くならないことや，高血圧，糖尿病，狭心症などの合併症がなく，非高齢者であることなどが挙げられる[9]．

　胃に浸潤を認めない症例では，右胃動脈と右胃大網動脈を温存することで胃を切除しないことも可能な症例もあり，Appleby変法として報告[4]され，近藤・平野らによりDP-CAR（ディーピーカー手術：distal pancreatectomy with *en bloc* celiac axis resection）として近年進化した術式となった[10〜16]．しかし，胃を残すことで肝血流が

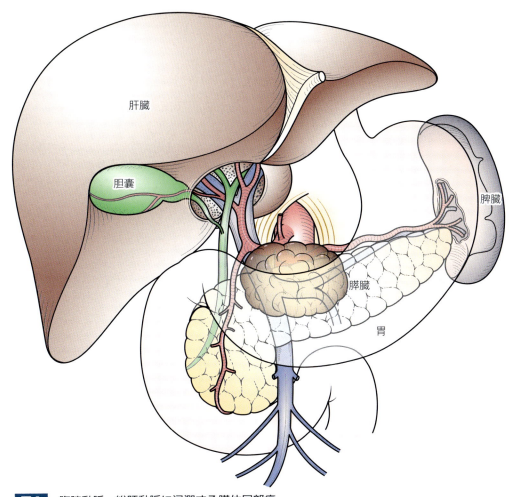

図1 腹腔動脈,総肝動脈に浸潤する膵体尾部癌
腹腔動脈,総肝動脈に浸潤する膵体尾部癌では,Appleby手術で切除できる可能性がある.

(文献6, 7より引用)

胃にstealされることもあり注意が必要であり[6],また胃の血流量の減少による胃の虚血障害に注意が必要である[16].そのために術前に左胃動脈の塞栓を行い,胃への側副血行路を増やす試みを施行している施設もある.

Appleby手術手技[6,7]

1) まず肝転移,腹膜播腫が認められないことを確認する.
2) Kocher授動術を,右結腸曲を含めて大動脈左縁あたりまで十分に施行する(図2).下大静脈,大動脈,左腎静脈を十分に露出しておき,前述の手術適応を満たしていることを確認する.
3) 右胃大網動・静脈を根部で結紮切離する.
4) 右胃動脈を根部で切離後,固有肝動脈をテーピングする.

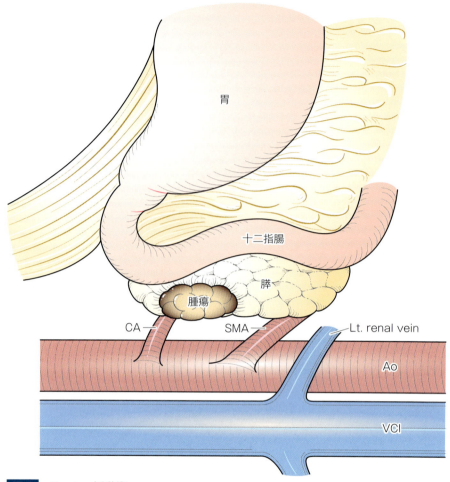

図2 Kocher授動術
膵頭部や上腸間膜動脈周囲への癌の浸潤，大動脈周囲リンパ節転移がないことを確認する．
（文献6, 7より引用）

5) 十二指腸を幽門輪から5 mm離れた部位で切離する．次に食道を切離し，小網および大網を切離して胃切除を行う．
6) SMA周囲神経叢を数ヵ所以上，術中迅速病理組織診断に提供し，癌陰性であることを確認する．
7) 上腸間膜静脈（SMV）を十分に露出し，膵との間をトンネリングしたのち，膵を切離する．膵断端を迅速病理組織診断に提出し，癌が認められないことを確認する．主膵管は二重に結紮し，膵液瘻を予防する．膵断端はfish mouthに閉鎖するが，膵が厚い症例では無理をしない．運針の方法は「Ⅲ-3-④．膵体尾部癌に対する標準的膵体尾部切除術」(p109)の項で詳述した．
8) 総肝動脈をブルドッグ鉗子でクランプし，SMAから膵頭アーケイドを介した肝動脈血流が保たれていることを，固有肝動脈の触知やドプラ超音波検査[9]で確認する．
9) 血流が良好であれば，総肝動脈を胃十二指腸動脈の近位側で結紮切離する．総

3. 通常型膵癌（浸潤性膵管癌，PDAC）— ⑤局所進行膵体部癌に対するAppleby手術とDP-CAR ■ **121**

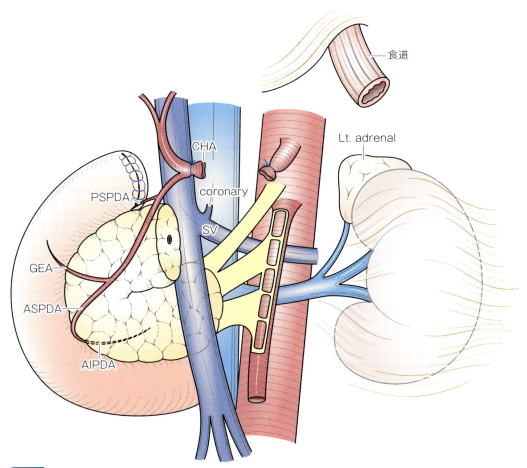

図3 切除後シェーマ
胃，膵体尾部，脾が総肝動脈および腹腔動脈とともに一塊として切除される．

（文献6，7より引用）

　　　　肝動脈の切離端を迅速病理組織診断に提出する．

10) 脾を膵体尾部とともに後腹膜から脱転する．腹腔動脈を露出し，根部で結紮切離する．脾静脈をSMV合流部より約1cm脾臓側で結紮切離する．この操作で，胃，脾臓，膵体尾部，総肝動脈，脾動脈，腹腔動脈が一塊として摘出される（図3）．

11) リンパ節郭清については，脾動脈周囲・下膵リンパ節は膵とen blocに切除する．さらに腹腔動脈根部周囲，SMAの左側の神経叢を郭清する．下膵十二指腸動脈（IPDA）は空腸動脈第一枝と共通幹を作り，左側から分岐することが多いので注意が必要である．大動脈周囲リンパ節の郭清を適宜施行する．

12) 術後胆囊壊死の予防，および胆囊への血流のstealをなくすために胆囊を摘出する．

13) 食道空腸吻合をRoux-en Y吻合で行う（図4）．空腸空腸端側吻合を施行する．

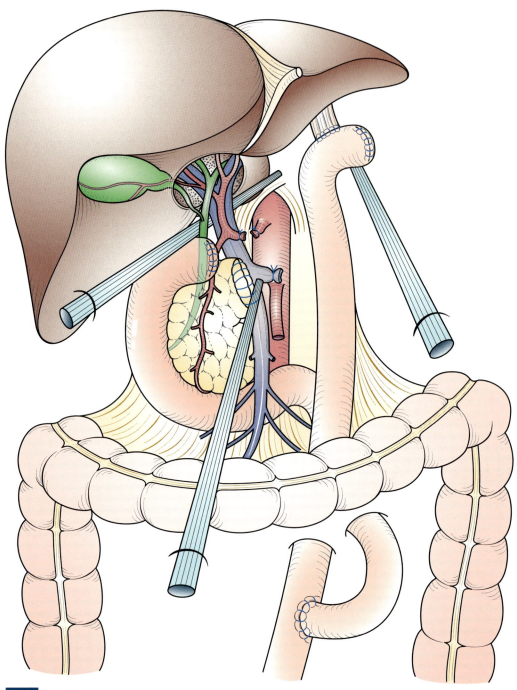

図4 再建後シェーマ
十二指腸断端，膵断端を処理し，胆嚢を摘出する．再建はRoux-en Y法で行う．

（文献6, 7より引用）

3 症 例

Appleby手術施行例（54歳，男性）を供覧する（図5〜9）．

3．通常型膵癌（浸潤性膵管癌，PDAC）— ⑤局所進行膵体部癌に対するAppleby手術とDP-CAR

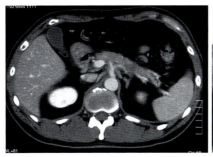
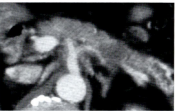

図5 術前腹部CT
膵体尾部にlow density areaの膵癌を認めた．脾動脈，総肝動脈，腹腔動脈周囲にも神経浸潤と考えられるLDAを認めた．
（文献9より引用）

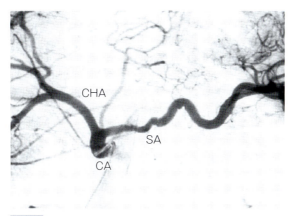

図6 腹部血管造影像
脾動脈根部付近に癌浸潤による壁不整を認めた．
（文献9より引用）

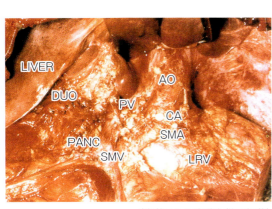
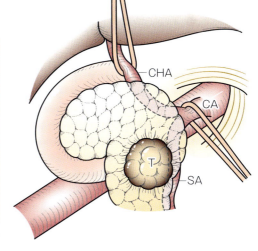

（文献7より許諾を得て転載）

図7 術中所見
シェーマのごとく腹腔動脈根部近くまで癌の浸潤を認めた．CA：腹腔動脈，CHA：総肝動脈，SA：脾動脈

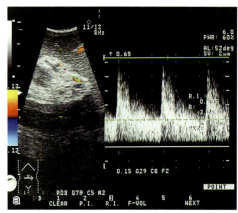
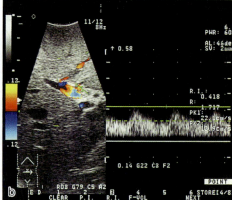

図8 術中超音波像
a：総肝動脈クランプ前
b：クランプ後
肝表面から，S3の肝動脈血流を測定した．クランプ後，血流は減少するものの，SMAから供給された．術中に術後の十分な肝血流量が得られる目安として，つまり術後肝不全予防のためには，肝表面の色調や張りに変化を認めず，胆嚢動脈断端の糸を外したときに血液が勢いよく吹き出すのが重要と考えられた．この状態を保つにはカラードプラで十分な肝動脈血流の確認が必要であると考えられた．

（文献9より引用）

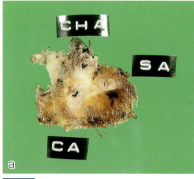
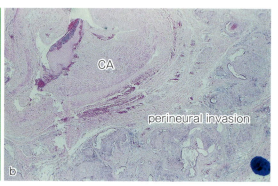

図9 固定標本割面像と組織像
a：固定標本割面像．総肝動脈（CHA）と脾動脈分岐部（SA）に癌浸潤を認めた．
b：病理組織像．腹腔動脈周囲に神経浸潤を認めた．

（文献9より引用）

4　Appleby手術の問題点

　Appleby手術では未解決の問題がいくつかある．胃切除は必要か，肝十二指腸間膜のリンパ節郭清はどこまで必要か，などである．
　Appleby手術は合併症の多い手術であり，重篤な合併症のひとつに肝不全がある．すなわち，腹腔動脈浸潤を有する進行膵体尾部癌であってもAppleby手術によって

切除可能となるが，肝血流低下による肝不全に注意すべきである．

　腹腔動脈を切離するため，肝動脈血流はSMAから膵頭アーケイドを介した血流に頼ることになる．しかし，膵頭アーケイドの発達は個人差が大きく，症例によっては血流が十分でないこともある．肝動脈血流の評価方法として，固有肝動脈を触知することはもちろんであるが，術中超音波検査で肝内の動脈血流速度を測定することも簡便で有用である[9]．

　提示した症例のように，総肝動脈クランプ後も肝動脈血流が良好な症例にはAppleby手術がよい適応である．一方，総肝動脈クランプ後，肝動脈血流が減少し，肝表面の張りや色調が悪くなった症例も経験している．後者は高齢であり，高血圧，糖尿病，狭心症の合併症もあり，術後肝不全の可能性が高くAppleby手術を断念した．

　Appleby手術後の肝不全を起こさないためには超音波ドプラ検査以外に肝の張りや色調の変化，年齢，合併症など総合的に考慮する必要がある[9]．

　膵体尾部癌に対するAppleby手術11例の検討では，最長生存期間は13年と報告されている．ただし，平均生存期間は6.6ヵ月と短く，手術単独では膵体尾部癌の予後改善には至っていない[6,7]．われわれの行ったAppleby手術症例では，それぞれ2年の生存率を得ている．

5 DP-CAR

　前述のごとく，胃に浸潤を認めない症例では，右胃動脈と右胃大網動脈を温存することで胃を切除しないことも可能な症例もあり，Appleby変法として報告されていた[4]．近藤・平野らによりDP-CARとして近年進化・確立した術式となった[10~16]．すなわち，DP-CARは胃に浸潤がないことが適応に加えられる．術前化学放射線療法（NAC-RT）によって日本の大病院では膵体部癌の切除例が爆発的に増えた．

　しかし，胃を温存することにより，逆に胃の血流量の減少による胃の虚血障害に注意が必要であることが，術後合併症のひとつとして注視されている[16]．また，われわれの指摘のように，固有肝動脈から分岐する右胃動脈から胃に血液が流れることにより，肝への血流が減ずる（stealされる）可能性を考慮しなくてはならない[6]．つまり，celiac axis腹腔動脈幹を切離することにより，SMAの膵頭部動脈のアーケイドの動脈血流で肝および胃の血流の大部分をまかなう状態になるのが，DP-CARの血流動態の本質であることを理解して，この手術を考慮しなくてはならない．

　それを防ぐために，術前にIVRの手法を駆使して総肝動脈をコイル塞栓して血流変更を行い，膵頭部のアーケイド動脈を発達させてから手術を行うなど工夫をし，これにより虚血性胃障害（ischemic gastropathy）は激減していると報告されている[16]．また肝胆道系には，虚血障害はほとんどみられないとしている．また前述のごとく，同様の目的で左胃動脈を術前に塞栓する施設もある．

　しかし，虚血性胃障害はいまだ合併症の一定の部分を占め，問題点であり続けている．DP-CARが膵体尾部癌の標準手術になりうるかは，手術が普遍的に行えるか，重篤な合併症を最小限にできるか，様々な合併症に容易に対応できるかにかかっているともいえよう．

また逆に，胃の虚血・うっ血が生じることもあり，このときは胃切除を行ってAppleby手術に切り換える施設もある．あるいは左胃動脈を温存してDP-CARを行う工夫もされている．術後のdelayed gastric empty（DGE）に難渋することに対する予防と考えられるが，それだけ腹腔動脈根部の神経叢郭清は不十分になると考えられる．DP-CARの周術期および長期にわたる様々な合併症には特に注意が必要である．

DP-CAR 23例では，生存期間中央値は21ヵ月であった[16]．

文献

1) Appleby LH：The celiac axis in the expansion of the operation for gastric carcinoma. Cancer **6**：704-707, 1953
2) Appleby LH：Removal of the celiac axis in gastrectomy for carcinoma of the stomach in selected cases：a ten year assessment. J Int Coll Surg **34**：143-147, 1960
3) 二村雄次ほか：Appleby術式による進行膵体尾部癌の切除経験．手術 **15**：885-889, 1976
4) 梛野正人ほか：膵の切除術式とその適応—Appleby手術．胆と膵 **12**：1361-1368, 1991
5) 和田達雄ほか：胃・膵体部重複癌に対するAppleby手術の応用外科診療 **10**：155-157, 1977
6) Kimura W et al：Appleby operation for carcinoma of the body and tail of the pancreas. Hepatogastroenterology **44**：387-393, 1997
7) 木村　理：膵体部癌に対するApplebyの手術．幕内雅敏（監），木村　理（編），Knack & Pitfalls膵脾外科の要点と盲点，第2版，文光堂，東京，p142-145, 2002
8) Imaizumi T et al：Appleby operation on carcinoma of the body and tail of the pancreas：a case report. Surgery **41**：532-537, 1979
9) Hirai I et al：The singnificance of intraoperative Doppler ultrasonography in evaluating hepatic arterial flow when assessing the indications for the Appleby procedure for pancreatic body cancer. J Hepatobiliary Pancreat Surg **12**：55-60, 2005
10) Kondo S et al：Results of radical distal pancreatectomy with en bloc resection of the celiac artery for locally advanced cancer of the pancreatic body. Langenbeck Arch Surg **388**：101-106, 2003
11) Hirano S et al：Distal pancreatectomy with en bloc celiac axis resection for locally advanced pancreatic body cancer：long-term results. Ann Surg **246**：46-51, 2007
12) Kondo S et al：Preoperative embolization of the common hepatic artery in preparation for radical pancreatectomy for pancreas body cancer. Hepatogastroenterology **47**：1447-1449, 2000
13) Kondo S et al：Ischemic gastropathy after distal pancreatectomy with celiac axis resection. Surg Today **34**：337-340, 2004
14) Kondo S et al：Middle colic artery-gastroepiploic artery bypass for compromised collateral flow in distal pancreatectomy with celiac artery resection. Hepatogastroenterology **50**：305-307, 2003
15) Kondo S et al：Radical distal pancreatectomy with en bloc resection of the celiac artery, plexus, and ganglions for advanced cancer of the pancreatic body：a preliminary report on perfect pain relief. JOP **2**：93-97, 2001
16) 近藤　哲，平野　聡：局所進行膵体部癌に対する腹腔動脈合併膵尾側切除（DP-CAR）．Knack & Pitfalls膵脾外科の要点と盲点，第2版，文光堂，東京，p146-150, 2009

III. 各疾患の診断・治療

4 膵嚢胞性病変の診断・手術適応決定
① 膵嚢胞性病変の分類

　一般に"嚢胞"とは「液体や半固形状の物質を含む閉鎖腔」と定義されてきた．この経緯から膵嚢胞（pancreatic cyst）の定義としては，膵管との交通がないことがその疾患概念の重要な要素とされていた．しかし典型的な"嚢胞"とされてきたものでも，内視鏡的逆行性膵管造影（ERP）や切除標本の膵管造影などで膵管内圧を高くして造影すると交通がみられることがある．また貯留嚢胞や膵嚢胞腺腫・腺癌などは，その発生母地が膵管と考えるのが最も妥当である．したがって，もともとは膵管との交通があったとの考えが成り立つことから，膵管との交通の有無は嚢胞の定義上，必ずしも重要でないと考えられるようになってきた．画像診断の進歩により，膵管の嚢胞状拡張性病変が幅広くとらえられるようになったことから，膵管との交通の有無にかかわらず，これらを広く膵嚢胞性病変（cystic lesions of the pancreas）として扱うようになってきている．

　嚢胞内腔を被覆する上皮を有するものは真性嚢胞，有しないものは仮性嚢胞とされる．真性嚢胞は腫瘍性嚢胞と非腫瘍性真性嚢胞に分けられる．非腫瘍性真性膵嚢胞は単層円柱・立方上皮を有する嚢胞であり，単純性嚢胞，貯留性嚢胞，先天性嚢胞，孤立性嚢胞など様々に分類・呼称される．

　膵における腫瘍性嚢胞は真性嚢胞の範疇に入り，漿液性嚢胞腫瘍（serous cystic neoplasm：SCN），粘液性嚢胞腫瘍（mucinous cystic neoplasm：MCN），膵管内乳頭粘液性腫瘍（intraductal papillary mucinous neoplasm：IPMN）が代表的なものである．主膵管型IPMNを嚢胞の概念に含めるか否かは微妙であるが，分枝型IPMNを嚢胞性病変ととらえる考え方が一般的となっている今日では，同じ疾患であるものを含めるのがよいと考えられる．

　solid pseudopapillary tumorや膵内分泌腫瘍は，変性や出血によって中心部が壊死に陥ることがある．このような中心部の壊死による嚢胞状変化は腫瘍性嚢胞には含めずに，二次性膵嚢胞として別の概念でとらえることが多い．なお，二次性膵嚢胞には膵癌を原因として発生した貯留嚢胞や仮性嚢胞を含める場合もある．

1 膵嚢胞性病変の分類

　"嚢胞"の定義・解釈の変遷や曖昧さに応じ，膵嚢胞の分類はこれまで様々になされてきた．Howard & Jordan（1960年）[1]，Strodel & Eckhauser（1981年）[2]，Cubilla & Fitzgerald（1984年）[3]，Bradley（1985年）[4]，Howard（1987年）[5]，黒田・森岡（1990年）[6]の分類が代表的である．しかし，IPMNの疾患概念が膵管の拡張性病変として確

表1 膵囊胞性病変の分類（Kimura, 2000年, 2009年改変）

Ⅰ 仮性囊胞
1. 炎症性
2. 外傷性
3. 腫瘍続発性
4. 特発性
Ⅱ 真性囊胞
1. 非腫瘍性
先天性囊胞線維症，多発性囊胞性疾患
単純，貯留
過形成性
その他：デルモイド，寄生虫性
2. 腫瘍性
膵管内乳頭粘液性腫瘍（IPMN）
粘液性囊胞腫瘍（MCN）
漿液性囊胞腫瘍（SCN）
その他：血管腫，リンパ管腫，奇形腫
Ⅲ 二次性腫瘍
1. solid pseudopapillary neoplasm（SPN）
2. その他：内分泌腫瘍，肉腫

（文献7より改変）

立されてきた今日，これを取り入れていない"膵囊胞"の分類はすでに古いものとなりつつある．表1に筆者の分類（Kimura, 2000年[7]，2009年改変）を示す．IPMNの概念を取り入れた分類である．

仮性囊胞は，1992年のアトランタにおける国際膵炎シンポジウム[8]で，線維や肉芽組織などの結合組織の壁で被包された膵液貯留と定義され，明らかな被膜を持たないacute fluid collection（急性液体貯留）とはっきり区別された．またさらに，急性膵炎発症から4週間以上を経過して形成されたacute pseudocyst（急性仮性囊胞）と，急性膵炎の既往がなく慢性膵炎に合併したchronic pseudocyst（慢性仮性囊胞）に亜分類された．

IPMN と MCN

膵管内を乳頭状に増殖して進展し，浸潤傾向に乏しいこと，予後が良好であること，などが挙げられる．男女比は2：1と男性に多く，平均年齢は男女ともに約65歳と高齢者に多く認められる．好発部位は膵頭部で約70％に及ぶ．主膵管の拡張を主体とする主膵管型，膵管分枝の拡張を主体とする分枝型に大別される．

膵の腫瘍性囊胞の理解を明らかにするためには，IPMNとMCNとの鑑別が重要である．MCNとIPMNは膵管が囊胞状に拡張するという点，および粘液を産生するという点では共通している．また，両者はいずれも膵管上皮由来で同一の組織像を示す．しかし，臨床病理学的特徴には大きな違いがある．MCNは診断され次第，手術の適応であるが，IPMN分枝型には切除せずに経過観察が可能である症例があるとい

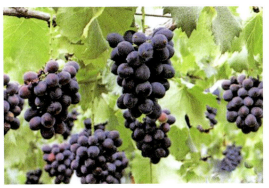

図1　IPMN：ぶどうの房

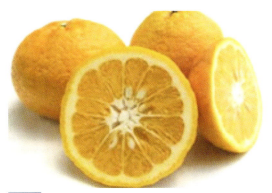

図2　MCN：夏みかん

う点からも，両者は厳密に区別されるべきものである．MCNには病理学的に卵巣様間質を伴うことが多い．「MCNは肉眼的に球形で囊胞全体を被包する固有の線維性被膜を有するもの，IPMNの分枝型は拡張した膵管分枝が集合したもので全体の外郭は球形ではなく凹凸のあるもの」と，画像診断的あるいは肉眼的に定義するのがよい．すなわち，画像診断学的にIPMNは「ぶどうの房」(図1)，MCNは「夏みかん」(図2)と特徴づけられる．

IPMNとMCNの特徴のまとめ
- IPMNおよびMCNは膵における"囊胞性病変"である．
- これらの腫瘍は大量の粘液産生が特徴である．
- これらの腫瘍はいずれも膵管上皮由来である．
- これらの腫瘍は臨床病理学的に異なる特徴を持っている．
- IPMNは高齢者男性の膵頭部に好発する．
- MCNはほとんど中年女性の膵体尾部に発生する．
- 画像診断学的に分枝型IPMNは「ぶどうの房」，MCNは「夏みかん」と特徴づけられる．

a　IPMNの名称の変遷

大橋らの報告以来，多量の粘液産生とそれによるVater乳頭部の開大および膵管の著明な拡張，良好な予後を特徴とする膵腫瘍は「粘液産生膵腫瘍」として扱われてきた．その後この腫瘍は，古くから報告のみられるMCNと区別するために，"いわゆる粘液産生膵腫瘍"と呼称されていた時期もある．

わが国における膵癌取扱い規約(第4版)[9]，World Health Organization (WHO)[10]の膵腫瘍国際組織分類などによって，1990年代中ごろから疾患概念として世界的に定着し，臨床的な多量の粘液産生という特徴と膵管内乳頭状増殖という病理学的特徴を合わせたintraductal papillary mucinous neoplasm of the pancreas (IPMN) という名称がつけられた．これが現在最も定着している名称である．疾患概念の確立と臨床・病理の現場での高頻度の発見により，IPMNはわが国発の疾患として国際的に受

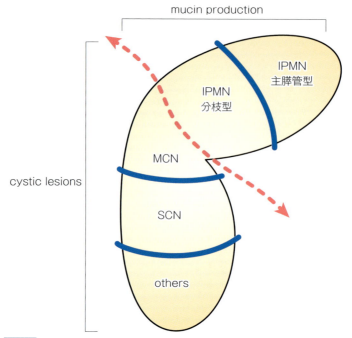

図3 IPMNとMCNとの関係

IPMN分枝型はMCNと同様，膵嚢胞性疾患としてとらえることができる．またIPMNとMCNは粘液を産生するという共通の属性を有する．しかし，MCNとIPMNとは臨床病理学的に異なった疾患であることが明らかになってきた．手術適応からいってもMCNとIPMN分枝型との鑑別，線引きはたいへん重要である．MCNとIPMN分枝型の区別をどこでつけたらよいかわからないことが混乱の原因となっていた．

（文献13より引用）

け入れられ，さらにアップグレードされるようになった．様々な国際会議での議論を経て，2005年にIPMN/MCN国際診療ガイドライン（初版）[11]が発行され，2012年には第2版[12]が出版された．IPMNの国際認識は進み，分類，定義，手術適応などに関して，ブラッシュアップされながら発展しているところである．腫瘍性嚢胞の理解を明らかにするためには，IPMNの分枝型とMCNの線引きをどこでするか（図3）[13]，およびこれらを「膵嚢胞の分類」そして「膵外分泌腫瘍の分類」の中でどのように位置づけるかという問題を明らかにしなくてはならない[13]．

📖 文献

1) Howard JM, Jordan GL Jr：Pancreatic cysts. Surgical Diseases of the Pancreas. Lippincott, Philadelphia, Montreal, p283, 1960
2) Strodel WE, Eckhauser FE：Cystic neoplasm of the pancreas. Pancreatic Disease. Diagnosis and Therapy Grune & Statton, New York, p363, 1981
3) Cubilla AL, Fitzgerald PJ：Cysts. Tumors of the Exocrine Pancreas, 2nd ed, Armed Forces Institute of Pathology. Washington DC, p60-63, 1984
4) Bradley EL：Cysts and pseudocysts of the pancreas. Surgical aspects. Bockus Gastroenterology Vol. 6, Saunders, Philadelphia, p4151, 1985
5) Howard JM：Cysts of the pancreas. Surgical Disease of the Pancreas, Jordan GL Jr., Reber

HA (eds), Lea & Febiger, Philadelphia, p539-563, 1987
6) 黒田　慧，森岡恭彦：膵嚢胞性疾患に関する最近の動向—分類とその問題点．胆と膵 **11**：1-8，1990
7) Kimura W：Cystic tumors of the pancreas：Diagnosis and therapy. Yamagata Med J **18**：97-107, 2000
8) Bradley EL：A clinically based classification system for acute pancreatitis. Summary of the International Symposium on Acute Pancreatitis. Atlanta, Ga, September 11 through 13, 1992. Arch Surg **128**：586-590, 1993
9) 日本膵臓学会（編）：膵癌取扱い規約，第4版，金原出版，東京，1993
10) Kloppel G et al：World Health Organization International Histological Classification of Tumours–Histological Typing of Tumors of the Exocrine Pancreas, 2nd ed, Springer, Corrected Printing, Berlin, Heidelberg, New York, Barcelona, Budapest, Hong Kong, London, Milan, Paris, Santa Clara, Singapore, Tokyo, 1998
11) Tanaka M et al：International consensus guidelines for management of intraductal papillary mucinous neoplasms of the pancreas. Pancreatology **6**：17-32, 2005
12) Tanaka M et al：International consensus guidelines 2012 for the management of IPMN and MCN of the pancreas. Pancreatology **12**：183-197, 2012
13) 木村　理：IPMTとMCN（疾患概念）．Knack & Pitfalls膵脾外科の要点と盲点，第2版，幕内雅敏（監），木村　理（編），文光堂，東京，p52-56, 2009

木村理蔵言 ⑩

秘書の笑顔は教授の宝物

そのくらい秘書を扱うのは難しいということ．教授の外交面の表に立ち，一見華麗なポジションにみえる．やりがいもある．しかし教授秘書は，よくない待遇の割には責任は重く，その華やかな地位とは別の苦悩を背負っている．

III. 各疾患の診断・治療

4 膵囊胞性病変の診断・手術適応決定
② IPMN

1 概念

　IPMNは膵の腫瘍性真性囊胞に分類される腫瘍である．IPMNの特徴として，大量の粘液産生とそれによるVater乳頭部の開大（図1）および膵管拡張（図2：主膵管，図3：膵管分枝，図4：主膵管＋膵管分枝），膵管内を乳頭状に増殖して進展し（図5），浸潤傾向に乏しいこと，予後が良好であること，などが挙げられる．男女比は2：1と男性に多く，平均年齢は男女ともに約65歳と高齢者に多く認められる．好発部位は膵頭部で約70％に及ぶ．

2 分類

　主膵管の拡張を主体とする主膵管型，膵管分枝の拡張を主体とする分枝型に大別される．分枝型に比較して主膵管型に悪性のものが多い．すなわち主膵管型に膵実質や他臓器への浸潤が多くみられるのに対し，分枝型では上皮内癌（high grade dysplasia, carcinoma *in situ*, non-invasive carcinoma）や腺腫（low/intermediate grade dysplasia, adenoma），過形成が高率に認められる．

　なお混合型という概念もある．この混合型の概念には，①主膵管型と分枝型の両者の特徴が合わさり，主膵管も膵管分枝もいずれも非常に拡張しているもの（図4）で，主膵管型および分枝型IPMNの最終型，成れの果て，という考え方と，②画像診断学的には分枝型IPMNを示し，主膵管の拡張はわずかだが，病理学的に乳頭状に膵管内をはった腫瘍性上皮が主膵管にわずかにでも及んでいるもの，という考え方がある．両者の考え方が混在しているため，「混合型」という概念は使われなくなってきている．筆者は，「混合型」という概念は残してもよいが，それは前述の「混合型①」のものとし，前述の「混合型②」に相当するものは分枝型に分類すればよいと考えている．なぜなら主膵管型でも，腫瘍上皮は分枝に少しははって進展しているが，主膵管の形態で「主膵管型」としているので，分枝型もそれと同様の概念で分枝の形態で分枝型としてよいと考えるからである．このとき分枝型IPMNの上皮が分枝の出口のところで主膵管にはって進展していても，これは分枝型でよいと考える．

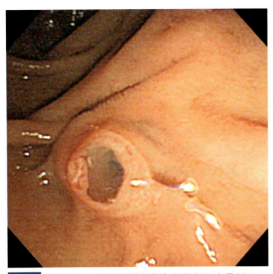

図1　IPMN：多量の粘液産生とそれによるVater乳頭部の開大

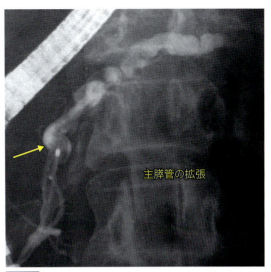

図2　主膵管の著明な拡張を示す主膵管型IPMNのERCP像

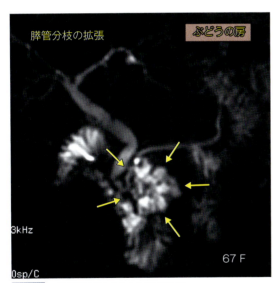

図3　分枝型IPMNのMRCP像
「ぶどうの房」（矢印）の形をしているのが特徴である．

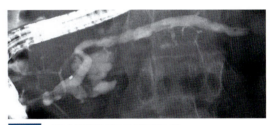

図4　混合型IPMNのERCP像
主膵管の拡張と膵管分枝のぶどうの房様の拡張がみられる．

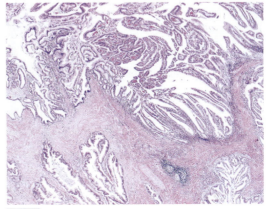

図5　IPMNの病理学的所見
膵管上皮の膵管内腔への著明な乳頭状増殖がみられる．

3 臨床症状

　腹痛が52％と最も多いが，無症状で偶然発見される例も9％にみられる．閉塞性黄疸は通常型膵癌と異なり18％と少ない．その他，易疲労感，体重減少，発熱などがみられる．臨床経過中に急性膵炎を発生する頻度が比較的高いことや，糖尿病の合併が55％程度にみられることが重要である．

4 検査・画像所見

　血液生化学的検査では特異的なものはない．急性膵炎を随伴すればそれに関係した膵酵素が上昇する．血清腫瘍マーカーのCEAやCA19-9は過形成，腺腫，境界病変では正常のことが多いが，悪性では50～80％の症例で上昇する．
　画像診断では，主膵管や膵管分枝の拡張や膵管内の隆起性病変，その周囲の変化について検索する．腹部超音波検査は，スクリーニングとして診断の第1の手がかりとなる．CTは膵全体を検索することができるので，病変を見落とすことがない．内視鏡的逆行性胆管膵管造影（ERCP）によって，膵管の拡張や膵管内の粘液塊，隆起性病変が明らかになる．また膵液を採取しその中の細胞診やCEA，CA19-9などの腫瘍マーカーの測定，K-ras点突然変異などを検索することで診断が可能となる．磁気共鳴胆管膵管造影（MRCP）も，非侵襲性の画像診断の手段としてその有用性が認められ始めている．膵管鏡によって膵管内乳頭状増生がイクラ状腫瘍（図6）として認められる．また，超音波内視鏡検査（EUS）［図7］や膵管内超音波検査（IDUS）も隆起性病変や浸潤の有無などの診断に有用である．

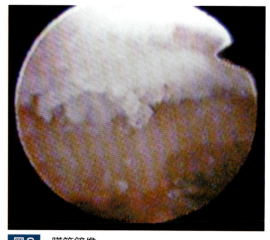

図6　膵管鏡像
イクラ状隆起がみられる．

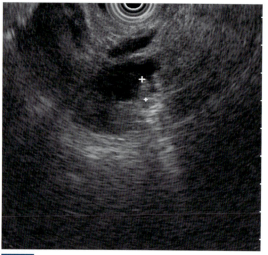

図7　IPMNの超音波内視鏡像

5 治療方針

　主膵管型IPMNは約80％が悪性なので手術適応となる．分枝型では壁在結節のあるものや，膵液細胞診陽性のものが手術適応となったが，国際ガイドライン（第2版）では径が3cmを超えても，worrisome diseaseとして経過観察が可能となった．

　手術術式には，定型的な膵頭十二指腸切除術（PD），幽門輪温存膵頭十二指腸切除術（PpPD）や膵体尾部脾切除術以外に，膵分節切除術，膵鉤部切除術，十二指腸温存膵頭十二指腸切除術，脾動静脈を温存した脾温存膵体尾部切除術などがある．しかし，通常の手術で完治を期待できるIPMNに対して，安易に縮小手術を選択することは避けるべきであり，膵分節切除術，膵鉤部切除術，十二指腸温存膵頭十二指腸切除術などの縮小手術の適応は厳密にするべきである．

6 予　後

　通常型膵癌に比較して良好な予後が得られる．手術例の5年生存率は78％である．しかし，他臓器に浸潤したものや穿破したものの予後は悪い[1]．

7 IPMNの問題点

　われわれはこれまでIPMNの病態における様々な問題点を報告してきた[2]．
1) 腫瘍・非腫瘍，良悪性の病理学的な客観的基準はありうるか．
2) hyperplasia→adenoma→carcinoma sequence は存在するか．
3) 良悪性の臨床診断は可能か．
4) 良性のものは経過観察でよいのか．どの程度のmalignant potential を有するのか．
5) carcinoma *in situ* はいつ浸潤するのか．つまりどの程度の期間 *in situ* にとどまっているのか．
6) 浸潤はどの程度になったら画像診断，その他でとらえられるか．微小浸潤は画像診断でとらえられるか．
7) 浸潤し始めてからも slow growing か．
8) 浸潤してから，あるいは浸潤が明らかになってからの手術で間に合うか．
9) 様々な進展度の病変に対して，どのような手術が最も優れているか．
10) どのような縮小手術が可能か．

以上の問題点ですでに明確な解決がついたものはなく，以下のようにさらに新たな問題も付け加わっている．

11) さらに膵内多発の問題および残膵における再発が挙げられる．このことは診断や手術術式にも重要な問題を投げかけており，常にこの点を考慮した臨床的対応が望まれる．われわれは原則として手術適応となる病変に対してのみ手術を行うことにより，膵全摘はできるだけ避ける方針にしている．

12）通常型膵癌の合併：IPMNの発生した膵は通常型膵癌の発生母地としても重要であるということである．その頻度として山口ら[3]は76例中7例（9.2%）に異時性もしくは同時性に認めており，われわれは異時性の発生を28例中2例（7.1%）とほぼ同様の頻度に認めている[4]．したがってIPMN術後の残膵のフォローアップはかなり慎重になされなくてはならない．

結節性病変のない349例を1〜16.3年間経過観察した結果，22例が囊胞系や主膵管系の増大で手術適応となり，9例（349例の2.6%）が癌であった．また349例のうち2%がIPMNと離れた部位に発生した通常型膵癌であった[5]．われわれは，300例の高齢者主体の剖検膵を約2mmおきに全割して検索した結果，膵囊胞性病変は24.3%にみつかり，これらの悪性ポテンシャルは，異型上皮16.4%，上皮内癌3.4%と報告した[6]．したがって，IPMNだけでなく，IPMNと診断されない膵囊胞についても膵癌の高リスク群として慎重な経過観察が必要である．

13）IPMNには他臓器の癌が合併しやすい．その頻度は約19〜32%と報告されており，胃癌6.2〜13%，大腸癌3.7〜12%などが高率である[7]．同時性の合併か，異時性の合併かに合併臓器の特徴はない．これらは手術適応や手術方法，切除後のフォローアップの方法などに大きな影響を与えるものである．術後のフォローアップについては，胃癌，大腸癌の検索のため1〜2年に1回程度の内視鏡検査が必要であろう．

8 手術適応をめぐって
── IPMNは浸潤し始めてからも slow growing か

われわれの経験では，IPMN切除症例60例のうち14例がIPMN由来浸潤癌である（図8）．うち7例は手術後に再発死亡している．通常型膵癌の術後5年生存率約10%に比較して，IPMNの術後成績は良好であり（図9），またIPMN由来浸潤癌でもKaplan-Meier法で約40%とかなり良好なのは間違いない（図10）．この結果は，IPMNが浸潤し始めてからも臨床的にslow growingであることを示唆する所見である．しかしそれでも，IPMN非浸潤癌の生存率約100%に比較すれば満足すべき数字ではない．

IPMN切除60例のうち2例には通常型膵癌が合併している．これはIPMNからみると約3%，同時期に施行された通常型膵癌51例中約4%に相当する．これら2例はいずれも術後5年生存せずに再発死している（図10）．

また，なんらかの理由によって経過観察をして非手術となった症例で，癌死した症例を1例，経過観察中に浸潤癌が確認され手術したが，すでに肝転移をきたしていて開腹・非切除に終わった症例を1例それぞれ経験している．なお，われわれの施設におけるIPMN由来浸潤癌の頻度は109例のIPMN切除中，IPMN由来浸潤癌は21例（約20%），通常型膵癌との併存は3例（約3%）であった．

もちろん経過観察していてもほとんど変化しない症例も多数ある．Yamaguchiら[8]は，81例の経過観察中に外科に送った症例は2例であったと報告している．

最も大切なことは，浸潤を開始する直前か開始した直後に経過観察から手術の方針

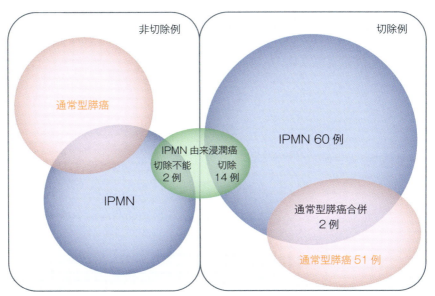

図8 IPMN，通常型膵癌を合併したIPMN，IPMN由来浸潤癌の切除例と非切除例の頻度

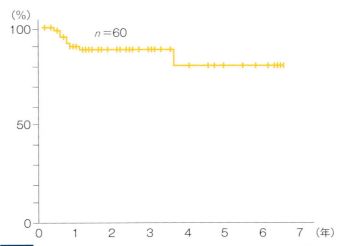

図9 IPMN自検60例の術後生存曲線（Kaplan-Meier法）
IPMNの予後は良好で，切除例の5年生存率は約80％である．

とするべきであり，浸潤の徴候となる所見を明らかにしていくことである．IPMNは少なくとも carcinoma *in situ* の段階で手術すれば治る病気である．もちろん浸潤して宿主の命を奪うことのない症例に対する不必要な手術は回避すべきであるが，手遅れになってしまって癌死させてしまうのはもちろんよくない．この点において，外科医はきちんと手術をして治し，患者を手術の合併症で失うことがないように，細心の注意を払わなくてはならない．

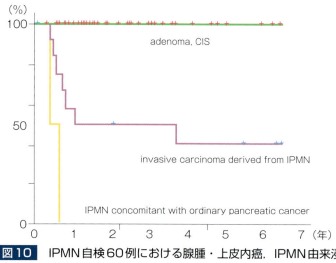

図10 IPMN自検60例における腺腫・上皮内癌，IPMN由来浸潤癌，および通常型膵癌合併例の術後生存曲線（Kaplan-Meier法）

浸潤したIPMNは予後が悪い（ピンク色の線）．また，通常型膵癌が合併すると非常に予後が悪くなる（黄色の線）．

IPMNに対する外科手術

a 膵頭十二指腸切除術（PD）［Ⅲ-5-①（p183）参照］

　ハーバード大学の検索では，膵切除術はこの10年間の前半と後半で明らかに増加している[9]．後半には囊胞性膵疾患が増え，慢性膵炎の手術が減少している．胃内容停滞はPpPDにおいて，通常の胃切除を伴うPDに比較して有意に高率で，これが在院日数を増加させている原因になっている．

　たとえ高齢であっても膵頭十二指腸切除術の適応はあるとし，リスクはあるもののそれは加齢による通常の変化ではなく，病的な合併症を有している場合であり[10]，高齢者であっても安全にこの手術を行いうるという報告は多い．

　われわれの施行しているPDでは膵空腸吻合を空置しているため，多少の膵液瘻があっても食事を開始できる．よって，食事の開始日が早く，臨床的安心感がある．これまで75歳以上の高齢者21例（16％）を含めて130例に施行したが，いずれの患者も元気に退院した（表1）．高難度の手術を安全に行うことは外科医にとって重要なことである．外科の手術とともに周術期の管理も大切で，医療関係者がチームで高度な知識と意欲で臨むことが必要である[11]．

b 十二指腸温存膵頭切除術の隘路

　十二指腸温存膵頭切除術は，特に1990年代にIPMNに対する縮小手術の可能性として模索され続けてきた．IPMNの手術適応の変化とともに，その術式には隘路が存

表1 膵頭十二指腸切除術における在院死亡率（30日以内も含む）

著者	年	症例数	pancreatic fistula	intra-abdominal bleeding	intra-abdominal abscess	在院死亡
Yeo	1997	650	14.0	—	5.0	1.4
Trede	1998	285	8.8	1.4	0.7	3.1
Petrazzoli	1998	81	9.9	7.4	2.5	4.9
Buechler	2003	617	3.2	3.2	2.0	1.6
Behman	2004	125	8.0	8.0	14.4	4.8
Yang	2005	62	16.2	16.2	4.8	4.8
Kimura	2015	250	4.0	4.0	3.0	0

250例の膵頭十二指腸切除術後の手術死亡0を更新中である．高難度の手術を安全に行うことは外科医にとって重要な目標である．

在する．つまり上述したIPMNの問題と手術手技上の問題が大きく関係しているのである[12]．

　十二指腸・胆管の温存を追求して膵実質の温存部位を増やせば，「悪性の可能性があり，一定以上の広がりを有する手術適応症例に縮小手術の概念を当てはめうるか」という問題に直面する．膵頭部の膵実質をすべて切除すれば胆管，十二指腸（Vater）乳頭部，十二指腸の一部の温存ができなくなり，温存の内容は狭まる．

c 十二指腸温存膵頭切除術

1）十二指腸温存膵頭亜全摘術[2, 13〜15]（図11）

　われわれが行った方法でgroove領域の膵実質を残す方法である．Treitzの癒合筋膜および膵頭部の動脈アーケイドを温存することによって，これらの血流が保持できる[2, 12]．特に，後上膵十二指腸動脈から分岐して胆管下部右側を走行するVater乳頭動脈が温存されていることが非常に重要で，十二指腸第Ⅱ部および下部胆管の血流を温存することが可能になる．外科解剖に基づいた術式である．温存される臓器・機能も十二指腸，胆管，十二指腸（Vater）乳頭部と十分である．

　この方法では，groove領域に残存させる膵実質にIPMNが進展しているか，それが術前の臨床診断でどこまで正しく検索できるか，という問題が存在する．膵下頭枝領域の分枝型IPMNの手術適応も以前よりは厳しくなり，最大径3cm以上または結節隆起が存在するものと考えられていること，良性例はできるだけ避け悪性例のみを切除したいという意識が臨床家の中にあること，分枝型IPMNで最大径3cm以上でも経過観察がありうるという考え方も根強く存在することなどから，手術はより大きく悪性化したIPMNに限られていく傾向にある．このことから，IPMNの膵管内の進展もより広くなっている可能性が考えられる．

　この術式は，groove領域の分枝膵管にIPMNが進展していないことを十分に確認してから行うべき術式である．

2）今泉の方法[16]

　膵頭部の膵実質をすべて切除する点で上記の2つの方法とは異なる．胆管下部は切

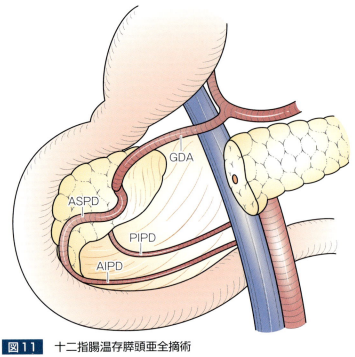

図11 十二指腸温存膵頭亜全摘術

(文献2, 12より引用)

除しているが，これは膵頭部の膵実質をすべて切除するため，下部胆管の血流として重要な十二指腸（Vater）乳頭動脈や胆管周囲の長軸に沿った動脈ネットワーク（epicholedochal arterial plexus）の温存およびpericholedochal arterial plexusの温存が難しいため，とわれわれは考えている．また，十二指腸第Ⅱ部の血流温存のために，Kocher授動術を施行しないことが特徴である．胆嚢は切除される．中部胆管は十二指腸に吻合する．

d 十二指腸温存膵頭切除術における課題

　IPMNに対する十二指腸温存膵頭切除術には様々な問題が存在するが，それはIPMNの良悪性，膵管内進展あるいは微小浸潤の診断は可能か，などの臨床水準と深く関わっている．分枝型IPMNの手術適応のコンセンサスが次第に得られてきていることや，手術手技の問題も大きく関係している．十二指腸・胆管・Vater乳頭部の温存を追求して膵実質の温存部位を増やせば，「悪性の可能性があり，一定以上の広がりを有する手術適応症例に縮小手術の概念を当てはめうるか」という問題に直面する．膵頭部の膵実質をすべて切除すれば胆管，十二指腸（Vater）乳頭部，十二指腸の一部の温存ができにくくなり，温存の内容は狭まる．十二指腸温存膵頭切除術の今後の発展にとって重要なことは，「縮小手術をしたことによって宿主（患者）を失ってはならない」という腫瘍外科手術の大前提を念頭に置きながら，機能温存によっていかなる恩恵を受けたかを客観的に示していくことである．

　今後の十二指腸温存膵頭切除術の課題としては，IPMNの病態・診断に関する未解

決の問題を明らかにしていくべきであることはいうまでもない．さらに技術的な問題点の解決が重要である．

手術適応にあたっては，常に機能温存のリスクとベネフィットを十分に考え，分析したうえで，施行するべきである．

e 脾温存膵体尾部切除術 [詳細はⅢ-8（p229）参照]

われわれは世界で最初に，十二指腸側から脾臓に向かって，脾静脈の分枝を結紮切離し，脾静脈を膵実質から遊離して温存する安全な，脾動静脈および脾臓を温存した膵体尾部切除術[17〜19]を行い，着実に世界的な広がりをみせている．膵腫瘍や慢性膵炎に対しても広く施行されている．脾動静脈を温存するため，脾への血流が確実に保たれる非常に安全な術式である．この手術は少し手間がかかるものの手技的に難しい操作はなく，だれでも安全に行うことができる．慢性膵炎や浸潤のないIPMNに対して適応を選んで広く行われるようになってきている．

最近われわれは，HALS（hand-assisted laparoscopic surgery）を用いて膵体尾部・脾を脱転させたのち，腹壁外で脾動静脈と膵実質との遊離を行うことにより，さらに低侵襲の術式を心がけている．また完全腹腔鏡下で行われることも多い．

f 機能温存手術のリスクとベネフィット

縮小手術を行ったことによって腫瘍が再発し患者を失うことがあるとすれば，それはどのくらいの頻度以下なら許されると考えられるか．

1）早期胃癌

早期胃癌に対するEMRの適応などとも考え合わせて考えるべきである．すなわち，EMR後にそれによって患者を失うことはあってはならないし，あったとしても1,000例のうち数人以内にとどまるべきであるという熟練外科医の意見がある．

2）大腸癌の局所切除

大腸癌研究会のアンケート[20]によると，直腸癌の局所切除の現況として直腸癌手術11,804例（85％），局所切除1,014例（7.3％），内視鏡切除1,088例（7.8％）で，局所切除術を施行したのはRb 81％，Ra 19％であり，再発を6.0％に認めている．再発様式は局所再発が3.7％，肺転移が1.5％，肝転移が0.5％で5年生存率は97.3％であるとし，満足できる結果であったと結論している．これからみると，局所切除を受けて肛門が残ることにより2.7％の命が奪われるのは許容範囲と，医師および患者がとらえていると考えられる．人工肛門にするか，肛門括約筋が残るかというのはその後の生活の質（quality of life：QOL）では非常に大切なことである．この点，肛門を残すか残さないかということの違いは，医師にとっても患者にとっても目にみえて比較しやすい．

3）乳癌における乳房温存手術

乳癌では様々な要素が加わり一概にはいいにくいが，乳房切除術を施行した場合には，縮小手術，乳房温存手術に比べて，約2〜3％程度多くの命が救われるではないかとされている．これも乳房が残るか残らないかという違いはわかりやすい．

4）IPMNにおける機能温存・縮小手術

これに対し，IPMN 53例のうち再発例が12例で，うち8例が非浸潤癌，また9例は局所再発で，断端に異型上皮を認めた場合の再発率が高いという報告がある[21]．これは，非浸潤癌でも切離断端に腫瘍が残った場合には再発する可能性の高いことを示しており，膵の切離断端をできるだけ腫瘍陰性にしてIPMNを取りきるべきであるという指針を示す結果として重要なデータである．機能温存・縮小手術に対する警告を鳴らすデータといっても過言ではないかもしれない．手術における最大のQOLは再発しないこと，生きていることであり，特にIPMNでは「縮小」の意味を十分に考えて適応を決定することが必要である．

世界の報告と機能温存手術のこれから

世界的にも，われわれと同様にIPMNに対する縮小手術に疑義を唱えている論文が報告されている．フランスのグループは膵の分節切除の検討を行っているが，IPMNに対する手術としては多中心性発生，表層拡大のため再発が約40％と高率なため勧められないと報告している[22]．Sohnらも同様にIPMNの1，3，5年生存率がそれぞれ82，67，57％と思ったよりよくないと考えている[23]．IPMNは考えられているより悪性であることを認識して治療にあたるべきである．

十二指腸温存膵頭切除術の今後の発展にとって重要なことはIPMNの病態に関する未解決の問題点を明らかにしていくこと，解剖学的基礎研究を積み重ね技術的な問題点を解決すること，機能温存によっていかなる恩恵を受けたかを客観的に示していくことなどが必要となる．IPMNに対する安易な機能温存・縮小手術は避けるべきである．

10 IPMNの今後の展開と問題

IPMN/MCN国際ガイドラインの改訂版（第2版，2012年）[24]が出版されて，IPMNの基礎および臨床的研究がさらに進みつつある．

1) ガイドライン2012[24]に組み込まれた組織亜型を，ERCPで得られた膵液を検体材料として活用することによって今後の悪性度の予想の可能性が広がる．膵液細胞診としては，いまだ異型度の判定に決定的なものが得られておらず，また膵液CEAについては，膵管内を流れている膵液と嚢胞内に存在する膵液の濃縮度が一定でなく，これらによる良悪性診断の意義については今後の課題がある．
2) 嚢胞壁の結節隆起は相変わらず悪性の指標として重要である．
3) 悪性リスクを層別化するために悪性であることが強く示唆される"high-risk stigmata"（確診所見）に加えて，悪性が疑わしい"worrisome features"（疑診所見）が新たに定義された[24]．初版では，high-risk stigmataとして壁在結節，主膵管拡張，細胞診陽性と記載されていたが[25]，2012年版では，造影される嚢胞内の充実成分，主膵管径≧10 mm，閉塞性黄疸を伴う膵頭部の嚢胞性病変となった．初版では，壁在結節のない嚢胞径30 mm以上の分枝型IPMNの取り扱いに関して，ただちに手術適応とするかどうかは今後の検討を要するとされていた[25]が，2012年版[24]では，これはworrisome diseaseとされ，経過観察が可

能となった(手術適応から一段引き下げられた).また,主膵管型の手術適応に関して,2012年版では,6 mm以上の主膵管拡張を主膵管型と定義し,10 mm以上の主膵管径は "high-risk stigmata" として手術適応とし,主膵管径が5〜9 mmのIPMNに関しては,"worrisome features" ととらえ,さらなる精査を行うことを推奨している.

悪性の定義に関しては,2010年に改訂されたWHO分類でcarcinoma *in situ* はIPMN with high grade dysplasiaと定義された[26]のと同様に,2012年版のガイドラインではcarcinoma *in situ* はIPMN with high grade dysplasiaと定義された.IPMN with high grade dysplasia = carcinoma *in situ*, or = non-invasive carcinomaと明記されていないが,浸潤癌のみを悪性とすると解釈されてしまう恐れがあるので気をつけなくてはならない.われわれ臨床家が目標にしていく手術はできるだけ多く悪性のものを切除することであり,予後からいったら,carcinoma *in situ*,またはnon-invasive carcinomaの段階のIPMNを診断し切除するのが最高の目標となる.

なお,IPMNについては「column:『膵癌取扱い規約(第7版)』の注目ポイント」(p154)でさらに触れているので参照されたい.

文献

1) Kimura W et al:Duct-ectatic type of mucin producing tumor of the pancreas-New concept of pancreatic neoplasia. Hepatogastroenterology **43**:692-709, 1996
2) Kimura W et al:Problems in the diagonsis and treatment of a so-called mucin-producing tumor of the pancreas. Pancreas **16**:363-369, 1998
3) 山口幸二ほか:通常型膵癌とIPMTの同時/異時性多発の可能性.胆と膵 **23**:229-232, 2002
4) Moriya T et al:Minute invasive ductal carcinoma of the redisual pancreas after distal pancreatectomy for intraducta papillary-mucinous toumor. Int J Gastrointest Cancer **31**:191-197, 2002
5) Yamaguchi K et al:Pancreatic ductal adenocarcinoma derived from IPMN and pancreatic ductal adenocarcinoma concomitant with IPMN. Pancreas **40**:571-580, 2011
6) Kimura W et al:Analysis of small cystic lesions of the pancreas. Int J Pancreatol **18**:197-206, 1995
7) Sugiyama M, Atomi Y:Extrapancreatic neoplasms occur with unusual frequency in patients with intraductal papillary mucinous tumors of the pancreas. Am J Gastroenterol **94**:470-473, 1999
8) Yamaguchi T et al:Long-term follow-up of intraductal papillary mucinous neoplasm of the pancreas with ultrasonography. Clin Gastroenterol Hepatol **3**:1136-1143, 2005
9) Balcom JH et al:Ten-year experience with 733 pancreatic resections. Arch Surg **136**:391-397, 2001
10) 木村 理:高齢者の消化器疾患—外科の立場から.日老医誌 **39**:127-140, 2002
11) Kimura W:Strategies for the treatment of invasive ductal carcinoma of the pancreas and how to achieve zero mortality for pancreaticoduodenectomy. J Hepatobiliary Pancreat Surg **15**:270-277, 2008
12) 木村 理:膵管内乳頭粘液性腫瘍(IPMT)の病態と治療の問題点—十二指腸温存膵頭切除術の隘路.膵臓 **18**:175-179, 2003
13) Kimura W et al:Characteristics and treatment of mucin producing tumor of the pancreas. Hepatogastroenterology **45**:2001-2008, 1998
14) Kimura W, Nagai H:Study of surgical anatomy for duodenum-preserving resection of the head of the pancreas. Ann Surg **221**:359-363, 1995
15) Kimura W:Surgical anatomy of the pancreas for limited resection. J Hepatobiliary Pancreat Surg **7**:473-479, 2000

16) 今泉俊秀ほか：十二指腸温存膵頭全切除術．消外 **14**：475-488, 1991
17) Kimura W et al：Spleen-preserving distal pancreatectomy with conservation of the splenic artery and vein. Surgery **120**：885-890, 1996
18) Kimura W et al：Spleen-preserving distal pancreatectomy with preservation of the splenic artery and vein for intraductal papillary-mucinous tumor（IPMT）：Three interesting cases. Hepatogastroenterology **50**：2242-2245, 2003
19) Kimura W et al：Spleen preserving distal pancreatectomy for Intraductal Papillary-Mucinous Tumor（IPMT）. Hepatogastroenterology **51**：86-90, 2004
20) 第63回大腸癌研究会，直腸癌の局所切除の現況：アンケート集計，2005
21) 森田利奈ほか：膵管内乳頭腫瘍再発例の検討．日消外会誌 **36**：1002, 2003
22) Sauvanet A et al：Medial pancreatectomy：A multi-institutional retrospective study of 53 patients by the French pancreas club. Surgery **132**：836-843, 2002
23) Sohn TA et al：Intraductal papillary-mucinous neoplasms of the pancreas：An increasing recognized clinicopathological entity. Ann Surg **234**：313-322, 2001
24) Tanaka M et al：International consensus guidelines 2012 for the management of IPMN and MCN of the pancreas. Pancreatology **12**：183-197, 2012
25) Tanaka M et al：International consensus guidelines for management of intraductal papillary mucinous neoplasms of the pancreas. Pancreatology **6**：17-32, 2005
26) Bosman FT et al：WHO Classification of Tumours of the Digestive System. IARC, Lyon, France, 2010

木村理箴言⑪ 膵頭十二指腸切除術の在院死亡0を目指せ！

　高難度手術のひとつである膵頭十二指腸切除術（PD）の執刀235例中在院死亡0は最大の誇りである．だが，もしそのうち10人を手術で失っていたとしても，それらの言い訳ならいくらでもできるほど手術とは厳しいものである．

　たとえば，78歳，81歳の高齢だった，高度肥満の中高年男性だった，COPD（慢性閉塞性肺疾患）があった，術後出血に対する止血目的の血管造影のときは出血は止まっていたがまたすぐに腹腔内出血が始まった，透析中だった，患者さんが「死んでもいいから手術をしてくれ」といっていた，肝硬変がひどかった，soft pancreasだった，脂肪化が進んでいた，腸の癒着がひどかった，先天性胆道拡張症の術後のPDだった，術後痛がって痰を出さない患者だった，腹腔内ドレーンが血管に当たった，ドレーンが移動してしまいドレナージがうまくいかなかった，術後イレウスになった，などなど……．

　われわれはそれらを乗り越えて，PD在院死亡0/235という快挙を成し遂げた（現在0/275を更新中）．

　ちなみにNational Clinical Database（NCD）の2011年の結果では，8,575例のPDのうち239人（2.8％）が手術によって術後在院死亡し，自分で歩いて病院玄関から退院できなかったが，この日本のデータは諸外国に比べてかなりよい（Kimura W：Ann Surg, 2014）．

III. 各疾患の診断・治療

4 膵囊胞性病変の診断・手術適応決定
③ IPMNの悪性度
―― 体積測定(volumetry)と組織亜型

1 IPMNの悪性度――体積測定(volumetry)

われわれのグループのMurayamaら[1]は，拡張膵管全体のvolumetryが良悪性の鑑別に有効であることを報告した(図1)．これによると，良性のIPMN(腺腫)と悪性のIPMN(上皮内癌とIPMN由来浸潤癌を合わせたもの)との間に体積10 cm^{3}で線引きができることを示した(図2, 3)．膵管の拡張の程度が粘液産生のactivityに，ひいては悪性度に通じる可能性があるという興味深い結果と考えられる．

Watanabeら[2]は，MRCP像(magnetic resonance cholangiopancreatography)を用いて同様に拡張膵管のvolumetryを行い(図4)，Murayamaらと同様の結果を得た．

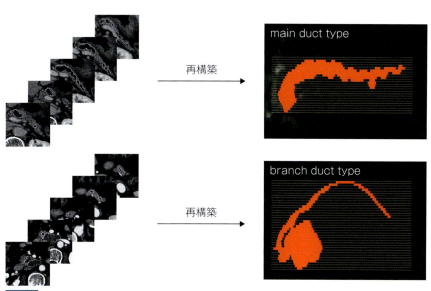

図1 膵管内・嚢胞内容積の測定法
3 mm幅の各CTスライスより認識できる主膵管，嚢胞を線によって確認できるようにしたのち，高性能スキャナー(Offirio, EPSON, Tokyo, Japan)に取り込みデジタル化．その後Photoshop(Adobe Systems)を使用して面積を測定．その面積にCTスライス幅の3 mm高をかけて近似化し，その立方体を積み重ねてもとの形状に再構築した．

(文献1より引用)

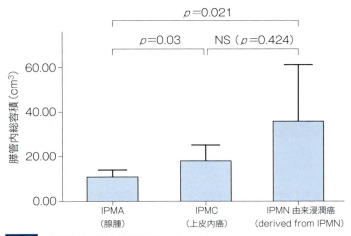

図2 IPMNにおける膵管のvolumetry

膵管内総容積(図3)について，腺腫と上皮内癌の間，腺腫と浸潤癌の間に有意差を認めた．上皮内癌と浸潤癌との間には有意差がなかった．

(文献1より改変)

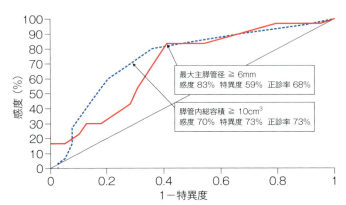

図3 受診者動作特性曲線(receiver operating characteristic curve：ROC曲線)によるcut-off値の解析

最大主膵管径≧6 mmおよび膵管内総容積≧10 cm³とした場合の感度，特異度，正診率を示す．

(文献1より引用)

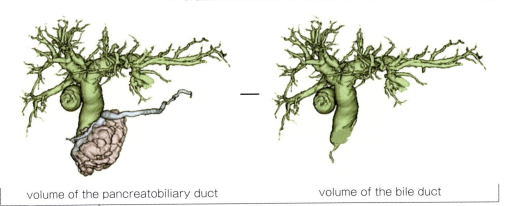

| volume of the pancreatobiliary duct | volume of the bile duct |

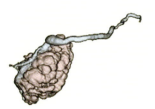 — 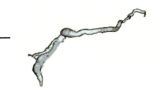 =

volume of the whole pancreatic duct — volume of the main pancreatic duct = volume of the main cystic lesion

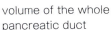

図4 IPMNのMRCPによるvolumetryの方法

（文献2より許諾を得て転載）

2 IPMNの悪性度──組織亜型

　山形大学第一外科において2000～2007年に手術を行ったIPMN症例61例を4つの亜型（図5）に分類し，臨床病理学的特徴および予後を検討したところ，61例中24例はgastric typeに，22例がintestinal typeに，12例がpancreatobiliary typeに，3例がoncocytic typeに分類された[3]．gastric type, intestinal typeの予後はpancreatobiliary typeと比較して良好であった（図6）．intestinal typeとpancreatobiliary typeは癌の頻度はほぼ同等であったが，intestinal typeはpancreatobiliary typeと比較してIPMN由来浸潤癌の頻度が低い傾向が認められた（図7）．intestinal typeのIPMN由来浸潤癌は，pancreatobiliary typeの由来浸潤癌と比較して予後がよい傾向が認められている（図8）．なお，由来浸潤癌はIPMNが基底膜を破って浸潤している像が確認されたもの（図9）とした．

　以上の結果から，gastric typeとintestinal typeのIPMNはpancreatobiliary typeと比較して悪性度が低いこと，またintestinal typeのIPMN由来浸潤癌はpancreatobiliary typeのIPMN由来浸潤癌より浸潤しにくく，slow growingである可能性が考えられる．

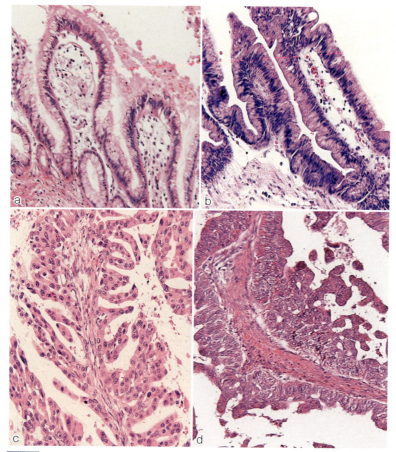

図5 それぞれの組織亜型の代表的なHE染色像

a：gastric type. b：intestinal type. c：pancreatobiliary type. d：oncocytic type（いずれも100倍）

（文献3より引用）

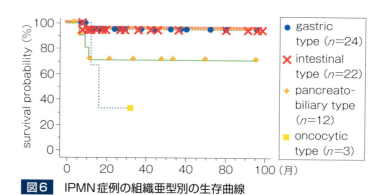

図6 IPMN症例の組織亜型別の生存曲線

gastric typeとintestinal typeの予後は良好であったが，pancreatobiliary typeとoncocytic typeの予後はこれらと比較して有意に予後不良であった．

（文献3より引用）

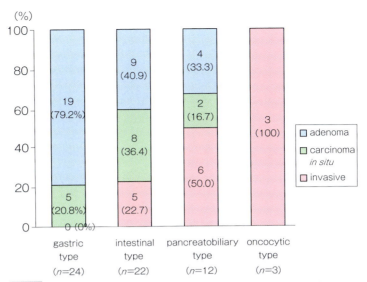

図7 それぞれのIPMN症例の組織亜型における悪性度診断とその頻度

invasive：IPMN由来浸潤癌の意味

（文献3より引用）

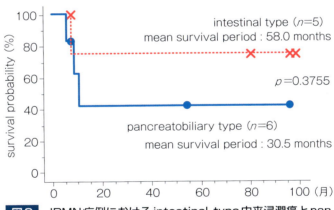

図8 IPMN症例におけるintestinal type由来浸潤癌とpancreatobiliary type由来浸潤癌の生存曲線

前者が後者に比べて有意差はないものの術後生存曲線は良好な傾向を呈した．

（文献3より引用）

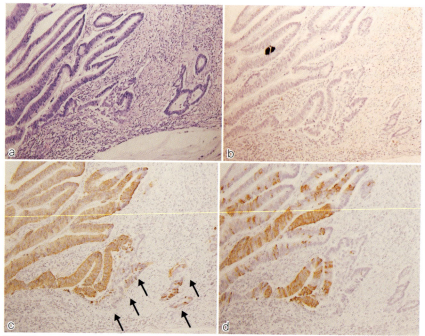

図9 IPMN由来浸潤癌

IPMNが基底膜を破壊して癌細胞が間質に浸潤している像がMUC2染色でみられる（矢印）．**a**：HE染色．**b**：MUC1染色．**c**：MUC2染色．**d**：MUC5AC染色（いずれも40倍）

（文献4より引用）

3 IPMN悪性度とKi-67（MIB-1 labelling index）

　IPMN 51例を軽度〜中等度異型上皮（腺腫），高度異型上皮（上皮内癌），IPMN由来浸潤癌（由来浸潤癌）に分類し，これらと通常型膵癌45例を対象とした．切除標本をKi-67による免疫染色（図10）を行って臨床病理学的に検討した．

　その結果，Ki-67による増殖能は軽度〜中等度異型上皮では1.8％と低値であった[4]（図11）．高度異型上皮（上皮内癌）は14.2％，IPMN由来浸潤癌の上皮内癌部は23.1％，IPMN由来浸潤癌の浸潤部は19.2％であった．通常型膵癌のKi-67は19.5％であった．軽度〜中等度異型上皮のKi-67は高度異型上皮（上皮内癌），由来浸潤癌上皮内癌部，浸潤部，通常型膵癌よりも有意に低値であった（$p<0.0001$）．また，由来浸潤癌の上皮内癌部のKi-67は上皮内癌（$p<0.01$），由来浸潤癌浸潤部（$p<0.01$），通常型膵癌（$p<0.05$）よりも有意に高値であった．

　これらを含むIPMN手術切除60例の5年生存率は軽度〜中等度異型上皮で100％，高度異型上皮（上皮内癌）で83.3％，由来浸潤癌で53.8％であり，通常型膵癌では10.3％であった．

　軽度〜中等度異型上皮IPMN，高度異型上皮（上皮内癌）IPMNは，由来浸潤癌，通常型膵癌より有意に予後良好であった（$p<0.0001$）［図12］．

　以上より，IPMNは高度異型上皮（上皮内癌）の段階で手術すべきであると考えられる．

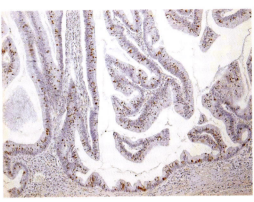
a. 10倍

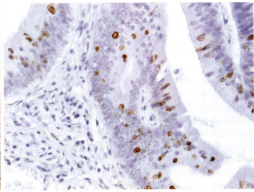
b. 40倍

図10 高度異型上皮（上皮内癌）Ki-67免疫染色像

（文献4より引用）

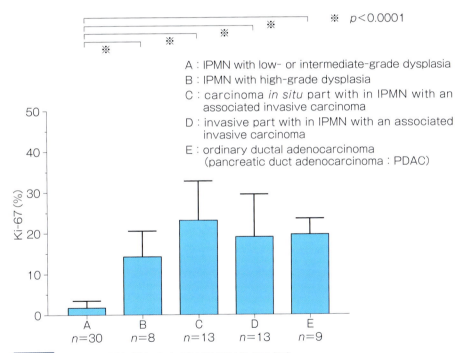

図11 IPMNのそれぞれの上皮におけるKi-67（％）

軽度〜中等度異型上皮のKi-67（MIB-1 labelling index）と高度異型上皮（上皮内癌），IPMN由来浸潤癌，通常型膵癌の間には統計学的に有意差を認めた（$p<0.0001$）．一方，上皮内癌と由来浸潤癌と通常型膵癌の間には有意差は認められなかった．

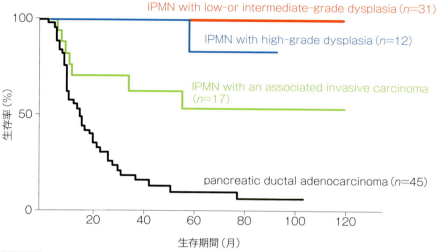

図12 IPMNとPDAC（通常型膵癌，浸潤性膵管癌）術後生存曲線
軽度〜中等度異型上皮（腺腫）IPMNの5年生存率は100％であった．高度異型上皮（上皮内癌）IPMNの予後は83.3％であった．IPMN由来浸潤癌の5年生存率は53.8％，通常型膵癌は10.3％であった．IPMNは浸潤性膵管癌（通常型膵癌，PDAC）より統計学的に有意に予後良好であった．

4 組織亜型とKi-67の関係

　形態学的，免疫組織学的な4つのsubtypesと悪性度の指標であるKi-67との関係を検討した．その結果，gastric typeのKi-67（3.99±6.78％）は他のtypeより統計学上有意に低値であることを示した．実際にIPMN 46例中でKi-67が10％以下のIPMN症例は再発死亡していない．すなわち，Ki-67からみるとgastric typeは他のtypeより悪性度が低く予後がよいということを示した[5]．IPMN全体でみるとgastric typeが他のtypeと比べて予後がよいということはFurukawaらが同様に示している[6]．gastric typeのinvasive carcinoma derived from IPMNは予後が悪くなるかもしれないが[6,7]，このような症例をわれわれは経験していない．

まとめ

　IPMNは通常型膵癌に比較して良好な予後が得られる．手術例の5年生存率は78％である．しかし，他臓器に浸潤したものや穿破したものの予後は悪い．今後，ERCPなどを用いた膵液細胞診やbrushing細胞診などを駆使して組織亜型が術前にわかれば，それに応じて，微妙にリンパ節郭清の程度を変えたり神経叢切除の程度を変えたりする至適手術が目指せる可能性がある．
　また，自検例ではIPMN由来浸潤癌の頻度は約22％であり，通常型膵癌の合併は2％にとどまる．経過観察例に浸潤癌が生じた可能性のある症例を安易に通常型膵癌の合併として納得してしまわず，あるいはそのように患者・家族を納得させてしまわず，そ

れがIPMN由来浸潤癌である可能性の厳しさを受け入れる必要がある．そのうえで，手術のタイミングがどの時期であったかの検証が必要となる．また，IPMN由来浸潤癌の可能性が高ければ，積極的に手術に踏み込み，望外の予後を得られる可能性がある．

IPMNに対しては通常の手術を安全・確実に行うことが非常に重要なことになる．IPMNの膵は，IPMN以外の部分は正常膵であることがほとんどである．つまりsoft pancreasなのである．この膵臓に対して膵頭十二指腸切除術を行うときにはその切除法，再建法，腹腔内ドレナージ，術後管理，患者の状態の把握など，すべての総合力が必要で，これらがうまく調和してはじめて患者は自分で歩いて退院できる．われわれは膵頭十二指腸切除術連続275例を手術で失うことなく退院させた．この手術におけるわれわれのそれぞれの手技に対する詳細は他著[8~10]に譲ることにする．

文献

1) Murayama S et al：Volumetric and morphological analysis of intraductal papillary-mucinous neoplasm of the pancreas using computed tomography and magnetic resonance imaging. Pancreas 40：876-882, 2011
2) Watanabe T et al：Volume of the whole pancreatic duct is useful in determining indication of surgery for intraductal papillary mucinous neoplasms of the pancreas：Analysis of 3D volumetry with MR cholangiopancreatography. Yamagata Med J 34：61-71, 2016
3) Takasu N et al：Intraductal papillary-mucinous neoplasms of the gastric and intestinal types may have less malignant potential than the pancreatobiliary type. Pancreas 39：604-610, 2010
4) Takeshita A et al：Clinicopathologic study of the MIB-1 labelling index (Ki67) and postoperative prognosis for intraductal papillary mucinous neoplasms and ordinary ductal adenocarcinoma. Pancreas 41：114-120, 2012
5) Watanabe T et al：MIB-1 idex (Ki67) of gastric type itraductal papillary-mucinous neopasms of the pancreas. Yamagata Med J 32：59-66, 2014
6) Furukawa T et al：Prognostic relevance of morphological types of intraductal papillary mucinous neoplasms of the pancreas. Gut 60：509-516, 2011
7) Mino-Kenudson M et al：Prognosis of invasive intraductal papillary mucinous neoplasm depends on histological and precursor epithelial subtypes. Gut 60：1712-1720, 2011
8) Kimura W：Strategies for the treatment of invasive ductal carcinoma of the pancreas and how to achieve zero mortality for pancreaticoduodenectomy. J Hepatobiliary Pancreat Surg 15：270-277, 2008
9) Kimura W：Pancreaticojejunal anastomosis, using a stent tube, in pancreaticoduodenectomy. J Hepatobiliary Pancreat Surg 16：305-309, 2009
10) 木村 理：膵頭十二指腸切除術．消外 31：2015-2028, 2008

木村理箴言 ⑫ 「て，に，を，は」ひとつで文章は変わる

「て，に，を，は」ひとつで，段落ひとつで，句読点ひとつで，書こうとしている意味が，内容が，そしてニュアンスが変わってしまう．文章を書くときには細心の注意を払わなくてはならない．

column

『膵癌取扱い規約（第7版)』[1]の注目ポイント

1 大変更点：Stage分類

第6版[2]ではT4だったPL（膵外神経叢）浸潤を，RP浸潤と同じT3に引き下げたこと，そしてそれによって，PL浸潤のStageがRP（膵後方）浸潤のStageと同じになったということ．

これまで，PLは日本の膵癌取扱い規約の特徴であり，プライドであった．

第6版（2009年[2]，2013年[3]）までは，癌がPLに浸潤していた場合にはT4であり，StageⅣであった（p5〜11）．またRP（膵後方）浸潤はT3であり，StageⅢであった．したがって，PLに浸潤があるかどうかはStageⅢかⅣかの診断の重要なポイントであった．PLとRPとを定義上区別することは臨床上・最終病理診断学上，StageⅢかⅣ（pathological stageⅢかⅣ）かどうかの診断で，重要な問題だったのだ．

しかし，今回の改訂によってPLとRPとを定義上区別する意義は，臨床実務上のT分類の問題，あるいはStage分類の問題からは消えることになる．（RP+，PL−）でも（RP+，PL+）でも，癌が上腸間膜動脈（SMA），腹腔動脈（CA）に及んでいなければT3，すなわちStageⅡ（第7版）になったのである．PLとRPとの実務上の区別[4,5]もStage分類の点において必要なくなった．

つまり，PL浸潤をRP浸潤と同じT3に引き下げたことによって，両者の境界の定義を画像診断学的にも解剖学的にもあいまいにしたままで，Stage分類が成り立つようになったということである．

UICCとStageを同等にしてわかりやすくする，あるいは英文論文を書きやすく・出しやすくなったかもしれない．しかし，これまで日本で膵癌取扱い規約が作られてきてから37年間，長い間温められてきた膵後方浸潤から神経叢浸潤の意味づけへの探求は，薄まった．なお，『膵癌取扱い規約（第7版）』（2016年）では，RPとPLは病理学的にも区別できないとされ，RP，PLともにT3，StageⅡとなり，両者が同じStageになったこと，つまり変わったことを十分に念頭に置き，2016年までの症例についてはStage分類を見直してStage別生存曲線を書き直す必要がある（表1）．

2 PL浸潤をT3に引き下げたことによって生じる新たな問題

『膵癌取扱い規約（第7版）』では腫瘍の浸潤が膵を越えて進展するが，CAもしくはSMAに及ばないものをT3とし，これらに及ぶ（浸潤す

表1 『膵癌取扱い規約』の第6版から第7版への重要な改訂

第6版（補訂版）まで
　　RP = T3 : StageⅢ
　　PL = T4 : StageⅣ
第7版（2016）
　　RP = T3 ⎱ StageⅡ
　　PL = T3 ⎰
つまり，2016年まで異なるStageに分類されていた日本の浸潤性膵管癌（pancreatic ductal adenocarcinoma : PDAC)(StageⅢ, Ⅳ)が，2016年7月（第7版）以降，同じStage（StageⅡ）に分類されていることを認識しなくてはならない．

column：『膵癌取扱い規約（第7版）』の注目ポイント ■ **155**

る：第7版，p6）ものをT4とする．つまり膵癌がSMA神経叢・脂肪織にとどまるものをT3とし，神経叢・脂肪織を越えてSMA外膜・中膜・内膜に浸潤するものをT4とする．

この点には以下の問題が生じる．

a) 画像でT3とT4は明確にわかるのか？ 区別できるのか？
b) もしわからなければ，術前（またはNAT前），あるいは非切除例のStageがわからないということか？
c) 180°未満のBR（borderline resectable）がT3のとき，癌がSMA外膜に達していないのは確実か？ 臨床病理学的証拠の積み重ねはあるのか？
d) 180°以上に取り囲んだとき，癌が外膜に必ず浸潤しているのか？ 臨床病理学的証拠の積み重ねはあるのか？
e) Stage ⅡのNAT［NAC（-RT）］後の手術だったのか，Stage Ⅲに対しての化学（放射線）療法が効いてサルベージ手術を行ったのかの判断は恣意的にならないか．

3 国際的コンセンサスのないBR（borderline resectable）の定義

そもそもBRについての国際的なコンセンサスは得られていない．あいまいである．BRの定義については，①MDアンダーソン，②AHPBA/SSO/SSAD，③Intergroup，④ISGPS，⑤MCW，⑥NCCNなどから出ており，それぞれ様々である．NCCNガイドラインひとつとっても2004年と2016年とでは大きく変わっており，しかも年毎に微細な変更が加えられ，基準も細くなっている．

今回の『膵癌取扱い規約（第7版）』の提案したBR（BR-PV，BR-A）の概念は癌の局所解剖学的進展度に重きを置いたものである．しかし，BRの概念に取り込まれなくてはならないと考えられるものには他にも，癌の生物学的な状態，病理学的所見，免疫組織化学的所見（p53など），患者の状態など，様々なものがある．国際的にはこれら様々なものにBR（borderline resectable）の概念が取り入れられなくてはならないとする考えが主流である．

切除可能かどうかについていえば，SMA合併切除を含めて肉眼的に膵癌を取り切ることはすでに広げられて行われてきた．それでも術後成績（長期予後）が上がらないことや合併症などによって見直されてきたものである．したがって「切除可能性分類」という文言を使っても，単に外科手技的に切除可能なのかという点に焦点が当てられてきただけでなく，その外科的切除によってその膵癌患者を治せるか，という問題を含んでいることは間違いない．BRにNATが魅力的，と考えられているのも，予後を意識した膵癌治療の総合的観点からみたものであろう．それならば，やはり単に解剖学的という部分を強調して云々するだけでなく，国際的な視野からみた生物学的な視点からみていくという考えは重要であり，今後わが国でも十分に念頭に置いて取り入れていかなくてはならないものである．そういう点では，Resectable（切除可能），Borderline Resectable（切除可能境界），といった"文言"そのものが臨床医の誤解を招く言葉になっている可能性があるので，注意が必要である[6]．

わが国で使われているBR（BR-PV，BR-A）の概念は癌の局所解剖学的状態に重きを置いたものである．したがって，今後BRという言葉を続けて使うとすればanatomical BR（あるいはanatomically BR，あるいはlocally spreading BR）などの用語で使っていくべきであろう．

4 病理分類のプライド

WHOに整合性を図るとしていながら，最も日本的な部分，プライドを残したのが，IPMNの組織分類である．intraductal papillary mucinous carcinoma, non-invasive = IPMN with high grade dysplasiaとした．これは古くから日本にある概念であり，癌は上皮から発生するということを念頭に置いたものである．特に腫瘍を扱うわれわれ臨床医は，IPMNの浸潤が画像診

断を含め臨床的に明らかになってしまってからの切除では，切除後の生存率が悪くなるため，「癌がぶどうの房の中にある状態」で，つまり「上皮内癌（non-invasive carcinoma, carcinoma in situ）の状態」で切除したいのである[7]．すなわち，臨床医の目的は，浸潤してない状態の癌を切除することである．

これが患者に「high grade dysplasia なので癌にはなっていません」と説明されるとすると，
a）「癌じゃないから手術はやらなくてもいいか」と考える患者（本人および家族）が，high risk stigmata を放置してしまう．
b）関係者（本人・家族・医療に携わるすべて）に手術の合併症（soft pancreas なので命にも関わる可能性がある）がより重くのしかかる，などの問題点が出てくる．つまり手術の結果が悪かったときに，しかも腫瘍が組織学的に high grade dysplasia だったときに，これが「癌であった」のか，「癌でなかった」のかの文言は手術をした外科医たちにも手術を勧めた内科医たちにも重い．「癌でなかった＝良性であった？？」という結果は関係者に重くのしかかる．手術で命に関わった場合に，患者家族に「癌じゃなかったのだから手術しなくてもよかったのかも……」と思われる可能性がある．

この点において，high grade dysplasia を非浸潤性癌（intraductal papillary mucinous carcinoma, non-invasive）とした意義は，第7版の意義として非常に大きい［参考：ヴェローナ・コンセンサスミーティング（2013）[8]］．

すなわち2013年Verona IPMN の組織診断についてのコンセンサス[8]が話し合われた．主な点は以下の通りである．
a）malignant IPMN という言葉を使わない．
high grade dysplasia と invasive carcinoma が混在してしまうからである．
b）IPMN の膵断端の術中組織診断をどのようにするか．
これは dysplasia の程度で表現するしかない．PanIN でもIPMN でも表せない．拡張膵管の拡張の程度で示すことはできないからである．このことはまさに著者がこれまで主張してきたことである[9]．
c）非浸潤上皮に highest grade of dysplasia を新たに設ける．
このことは high grade dysplasia をどう考えるかで微妙に意見が割れるのに，さらに grade 分類を増やすということをいっていると読める．dysplasia の grade を low, intermediate, high, highest と分けることになる．これは high grade dysplasia をさらに high と highest に分けるということで，これまで high grade dysplasia には2段階の異型度の上皮が合わせて含まれていたことを意味する．highest grade dysplasia こそ carcinoma in situ とみなしてよいのか？ それも含んで，そうでないものも high grade dysplasia といっていたから，これを切除というのにためらいがあったのか，などの疑念が残る．Verona のコンセンサスミーティングの本文中[8]には"high grade dysplasia の中に最も異型度の高い highest-grade dysplasia があり，carcinoma in situ として世界中に使用されているが，この文言はあくまでも，non-invasive carcinoma と明示して使われるべきである"とされている．non-invasive carcinoma（carcinoma in situ）の存在，文言を主張してきた日本の声が届いたと考えられ，より使いやすい病理分類となってきた．結局，膵管上皮を異型度Ⅰ，異型度Ⅱ，異型度Ⅲ，異型度Ⅳに分けてきた論文[9]に近づいてきたといえないだろうか（cf：異型度Ⅴは浸潤癌[9]）．
d）上皮を組織亜型（gastric type, intestinal type, pancreatobiliary type, oncocytic type）に分けることは有効である．
ちなみに膵管上皮（Vater 乳頭部の上皮）を組織亜型（intestinal type, pancreatobiliary type）に分けてこれらの文言を使ったたのはわれわれが世界で初めてである[10]．

e) "minimal invasive" という文言は使わない. 代わりに浸潤を5 mm以下, 5〜10 mm, 10 mm以上と記載する.

文献

1) 日本膵臓学会（編）：膵癌取扱い規約, 第7版, 金原出版, 東京, 2016
2) 日本膵臓学会（編）：膵癌取扱い規約, 第6版, 金原出版, 東京, 2009
3) 日本膵臓学会編：膵癌取扱い規約, 第6版（補訂版）, 金原出版, 東京, 2013
4) 木村 理, 渡邊利広：膵頭神経叢の解剖と郭清の意義. 日外会誌 112：170-176, 2011
5) 木村 理：膵癌取扱い規約とTMN分類―特に膵後方浸潤と膵外神経叢浸潤の定義について. 外科 74：468-475, 2012
6) 木村 理：2016 IAP International consensus の概要―コンセンサスは得られたか？ 肝胆膵 74：619-623, 2017
7) Kimura W：Intraductal papillary mucinous neoplasm（IPMN）：UPDATE. Yamagata Med J 33：55-60, 2015
8) Adsay V et al：Members of Verona Consensus Meeting, 2013：Pathologic evaluation and reporting of intraductal papillary mucinous neoplasms of the pancreas and other tumoral intraepithelial neoplasms of pancreatobiliary tract：recommendations of verona consensus meeting. Ann Surg 263：162-177, 2016
9) Kimura W：Proposal for the classification of epithelial atypism of pancreatic duct lesions. Hepatogastroenterology 54：2155-2158, 2007
10) Kimura W et al：Different clinico-pathologic findings in two different histologic types of carcinoma of the papilla of Vater. Jpn J Cancer Res 85：161-166, 1994

III. 各疾患の診断・治療

4 膵囊胞性病変の診断・手術適応決定
④ MCN

1 臨床病理学的特徴

　MCNは厚い被膜におおわれた球形の隔壁を有する腫瘍で（図1），中年女性（平均年齢約48歳）の膵体尾部に好発する[1]という特徴がある．組織学的には卵巣様間質を有することが多い[2]．ほとんどが女性にみられるため，男性例でMCNの診断がなされたものは慎重に見直し，再検討すべきである．MCNの頻度はこれまでの報告よりかなり少なく，IPMNの10%程度ではないかと考えられている．

　卵巣様間質は卵巣の間質に類似した細胞密度の高い間質[3]（図2）で，円形あるいは細長い核と，細胞質の乏しい紡錘形の細胞が密に集合したもの[4]とされる．免疫染色ではビメンチン陽性，smooth muscle actin陽性，プロゲステロンレセプター（PR）およびエストロゲンレセプター（ER）には時に陽性となる．量的にはHE染色の弱拡大で，卵巣様間質が青いゾーンとして認識されれば十分である．

2 MCNの切除成績

　わが国におけるMCNの切除後の成績は，5年生存率45%，10年生存率40%と決して良好ではない．卵巣様間質を有するMCNの腺癌の頻度は156例中17.3%であった[12]．またMCNは，腺腫と腺癌の鑑別が容易ではなく，囊胞性腫瘍の経過観察中に浸潤開始時期を予想することや，早期の浸潤を画像でとらえることは困難である．MCNのほとんどは膵体尾部囊胞なので，脾温存あるいは脾摘を伴う膵体尾部切除術を施行することが多く，周術期の合併症や死亡率は少ない．以上のことから，MCNと診断がつけば手術の適応となる．Mayo Clinicにおける切除84例のMCN（女性70例，男性14例）のうち54例が腺腫，23例が非浸潤性腫瘍，7例が癌であったが，癌のうち5例は死亡したことから，癌の予後は悪いとしている[5]．同様に，フランスにおけるMCNは78例の5年生存率が63%であった[6]．MCNの術後遠隔成績に関する主な報告[4,5,7〜10]では，腺腫・非浸潤癌例の切除後の予後は極めて良好である．一方，浸潤癌では5年生存率は17〜50%であった．

　わが国の全国集計では179例全例が女性であった．平均年齢は56（19〜74）歳であった．悪性例は30.6%であった．5年生存率は腺腫・非浸潤癌で100%，浸潤癌で38%であった[7]．

　2006年12月に344例のレビューが報告された[11]．この論文は，MEDLINEで検索

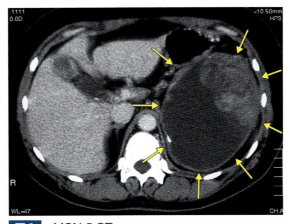

図1 MCNのCT

肥厚した線維性被膜が認められ，夏みかん様である．

(文献14より引用)

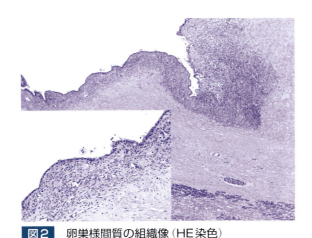

図2 卵巣様間質の組織像（HE染色）

(文献14より引用)

しえた1996〜2005年の英文報告25編をまとめ，MCNを卵巣様間質が存在したもののみとしてまとめた論文10編の症例と，卵巣様間質がない症例も含めてまとめた論文15編の症例を比較検討したものである．卵巣様間質のみの症例をまとめた論文では99.7％が女性で平均年齢は47歳，94.6％が膵体尾部に存在し，腫瘍の大きさは平均8.7 (0.6〜35) cmで，76％が有症状，6.8％に主膵管との交通を認め，27％が悪性であった．一方，卵巣様間質のない症例を含んだ論文では女性79.5％，平均年齢53歳，39.3％が悪性であった．すなわち，卵巣様間質がない症例を含めてまとめた論文では卵巣様間質が存在したもののみとしてまとめた論文に比較して，より高齢で男性例も約20％に存在し，悪性例が多い，という結論であった．この結果より，卵巣様間質の存在しない症例はIPMNとMCNの中間的な位置づけのものではないかと報告している．この報告では，卵巣様間質の有無で臨床病理学的に比較されているところに意義がある．

　Yamaoら[12]は，日本膵臓学会における多施設共同研究で卵巣様間質の存在が病理

表1 IPMNとMCNの鑑別点．日本膵臓学会嚢胞性膵腫瘍分類小委員会診断基準案（2003年改変）

	IPMN	MCN
被膜	ほとんど認めない	認める
卵巣様間質	認めない	認めることが多い
膵管との交通	認める	認めないことが多い
膵管内進展	認める	認めないことが多い
随伴性膵炎	認めることが多い	認めないことが多い
好発年齢	壮年～高年	中年
性別	男性に多い（男：女＝2：1）	ほとんどが女性

表2 IPMNとMCNの特徴

IPMN	ぶどうの房
MCN	夏みかん

学的に確定したMCN 156例中，非浸潤癌が21例（13.4％）に，浸潤癌が6例（3.9％）に認められたとし，MCNの大きさと粘液結節性病変が悪性MCNの指標となると結論している．

MCNの手術方針としては，拡大手術か標準手術か，どの程度の病巣にどの程度のリンパ節郭清を伴った術式にするかは，症例における進行度によって決定するのがよいと考えられる．

MCNで脾温存膵体尾部切除術が適応になるときは，脾動静脈を温存するとき（Kimura法）に特に注意を払うポイントがある．ある大きさ以上のMCNでは厚い線維性被膜を有し，これが脾動静脈に一定の範囲以上に固着しているからである．このときはMCNから脾静脈およびその分枝を剥離し，結紮切離するのに難渋することがあることを念頭に置く．Kimura法の遂行をある時点（手術時間，出血量，癒着の程度）で断念し，脾摘を加えた膵体尾部切除術にすべきである．

3 IPMNとMCNの鑑別

膵の腫瘍性嚢胞の理解を明らかにするためには，IPMNとMCNとの鑑別が重要である．MCNとIPMNは膵管が嚢胞状に拡張するという点，および粘液を産生するという点からは共通している．また，両者はいずれも膵管上皮由来で同一の組織像を示す．しかし，発生年齢，性，発生部位，卵巣様間質，被膜，膵管との交通，随伴性膵炎の有無などについての臨床病理学的特徴には大きな違いがある（表1）．すなわち日本膵臓学会嚢胞性膵腫瘍分類小委員会でも明らかにされたように，MCNとIPMNとは臨床病理学的に明らかに異なった疾患である．また，MCNは診断され次第，手術の適応であるが，IPMN分枝型の約60％は切除せずに経過観察が可能であるという点からも，両者は厳密に区別されるべきものである．

この中で，MCNの定義として卵巣様間質が絶対必要条件であるということを，欧米のグループがかなり強硬に主張していた．さらに卵巣様間質を伴わないMCNはIPMNとして取り扱うという主張である．一方われわれは，術前に鑑別診断をつけて手術適応を決めなくてはならないという臨床実務上，IPMNとMCNの鑑別は画像上で行うのがよいのではないかと主張してきた．つまり「MCNは肉眼的に球形で嚢胞

全体を被包する固有の線維性被膜を有するもの，IPMN の分枝型は拡張した膵管分枝が集合したもので全体の外郭は球形ではなく凹凸のあるもの」と，画像診断的あるいは肉眼的に定義するのがよい．すなわち，画像診断学的に IPMN は「ぶどうの房」，MCN は「夏みかん」と特徴づけられるのである（表2）．

　MCN と卵巣様間質との強い関係を主張した Zamboni ら[4]も，MCN の中の14％は卵巣様間質のないものがあること，それらは卵巣様間質のあるものより浸潤傾向の強いことを報告している．日本膵臓学会嚢胞性膵腫瘍分類小委員会の全国調査では，卵巣様間質のない MCN は25/173（14.5％）にのぼっており，卵巣様間質のないものがあるものより悪性の頻度が高く術後成績の悪い傾向を示している[7]．卵巣様間質を MCN の定義の絶対条件とすると，MCN にも IPMN にも分類できない症例が生じてくるが，それらをすべて IPMN として取り扱おうというのである．

　この点につき筆者は，国際ガイドライン（初版）[13]作成時に卵巣様間質を有さない MCN 様の病変が存在すること，それを IPMN として扱うのは正しくないことを主張した[14]．その結果，卵巣様間質のない MCN は indeterminate mucin-producing cystic neoplasm（未解決の粘液産生膵腫瘍）とされた．卵巣様間質がないものはすべて IPMN とするとしていた欧米の医師達から重要な譲歩を引き出したものと考えている[15]．

文献

1) Kimura W, Makuuchi M：Operative indications for cystic lesions of the pancreas with malignant potential -our experience. Hepatogastroenterology **46**：483-491, 1999
2) Kloppel G et al：World Health Organization International Histological Classification of Tumours：Hisotological typing of tumors of the exocrine pancreas, 2nd ed, Springer, Berlin, Heidelberg, New York, Barcelona, Budapest, Hong Kong, London, Milan, Paris, Santa Clara, Singapore, Tokyo, 1998
3) Compagno J, Oerter JE：Mucinous cystic neoplasms of the pancreas with overt and latent malignancy（cystadenocarcinoma and cystadenoma）. Am Soc Clin Pathol **69**：573-580, 1978
4) Zamboni G et al：Mucinous cystic tumors of the pancreas. Am J Surg Pathol **23**：410-422, 1999
5) Sarr MG et al：Clinical and pathologic correlation of 84 mucinous cystic neoplasms of the pancreas. Ann Surg **231**：205-212, 2000
6) Borgne JL et al：Cystadenomas and cystadenocarcinomas of the pancreas. Ann Surg **230**：152-161, 1999
7) Suzuki Y et al：Japanese multiinstitutional study of intraductal papillary mucinous tumor and mucinous cystic tumor. Cystic neoplasm of the pancreas：a Japanese multiinstitutional study of intraductal papillary mucinous tumor and mucinous cystic tumor. Pancreas **28**：241-246, 2004
8) Wilentz RE et al：Pathologic examination accurately predicts prognosis in mucinous cystic neoplasms of the pancreas. Am J Surg Pathol **23**：1320-1327, 1999
9) Thompson LD et al：Mucinous cystic neoplasm（mucinous cystadenocarcinoma of low-grade malignant potential）of the pancreas：a clinicopathologic study of the pancreas. Am J Surg Pathol **23**：1-16, 1999
10) Le Borgne J et al：Cystadenomas and cystadenocarcinomas of the pancreas：a multiinstitutional retrospective study of 398 cases. French Surgical Association. Ann Surg **230**：152-161, 1999
11) Goh BK et al：A review of mucinous cystic neoplasms of the pancreas defined by ovarian-type stroma：clinicopathological features of 344 patients. World J Surg **30**：2236-2245, 2006

12) Yamao K et al：Clinicopathological features and prognosis of mucinous cystic neoplasm with ovarian-type stroma：a multi-institutional study of the Japan pancreas society. Pancreas **40**：67-71, 2011
13) Tanaka M et al：International consensus guidelines for management of intraductal papillary mucinous neoplasms of the pancreas. Pancreatology **6**：17-32, 2005
14) Kimura W et al：Definition of MCN (mucinous cystic neoplasm of the pancreas) and a proposal for a new concept of MRN or MSN (mucinous round or spherical neoplasm). Hepatogastroenterology **54**：1954-1956, 2007
15) 木村　理ほか：IPMNに対する外科治療指針の現況．膵臓 **23**：473-480, 2008

木村理箴言 ⑬　外科医が100人いたら，100通りの手術（膵頭十二指腸切除術）がある

　膵頭十二指腸切除術といっても，切除範囲やリンパ節郭清から再建方法まで人によって様々である．教科書を読み，先輩の施行していた手術を模倣し，先輩から指導された方法を実践することから始まり，学会で目にし耳にした方法を参考にし，自分自身の大小様々な苦い経験を積み重ね，それを反省することによって，様々に改良された方法をひねり出す．膵と消化管の吻合は一期的か二期的か，再建の順序は胃膵胆か膵胆胃か，粘膜・粘膜吻合法か嵌入法か，輸入脚空腸を吊り上げる経路は後腸間膜経路か，前結腸経路かあるいは後結腸経路か，これらを膵の固さ・疾患の種類によって変えるか変えないかなど，細かな点を挙げるときりがない．

　これに幽門輪温存膵頭十二指腸切除術（PpPD）や，膵胃吻合などが加わり，選択の幅はさらに幾何級数的に広がり，"膵頭十二指腸切除術"のバリエーションはますます大きくなっている．まさに「外科医が100人いれば100通りの膵頭十二指腸切除術がある」（木村　理：外科 **59**：697-702, 1997）といっても過言ではない．

Ⅲ. 各疾患の診断・治療

4 膵嚢胞性病変の診断・手術適応決定
⑤ 漿液性嚢胞腫瘍（SCN）

1 特徴，分類，画像診断，治療

　漿液性嚢胞腫瘍（serous cystic neoplasm：SCN）は，Compagnoら[1]とHodgkinsonら[2]が1978年に最初に提唱し，膵腫瘍全体の1～2％と比較的まれな膵嚢胞性腫瘍で，グリコーゲンに富む淡明な細胞で構成される小型の嚢胞が蜂巣状（honeycomb appearance）に集簇する（microcystic），特徴的な肉眼形態を示すとされている．嚢胞内は通常，漿液で満たされている．彼らは，mucinous cystic neoplasm（MCN）と比較してSCNはmalignant potentialがない良性な腫瘍で予後がよいため，診断がつけば，胆管，十二指腸に狭窄を及ぼす可能性が少ない膵体尾部病変の手術適応はないと述べている．しかし，最近の画像診断の発達や症例の蓄積により肉眼的形態の多様性が明らかとなり，他のmalignant potentialを有する膵腫瘍との鑑別診断に苦慮する症例や，少数ながらも悪性（serous cystadenocarcinoma）の報告があるため，その取り扱いには注意する必要がある．

a 特　徴

　SCNの原著1編とSCNのレビュー2編を表1に示す[3～5]．平均年齢は56.6～62.1歳で女性が75～86％と多い．有症状例は53～68％で，腹痛，腫瘤触知，体重減少，閉塞性黄疸，消化管出血，急性膵炎などがある．平均腫瘍径は約5cmで，22cmにも達する症例もある．発生部位は，頭部が38～44％，体尾部が48～61％，膵全体が1～3％であり，どの場所からも発生する．

b 分　類

　『膵癌取扱い規約（第7版）』[6]では病理学的に漿液性嚢胞腺腫と漿液性嚢胞腺癌の2つに分類しているのみであるが，WHO[7]ではserous microcystic adenoma, serous oligocystic adenomaとserous cystadenocarcinomaに，Armed Forces Institute of Pathology（AFIP）[8]ではmicrocystic serous cystadenoma, macrocystic serous cystadenoma, solid serous adenoma, von Hippel-Lindau-associated serous cystic neoplasm, serous cystadenocarcinomaに分類しており，それぞれ微妙に異なっている．

　われわれの用いているSCNの肉眼形態分類のシェーマを示す（図1）．SCNの典型例は微小嚢胞の集簇であるmicrocystic typeであるが，構成される嚢胞が数cmと大きく肉眼的に多房性嚢胞性腫瘍を示すmacrocystic typeがある（図2，割面像）．mixed

表1 文献からみたSCNの特徴

	原著	review	
	Tsengら[3]	Galanisら[4]	Borgneら[5]
症例数	106	158	170
性別			
男性	24.50%	25%	14%
女性	75.50%	75%	86%
平均年齢（歳）	61.5±13.1	62.1±13.2	56.6
有症状例			
合計	53%	64%	68%
腹痛	25%	47%	48%
腫瘤触知	10%	―	15%
体重減少	6%	14%	3%
嘔気，嘔吐	―	6%	―
黄疸	7%	4%	5%
消化管出血	―	2%	―
急性膵炎	1%	―	1%
平均腫瘍径（cm）	4.9±3.1	5.1±3.7	4.9(2〜22)
腫瘍局在			
頭部	44%	42%	38%
体尾部	56%	48%	61%
膵全体	―	3%	1%

（文献10より引用）

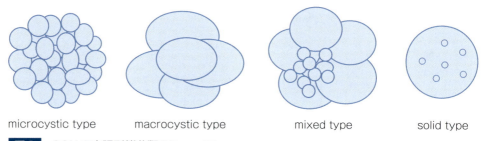

図1 SCNの肉眼形態分類のシェーマ

typeはmicrocystic typeとmacrocystic typeの混合である．まれであるが，顕微鏡下の微小嚢胞で肉眼的には充実性腫瘍にみえるsolid typeがある．単房性のunilocular typeも報告されており，macrocystic typeのまれな亜型と考えられる．

c 画像診断

　SCNの典型であるmicrocystic typeあるいはmicrocystic areaを含むmixed typeは特徴的な画像所見を有し，他の膵囊胞性腫瘍との鑑別は比較的容易である．微小嚢胞の集簇である蜂巣状構造（honeycomb appearance）と囊胞間隔壁のhypervascularityが重要である[9]．中心部が線維化，石灰化することによるcentral stellate scarやsun-burst appearanceを認めることがある．

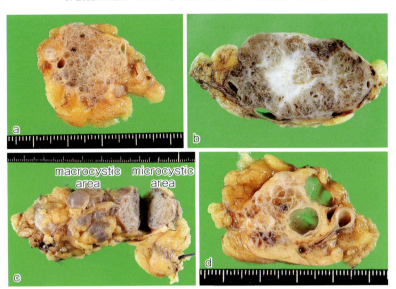

図2 膵体尾部に発生したSCN（a〜dいずれも同一症例）
a：microcystic type：微小嚢胞の集簇により，肉眼で海綿状または蜂巣状にみえる．
b：ホルマリン固定後割面像：中心部に星芒状の瘢痕（central stellate scar），中心石灰化（sun-burst appearance）を認める．
c, d：膵体尾部にmacrocystic 領域とmicrocystic 領域が混在している．

macrocystic typeは，数cm大の嚢胞だけで構成されるため，IPMNに類似した形態を示し，鑑別診断には注意を要する．multidetector-row computed tomography（MDCT）により，thin sliceで高空間分解能な画像が容易に得られるようになり，鑑別診断が困難な症例でも，voxel dataからmultiplanar reconstruction（MPR）画像で多断面から観察することで特徴的なmicrocystic areaを描出できれば診断できる．

MRIは，T2強調画像で嚢胞部分は著明な高信号を示し，隔壁が低信号を示す腫瘍として描出される．T1強調画像では低信号を示すが，嚢胞内に出血を生じた場合や，ゼリー状の内容液となった場合はT1強調画像でも等〜高信号を示す．magnetic resonance cholangiopancreatography（MRCP）では嚢胞性病変を反映し，分葉状の著明な高信号腫瘍として描出される．

endoscopic retrograde pancreatography（ERP）では主膵管との交通はないが，主膵管や分枝膵管の圧排，狭窄を認めることがある．

solid typeは，体外式ultrasonography（US）で境界明瞭な低エコーの充実性腫瘍として描出されることが多く，カラードプラUSや造影USでは血流シグナルの著明な増加を認める．endoscopic US（EUS）では周囲にhaloを伴う境界明瞭な高エコー充実性腫瘍として描出され，ミクロレベルの微小嚢胞による後方エコー増強の集簇による．USで低エコー，EUSで高エコーの充実性腫瘍となることがsolid typeの特徴であるとの報告もある．CTでは，充実性で造影早期から著明に濃染するhypervascular tumorとして描出され，膵内分泌腫瘍に酷似する．

unilocular typeはMCN，仮性嚢胞，貯留嚢胞や単純性嚢胞との鑑別診断が問題となる．unilocular typeの全体に外側に凸な分葉状形態であること，被膜が薄いこと，

壁造影効果がないことなどの特徴を画像で得ることや，MCNの臨床的特徴と比較することが診断につながる．

d Serous cystadenocarcinomaの特徴

serous cystadenocarcinomaは文献的には報告は少なく極めてまれである．Galanisら[4]のレビューでは，158例中2例（約1.3％）がcystadenocarcinomaであったと報告しており，おおよそこの程度の頻度であると推測される．

渡邊ら[10]のserous cystadenocarcinoma 24例のレビューによると，平均年齢は67.5歳，男女比8：16で女性が多く（66％），記載のある20例中16例（80％）が何らかの症状を有していた．SCN全体に比べ，高齢男性に多く，有症状例が多い．腫瘍局在は，膵頭部が5例（21.7％），膵体部または尾部が16例（69.6％），膵全体が2例（8.7％）であり，体尾部に多い．平均腫瘍最大径は約7.7 cmで，SCN全体の平均より大きい．肝転移が8例，リンパ節転移が5例あり，その他は，神経・血管周囲浸潤，間質浸潤，脾臓，十二指腸，胃，結腸間膜への直接浸潤であった．予後に関しては，2008年にFrankoら[11]が，5 cmの門脈浸潤のある膵頭部SCNを非切除で経過観察したところ，3年後に異時性肝転移をきたし，45ヵ月で原病死したと報告している．

e 治　療

SCNの手術適応に関して多くの報告で共通していることは，有症状例，他の膵腫瘍との鑑別診断困難例（IPMN，MCN，神経内分泌腫瘍など），発育様式（浸潤性または多結節性発育），急速な増大傾向，腫瘍径である．典型的には境界明瞭な球形または分葉形で膨張性発育を示すが，通常の良性腫瘍と異なり，膵実質や周囲組織にあたかも"浸潤性"に発育する部分を認めることがある．Compagnoら[1]は，神経・ランゲルハンス島が腫瘍内に存在し，腫瘍細胞が正常膵組織に不規則に浸潤することを報告している．浸潤性または多結節性発育様式は，悪性報告例の多くで認められる．これは腫瘍径が大きくなるほど顕著であり，症状出現，脈管侵襲も伴ってくる．

われわれ[12,13]は，SCNが大きくなると上流膵組織の腺房組織の脱落をもたらすこと，強固な癒着などにより拡大手術が必要になることがあること，5 cmの自験例の病理組織学的所見に間質浸潤や神経浸潤を疑わせる所見がみられたことから，4 cmを超えるものは積極的切除の方針が望ましいとしている．Tsengら[3]も，106例のSCNのうち径4 cmを超えたものは有意に有症状例が多く，年間腫瘍増大率が高いため，手術適応であるとしている．渡邊ら[9,10]は，肝転移をきたしたSCNはすべて径4 cm以上であることから，腫瘍径4 cm以上を手術適応とすることは妥当であるとしている．

手術は郭清を伴わない切除で十分であると思われる．しかし，少数ではあるがリンパ節転移を伴った症例も報告されている．現状では，各症例に合わせてリンパ節郭清範囲を決定するしかない．

典型的なSCNの診断は比較的容易である．しかし，macrocystic typeやsolid typeは，malignant potentialを持つ他の腫瘍との鑑別診断が容易でないことが多い．SCNの悪性例はまれであるが，手術適応は慎重に決定しなければならない．有症状例，高

度脈管侵襲例，他腫瘍との鑑別診断困難例，急速増大例，腫瘍径4cm以上に該当する症例は，外科的切除を考慮する[14].

2 SCN全国集計（2012）で何が明らかになったか

　SCNは，Compagnoら[1]とHodgkinsonら[2]が1978年に最初に提唱し，膵腫瘍全体の1〜2％と比較的まれな膵嚢胞性腫瘍で，グリコーゲンに富む淡明な細胞で構成される小型の嚢胞が蜂巣状（honeycomb appearance）に集簇する（microcystic）特徴的な肉眼形態を示すとされている．彼らは，MCNと比較してSCNは，malignant potentialがない良性の腫瘍で予後がよいため，診断がつけば胆管，十二指腸に狭窄を及ぼす可能性が少ない膵体尾部病変の手術適応はないと述べている．しかし，最近の画像診断の発達や症例の蓄積により肉眼的形態の多様性が明らかとなり[15]，他の膵腫瘍との鑑別診断に苦慮する症例も散見される．近年，画像診断の発達や概念の定着に伴い，SCNの報告が増加してきている．それに伴い様々な問題点も浮き彫りになってきた．

　問題は，SCNは本当に良性で診断がつけば経過観察してよいかということである．悪性（漿液性嚢胞腺癌）の報告は散見されるが，絶対的に良性腫瘍であると断言するには症例の蓄積が足りない．そこで，日本膵臓学会の嚢胞性膵腫瘍委員会のworking groupのひとつとしてSCN working groupが結成され，多施設のSCN症例が集計検討された[16]．委員のメンバーは，委員長：木村理（山形大学消化器・一般外科），委員：花田敬士（JA広島厚生連尾道総合病院内視鏡センター），阿部秀樹（茨城県立中央病院外科），森谷敏幸（山形大学消化器・一般外科），病理：柳澤昭夫（京都府立医科大学大学院医学研究科人体病理学），福嶋敬宜（自治医科大学病理学講座），大池信之（昭和大学第一病理学教室），清水道生（埼玉医科大学国際医療センター病理診断科）であった（所属は当時のもの）．

　SCN切除例は病理で確定診断のついたもの，経過観察例に関しては各施設がSCNと診断してフォローアップしている症例とし，以下の項目でアンケート調査が実施された．

　年齢，性別／初回診断日，最終診断日／症状，急性膵炎・慢性膵炎の有無／Von Hippel Lindow病の合併／腫瘍の局在，腫瘍径／CT所見，hypervascularity, sunburst appearance, honeycomb appearanceの有無／MRIでのT1 low intensity, T2 high intensityの有無，honeycomb appearanceの有無／ERCPでの主膵管との交通の有無，主膵管の拡張，狭窄，途絶の有無／EUSでのhoneycomb appearanceの有無／IDUSでのhoneycomb appearanceの有無／対外式USでのhoneycomb appearanceの有無／画像所見からのmicrocystic type, macrocystic type, mixed type, solid typeへの分類／生検の有無とその方法（内視鏡的，経皮的，腹腔鏡下），生検結果／経過観察した理由／術式，腹腔鏡下の使用の有無／合併切除臓器／術前，術後の観察期間／予後，現病死の有無／再発の有無／肉眼所見からのmicrocystic type, macrocystic type, mixed type, solid typeへの分類／膵内の病理所見では核異型，乳頭状増殖，Ki-67 labeling index, 神経周囲浸潤，膵実質への浸潤，リンパ管浸潤，脈管

表2　SCNの特徴（文献と全国調査との比較）

著者 (報告年)	Massachusetts Tseng[3] (2005)	Johns Hopkins Galanis[4] (2007)	フランス Borgne[5] (1999)	イタリア Bassi[17] (2003)	日本 Kimura[16] (2012)		
症例数	106	158	170	100	172	82	90
対象症例	86例切除	全例切除	144例切除	68例切除		経過観察例	切除例
性別　男性	24.50%	25%	14%	13%	29%	35%	23%
女性	75.50%	75%	86%	87%	71%	65%	77%
平均年齢(歳)	61.5±13.1	62.1±13.2	56.6	52.1	61±13	65±12	58±12
有症状例							
合計	53%	64%	68%	44%	20%	5%	33%
腹痛	25%	47%	48%	33%	12%	2%	19%
腫瘤触知	10%	―	15%		2%	0%	3%
体重減少	6%	14%	3%	6%	―	―	―
嘔気，嘔吐	―	6%	―	―	1%	0%	2%
黄疸	7%	4%	5%	1%	1%	0%	1%
消化管出血	―	2%	―		1%	0%	1%
急性膵炎	1%	―	1%		4%	2%	2%
平均腫瘍径(cm)	4.9±3.1	5.1±3.7	4.9(2-22)	―	4.1±2.8	3.7±2.8	4.4±2.7
腫瘍局在							
頭部	44%	42%	38%	31%	39%	41%	37%
体部	56%	48%	61%	27%	35%	32%	38%
尾部	―	―	―	25%	22%	22%	22%
膵全体	―	3%	1%	頸部14%	鉤部3%	5%	1%

浸潤／膵外病理所見としてリンパ節転移，肝転移，その他の遠隔転移，門脈浸潤，肝動脈浸潤，脾静脈浸潤，脾動脈浸潤，十二指腸浸潤，胆管浸潤，膵外神経叢浸潤，リンパ節への直接浸潤，周囲脂肪織への浸潤．

登録された症例数は172例であった．この全国調査の集計結果の一部を提示しながら，SCNの新知見を述べる．

a　SCNの臨床的特徴

集計した172例のSCNの臨床的特徴を文献[3~5,17]とともに表2に示す．全172例で経過観察例82例，切除例90例であった．男性50例(29%)，女性122例(71%)，平均年齢は60.8歳であり，他文献とほぼ同様であった．172例中の有症状例は19.8%で，腹痛が最も多く12.2%に認めた．切除例の有症状例は33%であり，経過観察例に比し有意に多かったが，他文献に比べて少なかった．平均腫瘍径は切除例で4.4±2.7 cm，経過観察例で3.7±2.8 cmで有意差はないものの，切除例で大きい傾向にあった．腫瘍局在は他の文献と同様に傾向はなかった．

b　SCNの診断

全国調査では，SCNをsolid type, microcystic type, mixed type, macrocystic typeの4つに亜分類した（図1）．microcystic typeは個々の嚢胞径が1 cm以下，mac-

表3 SCNのタイプ別頻度

	microcystic	macrocystic	mixed	solid	不明
経過観察例	54	10	18	0	0
切除例	46	25	10	6	3
合計	100	35	28	6	3
切除率	46%	71%	36%	100%	100%

rocystic typeは1cm以上，mixed typeは1cm以下と1cm以上の囊胞の混在，solid typeは画像または肉眼で囊胞構造を認識しがたいものと定義した．

各亜型の頻度を表3に示す．経過観察例と切除例とで比較すると，macrocystic typeの割合は切除例で多く，solid typeは6例全例が切除されていた．

SCNに典型的な画像所見である蜂巣状所見（honeycomb appearance）の描出率はEUSで80.7％と最も高く，SCNの診断に有用であると思われた．EUSでのhoneycomb appearance描出率を亜分類別にみると，microcystic typeでは100％，macrocystic typeでは22.2％，mixed typeでは77.8％，solid typeでは20％であり，macrocystic typeとsolid typeで低率であった．

SCNの特徴のひとつであるhypervascularityは，solid typeの全例で陽性であった．ERCPでの主膵管との交通は全体で6.1％に認められ，macrocystic typeでは15％と比較的高率であった．

以前よりmacrocystic typeはIPMNやMCNと，solid typeはendocrine tumorとの鑑別診断が困難であるとされているが，全国調査から同様のことが示唆された[4]．切除症例にこの2つのtypeが多いことは，鑑別診断の困難さを反映していると思われた．

術前生検が行われたのは14例（8.1％）のみであった．このうち手術例は7例であり，術前生検結果にてSCNの診断がついたのは1例のみであった．SCNの鑑別診断に生検は有用でないことが示唆された[16]．

c SCNの悪性例

切除例90例中2例（2.2％）に肝転移を認めた．両者とも腫瘍径が大きく，横行結腸への浸潤を認めた．リンパ節転移やその他の遠隔転移例は認めなかった．過去の文献から調べた限りでは，肝転移7例，リンパ節転移5例の報告がある[11,18〜28]（表4）．文献的なSCNの悪性例の報告は，Galanisら[4]は158例中2例（1.3％）がcystadenocarcinomaであったと報告しているが，Tsengら[3]は106例中0例であったとしている．2000年のWHO Classification[7]では周囲の神経，血管，脂肪組織，リンパ節への浸潤も悪性例としていたが，2010年では臨床的悪性度を考慮して，悪性の条件として遠隔転移を有するものと改定された[29]．全国調査では経過観察例に画像上肝転移を認めていないため，全172例中の遠隔転移2例とするとSCN悪性例の頻度は1.2％となり，過去の文献と合わせるとおおよそこの程度の頻度であろうと推測された[16]．

腫瘍の大きさに関してわれわれ[12,13,30]は，SCNが大きくなると上流膵組織の腺房組織の脱落をもたらすこと，強固な癒着などにより拡大手術が必要になることがあること，径5cmの自験例の病理組織学的所見に間質浸潤や神経浸潤を疑わせる所見がみられたことから，4cmを超えるものは積極的切除の方針が望ましいとしている．ま

表4 SCNの肝転移，リンパ節転移症例

	報告者(年)	年齢	性	主訴	部位	腫瘍径(cm)	手術	予後	悪性の根拠
肝転移例	Zirinsky[18] (1984)	69	女	食思不振 体重減少	尾部	6	生検	—	肝転移 脾転移
	George[19] (1989)	70	男	胃出血	尾部	11	膵体尾部・脾切除 胃・肝部切除	手術関連死亡	肝転移 胃転移
	箱崎[20] (1991)	51	男	発熱 腰背部痛	体尾部	4	膵体尾部・脾切除 肝部分切除	再発なし	同時性肝転移
	Yoshimi[21] (1992)	63	女	腹痛	体部	12	膵体尾部・脾切除	3年後肝転移	異時性肝転移
	Eriguchi[22] (1998)	56	女	右季肋部腫瘤	体尾部	16×11×19	膵体尾部・脾切除	9年後肝転移	肝転移
	Strobel[23] (2003)	58	女	腹痛 体重減少	頭体尾部	14×7×4	膵全摘	3年後生存	異時性肝転移
	Franko[11] (2008)	68	女	側腹部痛	頭部	4×5	非切除	3年後肝転移 45ヵ月後死亡	異時性肝転移
リンパ節転移例	Widmaier[24] (1996)	71	男	肝機能異常	頭部	4	十二指腸温存 膵頭十二指腸切除	1年生存	リンパ節転移
	梅津[25] (1996)	68	女	なし	頭部	3	—	生存	リンパ節転移
	Formentini[26] (2000)	71	男	なし	頭部	2.5	膵頭十二指腸切除	41ヵ月後生存	リンパ節転移 間質・神経周囲浸潤
	Matsumoto[27] (2005)	87	女	なし	体尾部	12×9×8	膵体尾部・脾切除 結腸部分切除	10ヵ月後生存	リンパ節転移 結腸腸間膜・脾浸潤
	湯浅[28] (2009)	76	男	検診異常	尾部	4×3.5	膵体尾部・脾切除	2年後生存	リンパ節転移

たTsengら[3]は，106例のSCNのうち径4cmを超えたものは有意に有症状例が多く，年間腫瘍増大率が高いため，手術適応であるとしている．過去の文献からはリンパ節転移例2例を除く10例は最大径4cm以上であった(表4)．このうちFrankoら[11]は，5cmの門脈浸潤のある膵頭部SCNを非切除で経過観察したところ，3年後に肝転移をきたし，45ヵ月で原病死したと報告している．以上のことから，腫瘍径4cm以上がひとつの手術適応になることは，われわれはこれまでも主張してきた[9, 10]．

全国調査では切除例の平均腫瘍径は4.4cmであり，経過観察例より大きい傾向にあり，4cm以上が手術適応になる妥当性が示唆された[16]．

d SCNの手術術式

切除された90例の術式を切除率とともに図3に示す．膵分節切除，脾温存膵体尾部切除や十二指腸温存膵頭部分切除術などの縮小(機能温存)手術が比較的多く施行されていた．90例中にリンパ節転移を認めず，文献的にもまれであるため，リンパ節郭清を省略した術式はよい適応であると結論された[16]．

e SCNの手術適応

全国調査からSCNの手術適応をまとめると，①有症状例，②悪性度のより高い他疾患との鑑別困難例，③周囲臓器浸潤例，⑤悪性疑い例であるとされた[16]．

一方で，典型的な画像所見からSCNの診断が容易で，腫瘍径4cm未満である比較

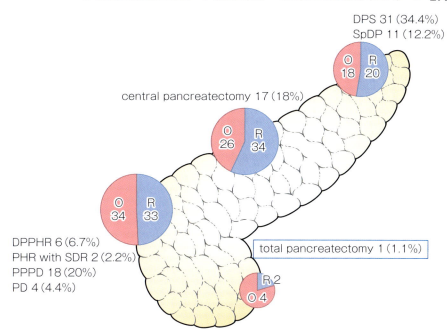

図3 SCNの局在別切除率と手術術式
R (resection)：切除例数，O (observation)：経過観察例数
DpPHR : duodenum-preserving partial resection of pancreatic head, PHR with SDR : pancreatic head resection with segmental duodenectomy, PpPD : pylorus-preserving pancreaticoduodenectomy, PD : pancreaticoduodenectomy, DPS : distal pancreatectomy with splenectomy, SpDP : spreen-preserving distal pancreatectomy

（文献16より作図）

的高齢の場合は経過観察でもよいとされた[16]．

まとめ

SCN全国調査の集計結果から明らかになったことを述べた．

典型的なhoneycomb appearanceはEUSで最も描出可能であり，macrocystic typeとsolid typeは鑑別診断が困難であった．悪性例は肝転移の2例（1.3％）であり，文献的にみても悪性例は1％程度であると思われた．リンパ節転移はまれであり，郭清を省略した縮小手術が可能であると思われた．SCNの手術適応は，有症状例，鑑別困難例，周囲臓器浸潤例，悪性例であり，典型像で4cm未満の高齢者例は経過観察でもよいと思われた[16]．

文献

1) Compagno J, Oertel JE：Microcystic adenomas of the pancreas (glycogen-rich cystadenomas). A clinicopathologic study of 34 cases. Am J Clin Pathol **69**：289-298, 1978
2) Hodgkinson DJ et al：Pancreatic cystadenoma. A clinicopathologic study of 45 cases. Arch Surg **113**：512-519, 1978
3) Tseng JF et al：Serous cystadenoma of the pancreas：tumor growth rates and recommenda-

tions for treatment. Ann Surg 242：413-421, 2005
4) Galanis C et al：Resected serous cystic neoplasms of the pancreas：a review of 158 patients with recommendations for treatment. J Gastrointest Surg 11：820-826, 2007
5) Le Borgne J et al：Cystadenomas and cystadenocarcinomas of the pancreas：a multiinstitutional retrospective study of 398 cases. French Surgical Association. Ann Surg 230：152-161, 1999
6) 日本膵臓学会（編）：膵癌取扱い規約，第7版，金原出版，東京，2016
7) Hamilton S, Aaltonen LA：World Health Organization Classification of Tumours. Pathology and Genetics of Tumours of the Digestive System, IARC Press, Lyon, 2000
8) Hruban RH et al：Tumor of the pancreas. Atlas of Tumor Pathology, 4th series, Fascicle 6. Armed Forces Institute of Pathology, Washington DC, 2007
9) 渡邊利広，木村 理：Serous cystic neoplasm. 診断（分類）と治療．外科手術の適応は．肝胆膵 61：367-381，2010
10) 渡邊利広，木村 理：膵SCNの手術適応について．肝胆膵画像 12：711-721, 2010
11) Franko J et al：Serous cystadenocarcinoma of the pancreas with metachronous hepatic metastasis. Am J Clin Oncol 31：624-625, 2008
12) Kimura W, Makuuchi M：Operative indications for cystic lesions of the pancreas with malignant potential -our experience. Hepatogastroenterology 46：483-491, 1999
13) Kimura W：Histology of cystic tumors of the pancreas. The Pancreas：An Integrated Textbook Basic Science, Medical and Surgery, 2nd ed, Beger H et al（eds），Blackwell, USA, UK, Australia, p893-911, 2008
14) 渡邊利広，木村 理：漿液性囊胞腫瘍（SCN）．日本臨牀．別冊 新領域別症候群（第2版）―その他の膵臓疾患を含めて，日本臨牀社，大阪，p251-255，2011
15) 一二三倫郎ほか：膵漿液性囊胞腺腫の肉眼形態の多発性に関する検討．胆と膵 22：91-98，2001
16) Kimura W et al：Multicenter study of serous cystic neoplasm（SCN）of the Japan Pancreas Society. Pancreas 41：380-387, 2012
17) Bassi C et al：Management of 100 consecutive cases of pancreatic serous cystadenoma：wait for symptoms and see at imaging or vice versa？World J Surg 27：319-23, 2003
18) Zirinsky K et al：Computed tomography demonstration of pancreatic microcystic adenoma. Am J Gastroenterol 79：139-142, 1984
19) George DH et al：Serous cystadenocaarcinoma of the pancreas：a new entity. Am J Surg Pathol 13：61-66, 1989
20) 箱崎幸也ほか：肝膿瘍が発見契機となった膵・肝漿液性嚢胞腺腫の1例．胆と膵 12：1017-1024，1991
21) Yoshimi N et al：A rare case of serous cystadenocaricinoma of the pancreas. Cancer 69：2449-2453, 1992
22) Eriguchi N et al：Serous cystadenocarcinoma of the pancreas with liver metastases. J Hepatobiliary Pancreat Surg 5：467-470, 1998
23) Strobel O et al：Risk of malignancy in serous cystic neoplasms of the pancreas. Digestion 68：24-33, 2003
24) Widmaier U et al：Serous cystadenocarcinoma of the pancreas. Int J Pancreatol 20：135-139, 1996
25) 梅津 哉ほか：膵臓に発生した漿液性囊胞腺癌の1例．新潟医会誌 110：72-77, 1996
26) Formentini A et al：Serous cystadenocarcinoma of the pancreas and serous cystadenoma associated with ductal pancreatic adenocarcinoma. HPB 2：41-48, 2000
27) Matsumoto T et al：Malignant serous cystic neoplasm, of the pancreas：report of a case and review of the literautre. J Clin Gastroenterol 39：253-256, 2005
28) 湯浅吉夫ほか：浸潤性増殖およびリンパ節転移を伴っていた漿液性囊胞腺癌の1例．日消外会誌 42：1419-1423，2009
29) Bosman FT et al（ed）：WHO Classification of Tumours of the Digestive System, 4th ed, IARC Press, Lyon, p296-299, 2010
30) 木村 理：膵囊胞性疾患の手術適応．膵脾外科の要点と盲点，第2版，文光堂，東京，p96-99, 2009

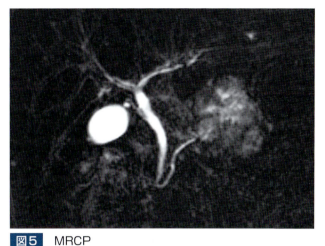

図5 MRCP
それほど高信号ではないが，一部が高信号に写る．

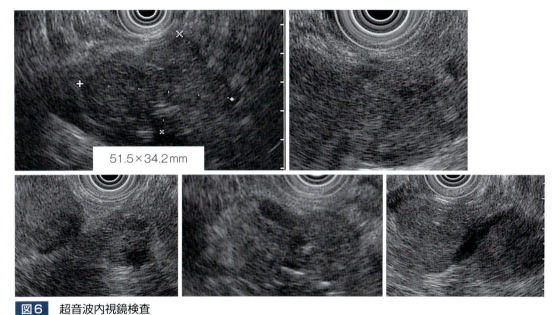

図6 超音波内視鏡検査
充実性の腫瘍，囊胞辺縁に囊胞状構造がある．

　　iv）予　後
　　　多くは良性だが，時に肝転移（約2〜3％），局所再発するlow grade malignancyな腫瘍である．
　2）内分泌腫瘍
　　　内分泌腫瘍は大きくなると中心部が壊死に陥り，二次性囊胞を伴うことになる．比較的小さなうちから中心部の出血・壊死を伴うこともあるが，産生ホルモンによる壊死性囊胞の形成のしやすさは特にないと考えられている[4]．
　3）その他
　　　acinar cell carcinomaはまれな腫瘍で，高齢者にみられることが多いが，周囲との

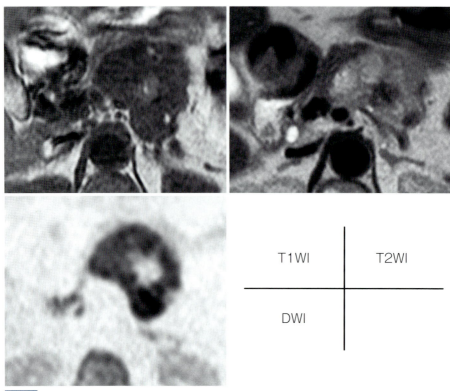

図3 MRI

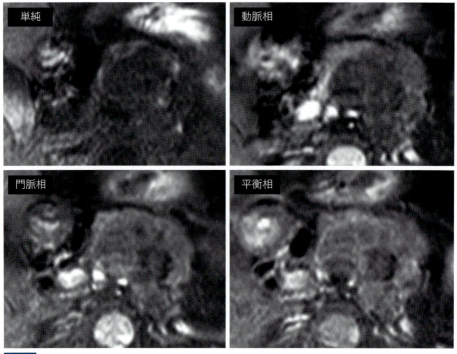

図4 dynamic MRI

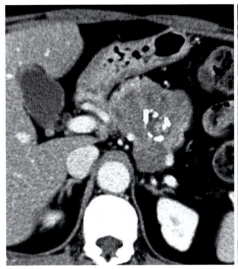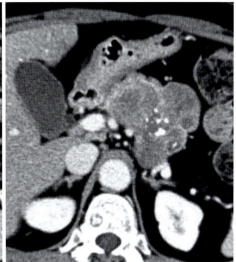

図2 dynamic CT
分葉状，内部不均一に造影，充実成分が主体，石灰化．

i) 病態・臨床症状・所見

①SPN は若年女性に好発する（男女比が約1：3）が，膵における好発部位はない．膵腫瘍全体の0.17〜2.7％である．

②SPN は細い血管で養われ，大きくなると充実性腫瘍の中心部が出血壊死で嚢胞状になる．

③SPN の嚢胞成分は二次的に生じたもので，血管周囲の細胞のみが残って乳頭状のようにみえる（偽乳頭状）．

ii) 診 断

病理学的には偽乳頭状所見のみられること，およびβカテニン陽性であることが，診断の根元である．

①SPN は球形の腫瘍で，充実性腫瘍の内部に出血壊死をきたす．充実成分は造影効果が認められる（図2）．

②腫瘍内部は充実成分と嚢胞成分が混在する．ただし，小さいと充実成分のみの場合もある（図2）．

③数cm 以上になると境界明瞭な線維性被膜がみられるようになる．約30％の症例で腫瘍辺縁や内部に石灰化が認められる（図2）．

④MRI のT1強調像では出血を反映して高信号なことが多い．T2強調像は低〜高信号が混在する（図3〜5）．

⑤鑑別診断が困難な場合にはEUS-FNA を行う（図6）．

⑥ERCP 像（図7）

⑦固定後の割面像と組織像（図8〜12）

iii) 治 療

外科的手術が第1選択で，5年生存率は約95％である．ただし術後10年でも再発例が認められる．

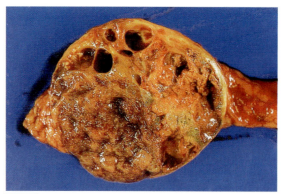

図1 solid pseudopapillary neoplasm（SPN）の肉眼像

多くは膵外性に発育する10 cm前後の厚い被膜を有する球形腫瘍．割面像は充実性組織と変性壊死，出血が混在．

表3 solid pseudopapillary neoplasm（SPN）とは

・わが国での報告は300例ほどのまれな腫瘍
・ほとんどが若年女性に発生
・悪性のポテンシャルを持っている
・無症候性，単発，発生部位に差なし

の円柱上皮に被覆されるsimple cystであると報告しており，またpolycystic pancreas自体には外科治療の必要はなく，糖尿病や膵外分泌障害に対して治療するべきであるとする報告もある[8]．しかし，癌化の例も報告されている．80歳のpolycystic diseaseの囊胞中のCEAが高値を示し，被覆上皮にCEAで染色される癌性上皮が認められた[9]．この疾患についても注意深い観察が必要である．

b 二次性膵囊胞

1）SPNなど

solid pseudopapillary neoplasm（SPN，図1）は充実性膵腫瘍の二次性囊胞化として代表的な腫瘍である[10]．1981年にKloeppelらによって最初に報告された[11]．若年の女性に好発し，予後良好である点が特徴である（表3）．多くは線維性被膜でおおわれた壊死傾向の強い充実性の腫瘍で，充実性部分と囊胞性部分からなる．囊胞の成因は腫瘍中心部の出血，変性壊死などの退行変性などによる．出血壊死部には血管を軸とした偽乳頭状構造がみられる（図1）．腹部超音波検査，CTでは腫瘍中央部の出血，変性壊死の部が囊胞状に描出され，囊胞と辺縁の充実部が混在した特徴的所見を呈する．

上述したのはSPNの全体的特徴であるが，根本の定義としては，病理学的に「偽乳頭状腫瘍の形態を有すること，および抗βカテニン抗体で染色されること」である．しかし後者は，acinar cell tumorにもみられることや，幼弱で分化の悪いSPNでは発現が弱くなることなどは念頭に置くべきである．

表2 膵嚢胞性病変の分類（Kimura, 2000年, 2009年改変）

Ⅰ　仮性嚢胞
1. 炎症性
2. 外傷性
3. 腫瘍続発性
4. 特発性
Ⅱ　真性嚢胞
1. 非腫瘍性
先天性嚢胞線維症，多発性嚢胞性疾患
単純，貯留
過形成性
その他：デルモイド，寄生虫性
2. 腫瘍性
膵管内乳頭粘液性腫瘍（IPMN）
粘液性嚢胞腫瘍（MCN）
漿液性嚢胞腫瘍（SCN）
その他：血管腫，リンパ管腫，奇形腫
Ⅲ　二次性腫瘍
1. solid pseudopapillary neoplasm（SPN）
2. その他：内分泌腫瘍，肉腫

（文献2より改変）

perplastic cystなどがある．

1) 先天性膵嚢胞

　最近，先天性膵嚢胞として報告されているのは，いずれも2歳以下の症例についてのみである．したがって先天性膵嚢胞の概念としては，「被覆上皮が円柱・立方上皮からなる非腫瘍性真性嚢胞のうち，"ある年齢"（たとえば2歳）より若年のもの」というように，年齢を恣意的に決めてしまうか，あるいはこれをまったく含めず，「polycystic diseaseやcystic fibrosisなどの先天的要素が濃厚と思われるもののみを先天性嚢胞とする」などとするのが適当である[3]．

　円柱・立方上皮で被覆された先天性膵嚢胞としては，欧米では2歳以下の12例がtrue congenital pancreatic cystsとして報告され，多くは単純性嚢胞と診断されるとされている[4]．また，わが国の小児例ではこのような嚢胞は7例報告されている[5]．これによると2.5 cm，3 cm以外の5例はいずれも10 cm以上～腹部全体にわたる大きなもので，7例全例が嚢胞切除あるいは嚢胞消化管吻合の手術を受けている．

　cystic fibrosisは，全身の粘液腺からの分泌液が粘稠となる，常染色体劣性遺伝の先天性疾患である[6]．膵液が粘稠となった結果，膵管が嚢胞状に拡張する，いわゆる貯留嚢胞がその主体となる．膵の外分泌腺機能低下は年齢とともに高度となる．粘稠な膵液が分泌される結果，粘稠な胎便がうっ滞し，胎便性イレウスを起こす．ランゲルハンス島は比較的よく保たれ，糖尿病の合併は1～2％と少ないとされている[6]．呼吸器系では気道に粘稠な分泌物が存在するため，肺炎を中心とした気道感染症や気管支拡張，無気肺，肺気腫などの所見がみられる．また汗腺からは，高濃度のNa，Clが分泌されるため，電解質の低下が生じ致死的となることがある．

　polycystic pancreasについてHortonら[7]は，Lindau病の膵嚢胞はほとんどが1層

III. 各疾患の診断・治療

4 膵嚢胞性病変の診断・手術適応決定
⑥ 非腫瘍性真性膵嚢胞およびSPNなど

1 分 類(表1, 2)

a 非腫瘍性真性膵嚢胞

　膵嚢胞は大きく真性嚢胞と仮性嚢胞に分かれ，真性嚢胞が腫瘍性嚢胞と非腫瘍性真性嚢胞に分けられる．非腫瘍性真性膵嚢胞は単層円柱・立方上皮を有する嚢胞であり，単純性嚢胞，貯留性嚢胞，先天性嚢胞，孤立性嚢胞など様々に呼称・分類される．

　「円柱あるいは立方上皮で被覆された非腫瘍性真性嚢胞」の呼称・分類はこれまで用語の使い方として混乱を招いてきた．円柱あるいは立方上皮で被覆された非腫瘍性真性嚢胞のうち，閉塞機転の明らかなものを貯留性嚢胞(retention cyst)，明らかでないものを単純性嚢胞(simple cyst)と呼ぶのがよい．孤立性嚢胞(solitary cyst)はこのいずれかの概念に入るもので，なるべく使わないようにすべきである[3]．

　なお，重層扁平上皮や過形成上皮などを有するものには，epidermoid cystやhy-

表1 膵嚢胞の分類(Howard & Jordan, 1960年)

A. pseudocyst (delimited only by fibrous wall) 　1. postinflammatory 　　　a. acute pancreatitis 　　　b. chronic relapsing pancreatitis 　2. post-traumatic 　　　a. blunt trauma 　　　b. penetrating wounds 　　　c. operative trauma 　3. neoplasm 　4. parasites 　　　a. ascaris lumbricoides 　5. idiopathic B. true cysts (lined by mucous epithelium) 　1. congenital 　　　a. simple cyst 　　　b. polycystic disease 　　　c. fibrocystic disease 　　　d. dermoid cyst	2. aquired 　　a. retention cyst (cystic dilatation of pancreatic duct due to any cause) 　　　①inflammatory 　　　②traumatic 　　　③secondary to parasites 　　　　　a) ascaris lumbricoides 　　　④secondary to neoplasm 　　b. parasitic 　　　①*Echinococcus grannulosus* 　　　②tenia solium 　　c. neoplastic 　　　①benign 　　　　　a) cystadenoma 　　　　　b) angiocyst 　　　②malignant 　　　　　a) cystadenocarcinoma 　　　　　b) teratoma

(文献1より引用)

4. 膵嚢胞性病変の診断・手術適応決定 — ⑥非腫瘍性真性膵嚢胞およびSPNなど ■ **179**

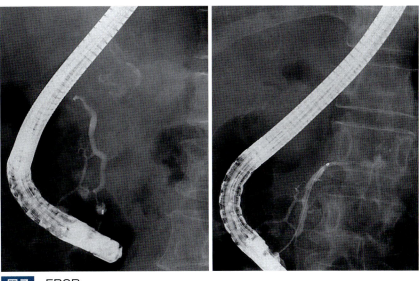

図7 ERCP

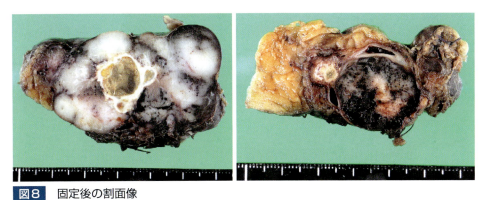

図8 固定後の割面像
solidな部分＋cystic（pseudocystic）な部分．出血が目立つ．

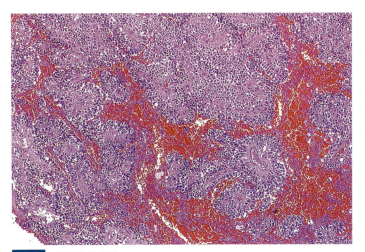

図9 SPNの病理
充実部分から出血部分への移行部．血管を軸とした偽乳頭構造が目立つ．

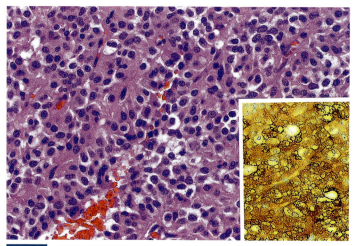

図10 SPNの病理組織像(HE染色, α1-antitrypsin染色)
核は円形〜類円形で好酸性細胞からなる. 一部α1-antitrypsin陽性.

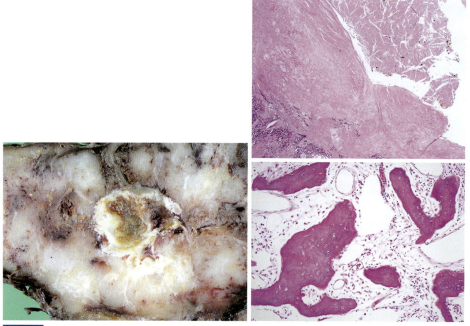

図11 石灰化のみられたSPN[固定後の割面像と組織像(HE染色)]
石灰化や骨化を伴うこともある.

境界は明瞭で二次性の壊死性囊胞を伴う.
　pancreatoblastomaは7歳以下の女児に発生し, 7 cm以上と大きく, しばしば中心部に出血性壊死を認める.

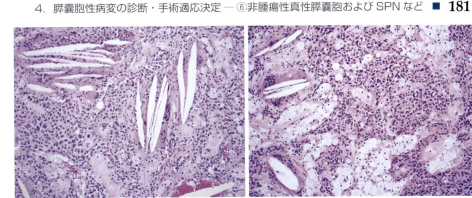

図12 コレステリン裂隙や泡沫細胞が目立つ部分もみられる．

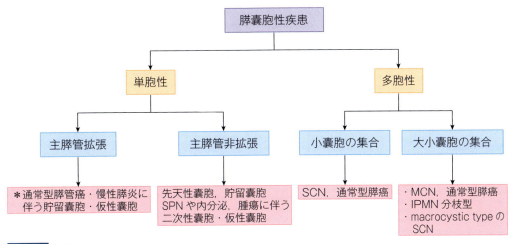

図13 膵嚢胞診断のフローチャート

2 診　断

　上腹部超音波検査(US)や腹部CTで嚢胞性病変として描出されるものは，他の検査の所見を加えながら質的診断に近づくようにする．すなわち質的診断は十分な検査の後に行うようにする．spiral CTやEUSなどは膵嚢胞性病変の鑑別に有用である．膵嚢胞の診断におけるフローチャート(図13)を参照されたい．

　検査所見において膵酵素，すなわちアミラーゼ，リパーゼなどの上昇がみられた場合はIPMNに伴う急性膵炎や，急性膵炎・慢性膵炎に伴う仮性嚢胞を疑う．肝胆道系酵素やBilの上昇がみられた場合には，仮性嚢胞や腫瘍性嚢胞による胆道狭窄・閉塞，あるいはIPMNの胆道穿破などを考える．血清CEAやCA19-9などの腫瘍マーカーの上昇では悪性腫瘍を疑うが，嚢胞性病変に随伴する膵炎・胆道炎などの炎症による可能性も念頭に置く．身体所見や血液生化学的検査では情報が少ないことが多く，診断は画像所見が中心となる．

3 治 療

単純性囊胞，貯留囊胞など非腫瘍性真性膵囊胞，先天性膵囊胞の診断が確定すればそのまま経過観察でよい．二次性膵囊胞の場合にはもとの腫瘍の手術適応や経過観察の方法に沿った対応が必要となる．

文献

1) Howard JM, Jordan Jr GL：Pancreatic cysts. Surgical Diseases of the Pancreas, Lippincott, Philadelphia, p283, 1960
2) Kimura W：Cystic tumors of the pancreas；diagnosis and therapy. Yamagata Med J **18**：97-107, 2000
3) 木村　理ほか：先天性膵囊胞の概念と病態．胆と膵 **18**．251-257，1998
4) 松田光郎ほか：小児先天性膵囊胞（simple cyst）の治験例．小児外科 **23**：1163-1168，1991
5) 長田裕典ほか：先天性十二指腸閉鎖症に合併した先天性膵囊胞の1例．臨外 **48**：689-692，1993
6) Park RW, Grand RJ：Gastrointestinal manifestations of cystic fibrosis；a review. Gastroenterology **81**：1143-1161, 1981
7) Horton WA et al：Von Hippel-Lindau disease；clinical and pathological manifestations in nine families with 50 affected members. Arch Intern Med **136**：769-777, 1976
8) 佐々木雅也ほか：Lindau病の家系にみられたpolycystic pancreasの1例．膵臓 **3**：69-74，1988
9) 水野嘉夫ほか：上部胆管癌を合併し，膵囊胞液中のCEA異常高値を示した多発性肝・腎・膵囊胞症の1例．日消内視鏡会誌 **29**：2501-2505，1987
10) 木村　理ほか：二次性囊胞性病変を伴う膵腫瘍．病理と臨 **12**：804-811，1994
11) Kloeppel G et al：Solid and cystic acinar cell tumor of the pancreas；a tumor in young women with favourable prognosis. Virchows Arch[Pathol Anat] **392**：171-183, 1981

患者さんにごまかしはきかない

木村理箴言⑭

「天知る，地知る，人知る，己（おのれ）また知る」．特にかかりつけ医は最もよくみているのではないだろうか．もちろん手術を受けた本人も，患者さんの家族も知っている．何よりも手術をした外科医自身が最もよくわかっているはずである．

III. 各疾患の診断・治療

5 膵頭十二指腸切除術
① われわれの膵頭十二指腸切除術

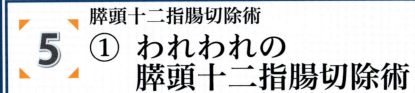

　膵頭十二指腸切除術といっても，外科の基本手技の積み重ねであることは間違いない．まずそれらを確実に施行することを旨とする．さらに膵臓という臓器の解剖学的・生理学的特徴，膵臓と周囲の臓器の関係，膵頭部に発生した病変の進展様式を念頭に置いた手術をする．

　これまで教科書を読み，先輩の手術を模倣し，先輩から指導された方法を実践し，また学会で目にし耳にした方法を取り入れ，大小様々に積み重ねられた苦い経験やその反省によって種々に改良してきた，自身の確立した一定の方法を施行する．さらに，様々な外科医と討論しながら，また日々の手術を反省しながら改良を積み重ねていく．

われわれの膵頭十二指腸切除術[1,2]とその理由

　「なぜその手技を行うのか」ということを理解して行うことは，漠然とその手技を行うのに比べてより重要であるのはいうまでもない．膵頭十二指腸切除術をはじめて行う医師にも，その手技の理由を理解させながら教えることが重要である．

1) 切開創

　上腹部正中切開を臍上部3 cmまでおき，そこから右に横切開を加えるJ字切開で開腹する（図1）．この切開創の理由は重要なポイントであり，理解すべき点である．

　理由1：膵腸吻合が正中層の直下に存在し，その部の最短距離の体外ドレナージが可能である．

　理由2：正中層が臍下に伸びないことにより，臍下の傷に小腸が癒着して腸閉塞になることがない．

　理由3：この手術における最も重要な術野，すなわち膵頭十二指腸部を真近にみられる視野が得られる．

　理由4：横切開により胆管空腸吻合のときの視野が正中切開のみに比較して非常によく，この吻合のleakがほとんどない．

2) 大網の切離

　大網を，右結腸曲から横行結腸のほぼ1/3程度まで，結腸付近で切離する．

3) Kocher授動術

　Kocher授動術を，下大静脈や左腎静脈，腹部大動脈前面が露出するまで十分に施行する．

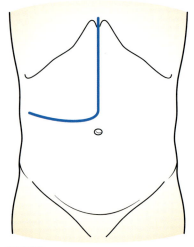

図1 開腹創
上腹部正中切開を臍上部3cmまでおき，そこから右に横切開を加えるJ字切開とする

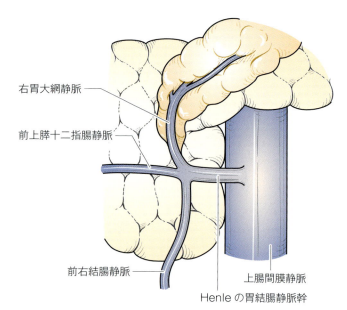

図2 Henleの胃結腸静脈幹の解剖

4) Henleの静脈幹周辺の処理

　十二指腸と右結腸曲との間の間膜を丁寧に切離してHenleの胃結腸静脈幹 (gastrocolic trunk of Henle) を露出し，右胃大網静脈を根部で結紮する．前右結腸静脈は癌浸潤を受けていなければ温存が可能である (図2)．前上膵十二指腸静脈 (ASPDV) を結紮切離する．胃結腸静脈幹根部で上腸間膜静脈前面のHenleの領域 (Henle's area) を露出しておく．上腸間膜静脈の全周の疎性結合織を剝離して上腸間膜静脈を長軸方向に露出し青の血管テープでテーピングしておく．

　手技上の注意点：第一助手が視野を得るために横行結腸間膜全体を強く引きすぎると，Henleの胃結腸静脈幹あるいはその関連する静脈が切れて出血する．まだ手術が開始されて間もないこの時点で出血すると，それから続く手術全体の士気に影響するのでできる限り慎重に行うようにする．

5) 右胃大網動静脈とその分枝の処理

　大網を胃の大彎側に向かって膵頭部前面から剝離し，胃前庭部大彎側で右胃大網動静脈を結紮切離する．右胃大網動静脈を温存しながら，これらから胃大彎にほぼ直角に向かう分枝（直動静脈）を丁寧に1本ずつ結紮切離する (図3)．

　理由：これによって再建後の膵空腸吻合部に下敷きする大網フラップが完成する．また胃切除の準備となる．

　小彎側の胃切離点近傍の左胃動静脈分枝を数本，結紮切離する．

6) 胃の切除

　胃を2/5程度（1/3〜1/2の間程度の大きさ），胃角部とDemmel点を結ぶ線よりやや肛門側で切離する．自動縫合切離装置（リニアカッター100：Ethicon社，またはGIA：Covidien社）を用いて切離し，残胃の小彎側のホッチキス（ステイプラー）をさらに漿膜筋層縫合で埋没する．なお，自動縫合切離装置の発達により最近はこれらの

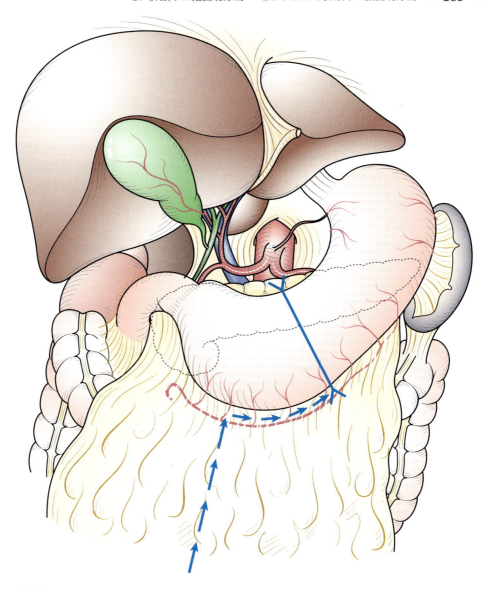

図3 大網処理の方法
大網は右結腸曲から横行結腸のほぼ1/3程度まで，結腸付近で切離したのち，胃の大彎側に向かって切離し，その部分で右胃大網動静脈を結紮切離する．Demmelのポイントまで，この胃大網動静脈を温存しながら，そこから胃大彎側にほぼ直角に向かう直動静脈を丁寧に1本ずつ結紮切離する．

ステイプラーを埋没する漿膜筋層縫合は行わないことが多くなった．こういう1つひとつの手技の省略も，手術時間短縮に寄与していると考えられる．

　胃切除の理由：術後第1日目に胃管抜去，術後2〜3日目に飲食を可能とするためである．このことは周術期の患者に臨床的に重要なことであるとともに，臨床医に格別な安心感を与える．術後約10日間でも胃管から胃液を引き続け，その分の輸液量，電解質を膵液外瘻からのそれらとともに計算しながら管理する（多くのPpPDの場合など）のと比較してみればわかりやすい．その間にも膵空腸吻合部の創傷治癒は進ん

でいる．

7）肝十二指腸間膜の郭清と右胃動脈の切離

切離された幽門側の胃を右側に反転しながら，小網を無血管野で右側に切離していき，肝十二指腸間膜の郭清とともに右胃動脈を根部で切離する．

参考：悪性腫瘍に対する手術のとき，郭清が必要なときに肝十二指腸間膜の郭清を行うという意味であるのはいうまでもない．

8）胆囊の剝離，胆管の切離

胆囊を肝床部から剝離する．胆囊管合流部より肝側で胆管を切離する．固有肝動脈，左右肝動脈，門脈を温存しながら，それ以外の肝十二指腸間膜内の結合織，リンパ節，リンパ管，神経叢の郭清を行う．

手技上の注意点：固有肝動脈および左右肝動脈を胆管左前面から胆管後面に，門脈を胆管後面に同定し，これらに血管ループをかけながら郭清をすると行いやすい．また，胆管とともに門脈後面の結合織，リンパ節，間膜を頭側から尾側に門脈から剝離しながら，門脈後面を膵頭部まで郭清する．

9）総肝動脈周辺の結合織およびリンパ節の郭清

胃十二指腸動脈根部付近から総肝動脈周辺の結合織およびリンパ節を郭清する．これらの操作で，総肝動脈前面リンパ節（8a），総肝動脈後面リンパ節（8p）は肝十二指腸間膜内のリンパ節群［胆管後面リンパ節群（12b, c），門脈後側面リンパ節（12p），肝動脈リンパ節（12a）］とその周辺結合織とともに，門脈の左側から後面を回して術者側つまり患者の右側に引き出すことができるようになる．これは膵頭部後面に付着させたまま手術を続けてもよいし，リンパ節の名前がわかっているうちにリンパ節を分けて摘出してもよい．リンパ節を取り出した場合はホルマリンにつけて保存するか，必要に応じて迅速病理組織診断に提出する．

手技上の注意点：癌を術野にばらまかないように慎重に行う．

10）胃十二指腸動脈根部の剝離，結紮切離

胃十二指腸動脈根部は，膵頭部の方向に十分な長さを剝離したのち，三重に結紮切離する．

手技上の注意点：総肝動脈から固有肝動脈に向かう部分に狭窄をきたさないように，胃十二指腸動脈の根部は2～3 mm程度残すように少し離れて三重に結紮する．したがって，胃十二指腸動脈の切離部はその付け根の部分から6～9 mmくらい末梢側ということになる．また三重結紮のうち1針は刺通結紮とする．

11）上腸間膜静脈の露出，膵体部-門脈のトンネリング

Henleの領域から上腸間膜静脈前面を膵体部下縁背側に向かって露出していき，膵体部後面と門脈前面との間のトンネリングを施行する．

手技上の要点：膵体部背面と門脈前面の剝離・トンネリングは，通常この部には疎性結合織のみで門脈分枝が存在しないため，容易に危険なく行われることを知っておくべきである．

12）膵の切離の準備

膵実質の切離のときには，膵の上縁でみられる上横行膵動脈（superior transverse pancreatic artery：superior TP）と膵の下縁の横行膵動脈（TP）を明確に認識してお

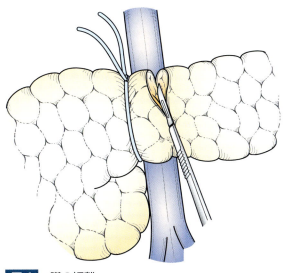

図4　膵の切離

かなくてはならない．すなわち，外科解剖学的に膵を膵体部で横走する比較的太い動脈は2本ある．これらの動脈をあらかじめ結紮しておく目的で，切離時には膵の上縁および下縁の膵実質を，予定切線から約5～10 mm尾側寄りのところに，主膵管を巻き込まない，その膵固有の大きさに合わせた5～7 mmの厚さで，それぞれ2～3針，糸をかけて結紮しておく(p115，Ⅲ-3-④，図7参照)．

　本手技の理由：膵の上縁および下縁近くに存在する横行膵動脈および上横行膵動脈をあらかじめ結紮しておいて，膵切離時のこれらの動脈からの血液の噴出を避けることができる．また術後の膵空腸吻合部の縫合不全の場合などに上横行膵動脈，横行膵動脈からの出血を防止できる可能性がある．

　膵の切離線から膵頭側の膵実質には1号丸針(Ethicon社)で膵の刺通結紮を行う．この操作は断端をメスで切離するときに動脈血が噴出しないための措置である．しかし，断端近くに病変が存在して，これを傷つけたくない場合にはあえてこの手技を行うことはしない．

13）膵の切離①（図4）

　膵切離はメスで行っている．断端にみられる主膵管を確認する．この場合には"とり側"の膵切離面全体をスライスして迅速病理組織診断に提供することができ，主膵管だけではなく切離面すべてに存在する小膵管の上皮の異型度も判定できる．

　周辺の膵実質をエネルギーデバイスで切離して，主膵管近傍のみをメスで切離する方法もある．この場合，術中迅速病理組織診断には主膵管周辺のみを提供することになる．このときに膵の断端からみられる動脈分枝からの出血に対してはPDSⅡ(Ethicon社)をZ縫合（ゼット縫合）で2針ずつかけて止血する．

　手技上の注意点：重要なのは主膵管に糸をかけないことである．

14）膵の炎症が著明な場合

　慢性膵炎の手術などで膵の炎症が著明な場合には膵体部後面と門脈前面との間の癒

着が強いので，注意や慎重さが要求される．

　　手技上の注意点：膵体部下縁からsuper Metzenbaum（スーパーメッツェン）で剝離していってもはがれず門脈に傷をつけてしまいそうな場合には，トンネリングをせずに膵体部を門脈直上でメスあるいはスーパーメッツェンなどの先端を用いて切離しながら慎重に門脈前面に達する．そこで膵を左右に分ける力を背面から加えながら，門脈と膵体部後面との強固な癒着をスーパーメッツェンなどの先端で剝離するとよい．われわれ[2]はこの方法を"anterior incision of the pancreas without tunneling"と命名した．

15）膵の切離②

　　腫瘍の部位や浸潤・広がりの程度に応じて門脈前面あるいは門脈左縁さらに上腸間膜動脈上縁で膵を切離する．脾臓側の膵断端からの出血は4-0 PDSⅡを用いて丁寧にZ縫合し，止血する．この操作は二重結紮で行う．

　　手技上の注意点：膵断端の止血操作を二重結紮で行うことは，この部の術後出血を防止するために重要である．

16）主膵管の切離

　　主膵管については切離のときに特に意識せず，膵実質を普通に切離していく．主膵管は膵実質切離後，容易に同定できることが多い．

　　手技上の注意点：まれに，拡張を認めない径が1～2 mmの主膵管で同定しづらい症例があるが，涙管ブジーの細いものを用いて膵断端を探れば確実に同定できる．また，膵体部を圧迫して膵液を絞り出すことによって主膵管の部位が同定しやすくなる．

17）空腸の切離

　　Treitz靱帯より約10～15 cmの部で，自動縫合切離装置（リニアカッターあるいはGIA）を用いて空腸を切離する．この部で切離された空腸の肛側は盲端となるが，さらに漿膜筋層縫合を加えるが，必ずしも加えなくてもよい．

　　手技上の注意点：空腸の切離は，残し側の空腸の腸間膜対側を腸間膜側よりも肛門側に，約30°程度斜めに切離するのがコツである．この手技によって腸間膜対側の空腸の血流がよりよく維持される．この空腸断端の部分近傍は最終的に膵管チューブ，および腸瘻の出口の固定部になるので，十分な血流が必要である．

18）腸間膜動静脈の結紮切離（図5）

　　切除する口側空腸の腸間膜の動静脈は，特に良性～良悪性境界病変の場合，アーケイドの動静脈より外側で，そこから空腸にまっすぐに出る直動静脈を空腸側で結紮切離する．すなわち，この空腸は犠牲腸管をつくる要領で血管処理する．

　　Treitz靱帯を切離して空腸上部を右側に向かってくぐらせる．

　　要点：Treitz靱帯から右側にくぐらせた空腸上部を膵頭十二指腸とともにさらに右側に牽引する操作によって，発生学的に回転していた十二指腸～空腸を元に戻す力を加えることができる．これは後述する神経叢の郭清の際の，上腸間膜動脈の背面3～10時（～12時）を郭清するのに好都合となる．

19）膵頭部および膵鉤部と門脈および上腸間膜静脈との剝離

　　膵頭部および膵鉤部と門脈および上腸間膜静脈との剝離を施行する．このとき門脈および上腸間膜静脈から膵内に向かう静脈枝を丁寧に結紮切離する．頭側から尾側に

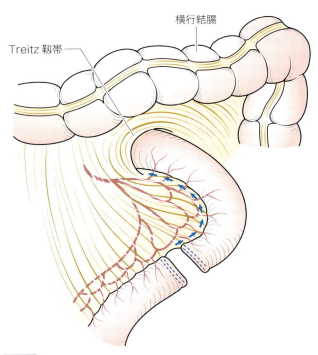

図5　腸間膜動静脈の結紮切離

向かって門脈と膵頭部の間の結合織とともにこれらを切離していくが，具体的にははじめの段階で後上膵十二指腸静脈（PSPDV）の根部が，後に後下膵十二指腸静脈（PIPDV）が第1空腸静脈（J1V）に合流して上腸間膜静脈に流入する部が出現する．これらの数本の静脈を丁寧に結紮切離すれば，門脈および上腸間膜静脈と膵頭部から膵鉤部への移行彎曲部との結合織は疎なので，スーパーメッツェンの背などを用いて半鋭的にほとんど出血がなく剝離できることが多い．もちろん髄伴性の炎症性癒着のために必ずしも剝離が容易でないこともある．またこの部分に癌の直接浸潤がみられれば門脈合併切除が必要となる．

20）膵頭神経叢の切除

　上腸間膜動脈神経叢の背面3〜10時（〜12時）にある膵頭神経叢第Ⅰ部・第Ⅱ部を含めた膵後方神経組織を en bloc に郭清し，切除する（図6）．

　手技上の注意点：膵頭十二指腸部を神経叢とともに左手でしっかり把持して患者右側に引き出しながら行う．この操作によって，発生学的に回転していた十二指腸を元に戻す力を加えることができる．膵頭部癌は上腸間膜動脈の背面の神経叢を左側に向かって進展するので，合理的な操作である．また上腸間膜動脈右側の郭清のために，あえて腸管（空腸・回腸・結腸）の回転をとる必要がなくなると考えられる．もし上腸間膜動脈にテープがかけてあれば，これを上腸間膜静脈の背面を通して上腸間膜動脈を上腸間膜静脈の右側に持ってくる．これによって神経叢が非常にみやすくなり，郭清が行いやすくなる．

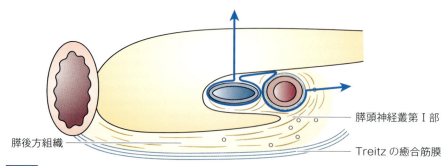

図6 膵頭神経叢第Ⅰ部・第Ⅱ部および後方神経・結合織も上腸間膜動脈神経叢を一緒に切除するライン（青線）

（文献3より改変）

21）再建法

ⅰ）手技：膵頭十二指腸切除後の再建はChild変法で施行する[1,2]（図7）．空腸を切離して，肛門側断端を横行結腸間膜右側の非血管野（avascular area）にあけた穴を通してretrocolic（後結腸）に挙上する．空腸断端の約15〜20 cmを空腸盲端とする空腸に膵空腸吻合を端側吻合する．主膵管に膵管チューブを挿入し，このチューブを空腸全層を貫いて内腔を通し，空腸盲端から約5 cmのところで腸管外に出し，腸管壁とWitzel法で固定する．

膵管チューブは節付きチューブ（住友ベークライト社）とし，膵管径に合わせ4〜12 Frを使用している．4 Frのものはつまりやすいので，できるだけ6 Fr以上の径のものを使用する．

ⅱ）膵空腸吻合の注意点：まず膵管空腸吻合を行う部分の空腸漿膜に電気メスで点状の印をつけておく．

膵腸吻合については，縫合糸は5-0 PDSⅡを用いて施行する．まず主膵管の高さから膵後壁を膵断端から5〜7 mmくらいまで脾臓側に至るように膵実質を厚めにかけ，空腸漿膜筋層にも糸をかけておく（膵実質−空腸漿膜筋層縫合）[図8]．主膵管の部分ではこれよりわずかに背側の部分から針を挿入し，主膵管にはかからないようにする．この運針は膵の厚さや大きさによっても異なるが，6〜7針程度はかけることになる．この時点ではこれらの糸の縫合はしないでおく．

次に，点状の印をつけた部分の空腸に，電気メスで全層に壁に垂直な穴をあける．穴のあけ方のコツは，まず電気メスの先で空腸の漿膜を点だけ焼く．その焼かれた部分の筋層，粘膜に電気メスを凝固モードにしながら空腸内腔まで貫く．この手技によって，空腸粘膜が大きく翻転してしまい，吻合がやりにくくなるのを防げる．また，電気メスを切開モードでなく，凝固モードにすることにより，穿通による空腸の筋層，粘膜下層からの出血を防ぐことができる．

この部分から節付き膵管チューブを通して，空腸盲端側から盲端の約5 cmのところで腸管外に出す．この時点で膵管チューブは空腸内だけに入っている状態となっているが，これをU字型にして術者の手前の布に包み，Péan鉗子で布を把持してチューブを軽く固定しておく．

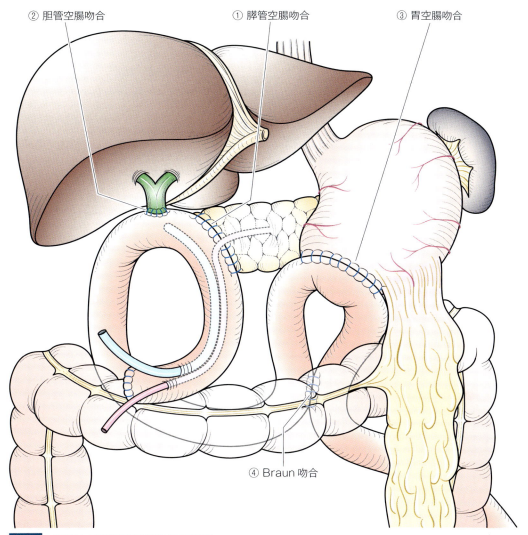

図7　膵頭十二指腸切除術後の再建図

① 膵管空腸吻合
② 胆管空腸吻合
③ 胃空腸吻合
④ Braun 吻合

　主膵管後壁と空腸後壁との吻合を行う．主膵管粘膜と膵実質を一緒に厚めにかけた糸を，空腸の全層にかける（膵管粘膜・膵実質−空腸全層縫合）[図8]．どんなに細い主膵管でも3〜5針はかけられる．これらの糸も縫合はしないでおく．
　ここで，後壁にかけた膵実質−空腸漿膜筋層縫合の6〜7本程度の糸，および膵管粘膜・膵実質−空腸全層縫合の3〜5本程度の糸を順次結紮する．このときに膵を裂かないように，しかも糸の締まりが十分で緩みがないように慎重に行うことが非常に重要である．
　後壁の糸の結紮が終了したところで，空腸内を通して術者の手前に軽く固定してあった節付き膵管チューブを主膵管に挿入する．膵管チューブの膵管空腸吻合部の固定は，後壁にかけた糸のうち中央の一対の膵管膵実質−空腸全層縫合糸で施行する．
　前壁の吻合は後壁の運針と同様に行う．膵管粘膜・膵実質−空腸全層の縫合糸をかける．どんなに細い膵管でも最低3針はかけられる．次いで膵実質−空腸漿膜筋層縫合を行う．膵断端から5〜7mmくらい脾臓側の膵漿膜面から針を挿入し，膵実質を

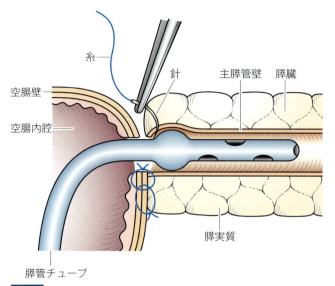

図8 従来の膵空腸吻合．膵実質−空腸漿膜筋層縫合，膵管粘膜・膵実質−空腸全層縫合，および膵管チューブと運針

主膵管と膵実質および空腸前壁全層に針糸をかけるときに，針の先端からわずかに離れた針の中腹を膵管チューブに当てることにより，針が膵管内腔にまで達していること，つまり主膵管全層をかけていることが確認できる．この方法では，膵の断端と空腸は密着する．

(文献4より改変)

厚めにかけ，主膵管の高さの線のところに針を出したのち空腸漿膜筋層をかけ，結紮する．主膵管の部分では，主膵管に糸がかからないように主膵管壁のわずかに手前で針を出す．

膵実質−空腸漿膜筋層縫合の前壁の糸の数は膵の大きさによっても異なるが，6〜7針程度かける．

膵管粘膜・膵実質−空腸全層縫合糸と膵実質−空腸漿膜筋層縫合糸を順次，結紮する．

膵管粘膜・膵実質−空腸全層縫合糸は前後壁合わせて6針以上，膵実質−空腸漿膜筋層縫合糸は前後壁合わせて14針程度になる．

ⅲ）膵管粘膜・膵実質−空腸全層縫合の理論：膵管にかける糸は膵管と膵実質を合わせたものであるため，糸を膵管壁のみにかけるのと異なり組織がしっかりしていて，ちょっとした緊張がかかってもちぎれにくい．そのため針をかけるときに安心感がある．また空腸壁全層とかけた糸をしばるときにちぎれにくく，このときにも安心感がある．結紮するときに，膵実質を裂かないように注意する必要がある．この方法では，膵の断端と空腸は密着する．

ⅳ）密着式（柿田式）・膵実質−空腸漿膜筋層縫合：約200例目からは膵実質−空腸漿膜筋層縫合は密着式（柿田式）で行っている（図9）．膵の上下の長さに合わせて，5〜7針程度，主膵管にかけないように注意しながら施行する．膵実質の運針については，膵の断端からの幅は約10 mmと厚く，膵の全層を腹背に直針になるようにかける．

空腸側は漿膜筋層を腹背に，やはり膵断端の大きさかそれを少し包むような数mm

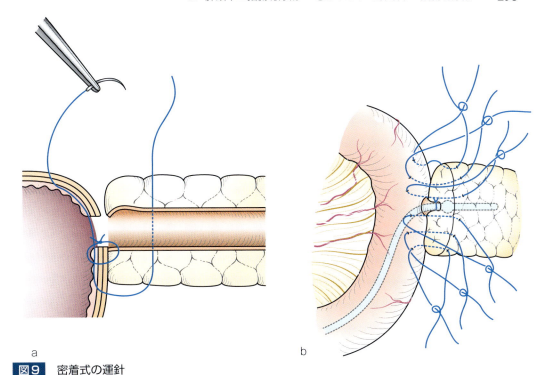

a b

図9 密着式の運針

以上の大きさにかける．漿膜筋層縫合の距離が長くなるので，空腸壁全層にならないように注意が必要である．

なお，正確には柿田式というのは密着式膵実質-空腸漿膜筋層吻合と，膵管粘膜-空腸粘膜吻合を合わせた膵空腸の吻合方法をいう．

22) 胆管空腸吻合

胆管空腸吻合は，胆管と空腸を端側吻合で，5-0 PDS II を用い，結節1層縫合で施行する．正常胆管のときには結紮のときに胆管壁を裂かないように注意が必要である．吻合部には胆道チューブを設置する．胆道チューブの先端約1.5 cmを用い，この部分にコッドマンリュールで側孔を多数あけてロストステントとする．これらのステントは後壁を縫合した PDS II 糸を用いて吻合部に固定する．

23) 胃空腸吻合と Braun 吻合

胆管空腸吻合から約70 cm肛側を，横行結腸間膜左側にあけた穴を通してretrocolicに吊り上げ，胃空腸端側吻合とする．胃空腸吻合から約25 cmの部分にBraun吻合を行う．

24) 再建終了後の処置

温生食で腹腔内を十分に洗浄する．C-loopの盲端の空腸に16 Frのファイコンドレーンを盲端から約3 cmのところから挿入し，先端が膵管空腸吻合と胆管空腸吻合との間にくるようにし，腸壁とWitzel法で固定する．

25) 大網のえりまき，あるいは下敷き

大網を膵空腸吻合部の後ろを通して吻合部後面に下敷きにする．

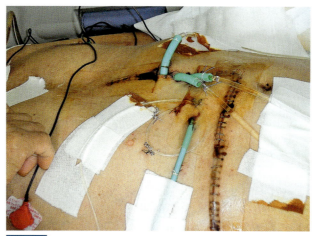

図10　ドレーン挿入後の閉腹像

　手技上の注意点：大網の下敷きは，膵空腸吻合部からの膵液，縫合不全のときの腸液をこの空間に限局させて，膵頭十二指腸切除術を行った術野全体に広がらないようにする大切な働きがある．術野には多数の組織および血管の切離断端が存在する．これらを膵液，腸液，感染から守り出血や膿瘍を防ぐことは，膵頭十二指腸切除術を無事に成功させるために重要なことである．

26）閉　腹
　腹壁を3～4層に閉じて手術を終了する（図10）．

27）手術死亡（mortality）ゼロを目指して
　われわれの施行している膵頭十二指腸切除術では膵空腸吻合を空置しているため，膵腸吻合が多少じくじくしていても食事ができるため，食事の開始日が早く，臨床的に安心感がある．経口摂取は創傷治癒の機転にもよりよく働くと考えられる．これまで275例に施行したが，手術死亡は1例も認めていない[2]．

2　LAP-PDはなぜ危険か？（LAP-PDのときに気をつけなくてはならないこと）

　前述のごとく，われわれは正中切開に右横切開を加えるJ字切開で開腹している．その結果，胆管空腸吻合のときの視野が非常によく，この吻合のleakがほとんどないことを述べた（p183参照）．
　このことは，LAP-PD（腹腔鏡下膵頭十二指腸切除術）において胆管空腸吻合術とは真逆になる．LAP-PDでは胆管空腸吻合術が鉗子を操作する刺創から最も深い吻合になり，非常に難しくなる．難しいというのは，胆管空腸吻合のleakが多いということである．つまり，膵頭十二指腸切除術直後～数日の間に腹腔内の癒着が始まらないうちに胆管空腸吻合から胆汁が腹腔内へ漏れ出すのである．もちろん膵空腸吻合から膵液は少量でも漏れているであろう．ということは，両者の吻合からは上部小腸の腸液も漏れている．それらが癒着してコンパートメントになっていない同一腹腔内

で出会い,混ざることになる.胆汁と膵液,さらに腸液が混ざると,膵液中の消化酵素が活性化し,消化力がたいへん強くなり術野の血管断端を溶かしていく.これが術後出血や膿瘍の原因となる.LAP-PDにおいて比較的術後短期間(1～2週間程度)に患者さんの命が亡くなる大きな原因のひとつになっていると考える.

LAP-PDはすでに2016年4月から保険収載されている.この手術に臨むチームはぜひ上述のことに十分な配慮を重ねて慎重なまでにも慎重な手術をしていただきたい.

ま と め

膵頭十二指腸切除術は多くの手技とその理論の要求される難しい手術である.術前・術後の管理も含めてしっかりと勉強して望むべき手術である.

文献

1) Kimura W : Strategies for the treatment of invasive ductal carcinoma of the pancreas and how to achieve zero mortality for pancreaticoduodenectomy. J Hepatobiliary Pancreat Surg **15** : 270-277, 2008
2) 木村 理:膵頭十二指腸切除術.消外**31**:2015-2028, 2008.
3) 木村 理:膵頭十二指腸切除術における膵頭神経叢切除の理論と方法―外科解剖・病理からみた提言.膵臓**19**:463-470, 2004
4) Kimura W : Pancreaticojejunal anastomosis, using a stent tube, in pancreaticoduodenectomy. J Hepatobiliary Pancreat Surg **16** : 305-309, 2009
5) 木村 理:膵頭十二指腸切除術.外科**73**:390-395, 2011

III. 各疾患の診断・治療

5 膵頭十二指腸切除術
② 膵頭十二指腸切除術後，Child変法再建における器械吻合の導入

　鏡視下胃切除術の発展により様々な器械吻合の方法が発表されている．われわれは吻合を安全にかつ素早く行い，術後の早期経口摂取を可能とすることを目的として，膵頭十二指腸切除術後の再建に器械吻合を導入した．われわれの膵頭十二指腸切除術後の消化管再建はChild変法で行っている（p191, III-5-①, 図7参照）[1,2]．その胃空腸吻合，Braun吻合において器械吻合を用いた．

 方　法[3]

　膵頭十二指腸切除術後にChild変法にて膵空腸吻合，胆管空腸吻合を行い，その後に消化管吻合を行っている．なお，胃の切離はリニアカッター100（Ethicon社）を用いて行い，断端を4-0 PDS II で結節縫合にて埋没させている．胆管空腸吻合からBillroth-II法形式の胃空腸吻合までは約60 cmとし，結腸後に再建している．胃空腸吻合部より約20 cmの空腸にBraun吻合を置いている．胃空腸吻合，Braun吻合に導入した器械吻合の手順とポイントを述べる．

a 胃空腸吻合の手順，要点

1) 残胃切離断端大彎側のステイプラーを切離し（図1），小孔をあける．
- カットするステイプラーは約7〜8 mm．
- 電気メスはcutモードを使用したほうが創縁の損傷を防ぐことができる．
- ステイプラーの部分は電気メスでカットせず，ステイプラーを切離できるはさみで切る．
- 小孔をモスキート鉗子にて広げ，胃内容を吸引する．吸引管を入れ，カートリッジ挿入の方向，感覚を確認する．

2) 吻合予定部の空腸腸間膜対側に小孔をあける．
- 吻合は60 mmの自動縫合器を用いるため，小孔は吻合予定部の中心の約2〜3 cm肛門側にあける（図2）．
- 小孔は電気メスのcutモードで刺すようにあけ，モスキート鉗子にてカートリッジフォークが入る程度まで広げる．

3) エンドGIAトライステープル60パープル（Covidien社）を用意し，カートリッジフォークを空腸内に，カートリッジを胃内に挿入する．
- 空腸のほうが胃よりも自由度が高いため，先に空腸にカートリッジフォークを挿入し，その後，胃にカートリッジを挿入する．

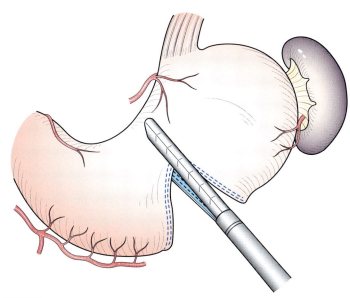

図1 残胃切離断端大彎側のステイプラーの切離

(文献3より許諾を得て転載)

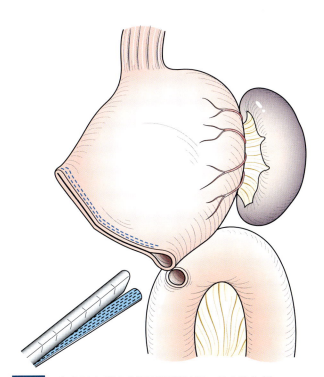

図2 吻合予定部の空腸腸間膜対側への小孔作製

残胃切離断端大彎側のステイプラーを切離し(図1),吻合予定部の空腸腸間膜対側に小孔をあける.

(文献3より許諾を得て転載)

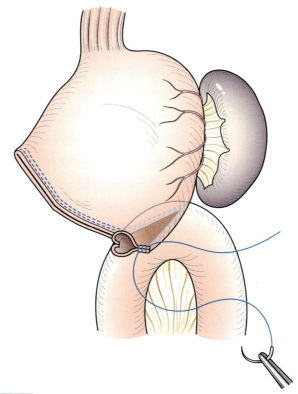

図3 残胃空腸側々吻合
吻合部のステイプラー同士がV字に広がるように展開し，4-0 PDSⅡにて全層1層連続縫合にて閉鎖する．運針はover and overで行う．最終的に吻合口はΔ（デルタ型）になる．
（文献3より許諾を得て転載）

- 空腸内にカートリッジフォークを挿入後，空腸と自動縫合器を同時に移動し，カートリッジを胃の小孔に向かって挿入する．
- 胃は大網付着部より後壁側に斜めに挿入する．カートリッジ先端が大網付着部より約1 cm離れる程度にする．
- 空腸は腸間膜の対側となるようにする．
- 挿入の際，胃，空腸の小孔がカートリッジ根部で内翻しないように注意する．

4) アンビルを仮閉鎖し確認する．
- 仮閉鎖によって，吻合の形，ねじれ，巻き込みなど全体を確認する．

5) ファイヤーする．これにより残胃空腸側々吻合が完成する（図3）．
- ファイヤー後，挿入孔より出血がないことを確認する．

6) 吻合部のステイプラー同士がV字に広がるように展開し，4-0 PDSⅡにて全層1層連続縫合にて閉鎖する．
- 4-0 PDSⅡはnon-detachのものを用いる．われわれは針SH-1の4-0 PDSⅡ両端針の片針を落として使用している．
- 吻合部のステイプラーを断端になるように広げると吻合部がV字になる．最終的に吻合口はΔ（デルタ型）になる．

- ・断端の閉鎖時にステイプラー同士が重ならないようにする．
- ・最初の1針目と最後の1針は，数mmだけ小孔の外側になるようにする．
- ・運針はover and overで行う（図3）．
7) 自動縫合器の先端にあたる部位を補強するため，胃と空腸の漿膜筋層を1針4-0 PDSⅡにて縫合する．
8) 食事が残胃から空腸輸出脚に自然に流れやすくなるように，空腸輸出脚を2針，残胃の切離端に2針固定して吊り上げる．
9) さらに輸入脚を胃壁に固定し，吊り上げる．
- ・これにより輸出脚へ流れやすくなる．
- ・ねじれをきたす場合はあえて行わなくてもよい．

b Braun吻合の手順，要点

1) 吻合予定部の空腸腸間膜対側をそれぞれ4-0 PDSⅡにて縫合し，仮固定する．
- ・吻合は45 mmの自動縫合器で行うため，仮固定は吻合予定部中心の約2 cm頭側にする．
2) 吻合予定部の空腸腸間膜対側にそれぞれ小孔をあける．
- ・吻合は45 mmの自動吻合器で行うため，小孔は吻合予定部中心の約2 cm尾側にあける．
- ・小孔は電気メスのcutモードで刺すようにあけ，モスキート鉗子にてカートリッジフォークが入る程度まで広げる．
3) エンドGIAトライステープル45パープル（Covidien社）を用意し，それぞれの小孔に挿入する（図4）．
- ・カートリッジは太くカートリッジフォークより挿入しにくいため，先に挿入する．
- ・片方の空腸にカートリッジを挿入後，もう片方の空腸を授動しながらその小孔をカートリッジフォークに向かって挿入する．
- ・吻合部は腸間膜の対側となるようにする．
4) 自動縫合器を仮閉鎖し確認する．
- ・仮閉鎖によって，吻合の形，ねじれ，巻き込みなど全体を確認する．
5) ファイヤーする．これにより空腸空腸側々吻合が完成する．
- ・ファイヤー後，挿入孔より中をのぞきこみ，吻合部に出血がないことを確認する．
6) 吻合部のステイプラー同士がV字に広がるように展開し，4-0 PDSⅡにて全層1層連続縫合にて閉鎖する．吻合口は最終的にはΔ（デルタ型）になる．
7) 自動縫合器の先端にあたる部位を補強するため，空腸と空腸を1針4-0 PDSⅡにて縫合する．
8) 胃チューブをBraun吻合手前まで通して胃・腸液の流れる方向を形づけておく．

結　果[3)]

　器械吻合導入1例目の症例は，術後2日目より水分を開始，術後3日目には重湯を開始した．術後5日目の透視では通過は良好で，縫合不全もなく安全面でも問題は生

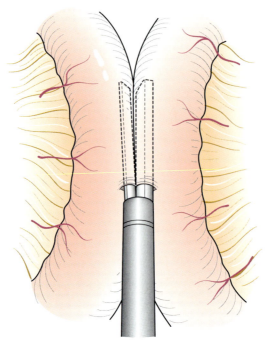

図4 Braun吻合
エンドGIAトライステープル45パープル（Covidien社）を用意し，それぞれの小孔に挿入する．
（文献3より許諾を得て転載）

じなかった．soft pancreasであったため，ドレーンの留置期間は長かったが，経口摂取は問題なく術後14日目には通常の成人食を約8割以上摂取が可能となり，経過も良好であった．

　胃空腸吻合，Braun吻合の吻合時間を計測した．器械吻合の吻合時間は，胃に小孔をあけるところからBraun吻合の最後の糸を切るまでとした．手縫い吻合の吻合時間は，胃空腸吻合の際に腸鉗子をかけるところからBraun吻合の最後の糸を切るまでとした．器械吻合を行った26例のうち，吻合時間を計測可能であったのは16例で，その平均は26（15～31）分であった．器械吻合導入前の手縫い吻合3例の吻合時間は平均1時間5分（1時間3分～1時間8分）であったのに対し，吻合時間を約半分に短縮することができた．

　術後経過では，吻合部縫合不全，吻合部狭窄を認めた症例はなかった．最終的に全粥食を摂取できた時期は中央値で11日であった．最短では術後6日目であったが，最長では52日かかった症例も認めた．全粥食摂取まで時間がかかった症例は，胃管の再挿入が必要となった症例が多く，胃内容排出遅延を認めた．最終的には全症例が食事摂取可能となり，独歩で退院することができた[3]．

3　考　察

　内視鏡外科の発展により，胆囊，虫垂などの吻合を要さない切除はもとより，胃や

大腸まで切除が積極的に行われるようになってきた．特に胃や大腸は吻合を要する手術であるため当初は問題もあったが，機器の発達により急速な広がりをみせている．

膵頭十二指腸切除については腹腔鏡下による同様のメリットも考えられるが，膵癌手術についてはその切除手技の煩雑さや合併症から，現在は限られた施設で行われている．その長所・短所は議論中である．しかし，腹腔鏡下胃切除術ではRoux-en Y法の胃空腸吻合，あるいはBillroth-I法の胃十二指腸吻合など器械吻合を用いた再建を行っており，それらの手技を膵頭十二指腸切除に応用できるはずである．われわれの方法はBillroth-II法形式の胃空腸吻合に，Braun吻合を加えたものであるが，これらの点についてはこれまでの鏡視下手術を応用することが十分に可能と考えた．そこで，胃空腸吻合については「1．方法」で述べたように様々なコツを考えながら，デルタ吻合を応用した吻合とした．同様にBraun吻合においてもそれを行った．

術後は，早期に食事を開始し良好な経過をたどった症例が多かったが，胃内容排出遅延があり，胃管の再挿入が必要であった症例も認めた．それらは手縫い吻合の時代でも認められ，頻度は器械吻合導入後で減少しているが，完全に防ぐことはできなかった．胃内容排出遅延を認めた症例では術後透視を行っているが，ほとんどの症例で胃空腸吻合部が右側に引っ張られ，吻合部が縦に変位していた．吻合部狭窄は認めなかったものの，変位によって残胃から空腸への排出が遅延していた．

「1-a．胃空腸吻合の手順，要点」の8），9）のごとく，胃空腸吻合部の空腸小彎側を胃切離線に約1〜2cm吊り上げて固定することにより，胃内容の排泄遅延はほとんど起こらなくなった．

文献

1) 木村　理：膵頭十二指腸切除術．消外 31：2015-2028, 2008
2) Kimura W：Strategies for the treatment of invasive ductal carcinoma of the pancreas and how to achieve zero mortality for pancreaticoduodenectomy. J Hepatobiliary Pancreat Surg 15：270-277, 2008
3) Fijimoto H et al：A new attempt to use staples for gastrojejunostomy and Braun anastomosis in modified Child method of pancreaticododenectomy. Yamagata Med J 33：91-96, 2015

木村理箴言 ⑮

よい手術は術後すぐにわかる

よい薬は一錠飲んでほぼ瞬間的にわかる．よい手術は1回の回診ですぐにわかる．そういう外科学をするべきだ．

Ⅲ. 各疾患の診断・治療

6 膵切除術後のドレナージ
① 膵のドレナージ

"ドレナージ"とは，体腔内や消化管内に貯留した膿汁，血液，浸出液，消化液，分泌物を体外に誘導する行為を指す．この際に使用される体内から外界へ貯留液（物）を排出する役割を担うのが"ドレーン"である．

このうち，ドレーンの留置部位は，体腔内（消化器外科では主に腹腔内であるが，胸腔内のこともある）と消化管内に大きく分かれるが，本項ではわかりやすくするため，「腹腔内ドレーン」，「消化管チューブ」と大きく2つに分けて記すことにする．

1 ドレナージの目的

消化器外科領域で施行される腹腔内ドレナージの目的は，①腹腔内に貯留した不要物質や有害物質を体外へ誘導し，感染源の除去や死腔形成の阻止による創傷治癒の促進，生理機能の回復を図ること，②ドレナージされた物質の性状を肉眼的に観察し，生化学検査などを行うことによって腹腔内の状態を推察すること，③ドレーンからの洗浄液や薬液を注入し，腹腔内の局所洗浄をすること，④ドレーンからの造影により対象腔の広がりや形状，瘻孔の有無を知ること，などが挙げられる[1,2]．しかし④は逆行性感染をもたらす可能性があり，なるべく行わないほうがよい．

2 ドレナージの分類

a 情報ドレナージ

術後の出血や，腸液・胆汁や膵液などの混入所見から縫合不全などの合併症を速やかに診断する．異常がなければ早急に抜去する．たとえば，腹腔鏡下胆嚢摘出術の際に肝床部に留置されるドレーンや，胃切除時に挿入する経鼻胃チューブなどがこれに相当する．胆汁漏や出血がなければ，これらのドレーンやチューブは術後早期（当日あるいは1日目）に抜去する．

b 予防的ドレナージ

消化管の手術は準汚染手術であり，リンパ節郭清などにより発生するリンパ液や浸出液を培地にして細菌が発育し，膿瘍形成の原因や，創傷治癒遅延の原因となることがある．予防的ドレナージは，これらの浸出液をドレナージすることにより膿瘍形成や創傷治癒の遅延を予防する．さらに縫合不全が生じれば予防的ドレナージは治療的

ドレナージに変わる．

c 治療的ドレナージ

治療的ドレナージは，すでに発生した腹腔内膿瘍などの貯留液を速やかに排除することにより，細菌，chemical mediatorの除去，膿瘍腔の減圧を行い，敗血症への進展を阻止し，炎症を限局化することで早期治癒を図る．特に後述する持続洗浄は感染膵液瘻とそれに伴う腹腔内膿瘍，さらに続く腹腔内出血の治療に有効である．

3 膵切除術後のドレナージ

膵の手術は医学が発達した現在でも難しく，膵頭十二指腸切除術は高難度手術である．術後の膵液瘻から腹腔内膿瘍や腹腔内出血をきたし，命に関わる合併症を生ずることがある．学会・研究会などで毎回のように討論されているにもかかわらず，これらの致命的合併症に対する画期的な解決法がない状態である．

またInternational Study Group of Pancreatic Fistula Definition (ISGPF)の膵液瘻のgrade分類で討論されているが，最近ではgrade B＋Cの頻度ではなく，命に関わるgrade Cこそが問題であるともいわれるようになってきている．

a 膵頭十二指腸切除術後の膵液瘻発生

膵頭十二指腸切除術は消化器外科で最も大きな手術のひとつである．2011年のNational Clinical Database (NCDデータベース)での検討ではgrade B＋Cの膵液瘻の頻度は13.2％と報告されている[3]．膵頭十二指腸切除術の術後在院死亡に関与する因子にはいくつかあったが，BMI 25以上，心疾患，呼吸器疾患，ステロイド投与例，黄疸例，腎機能障害，soft pancreasの下部胆管癌症例などが高率であった[3]．

吻合法では膵管空腸粘膜吻合が行われたり[4]，膵管ステントを空腸に挿入して膵空腸を合わせるだけの方法などがある．膵断端を空腸内に挿入する嵌入法は，理論的には分枝膵管を含むすべての膵断端が空腸の中に入るが，長期の主膵管の開存度が低いといわれている．われわれの膵空腸吻合法は前述の通りである．

b 膵頭十二指腸切除術での膵管ステントチューブ

膵頭部癌で閉塞性膵炎を呈し，線維化が強く (hard pancreas) 主膵管が太い症例では術後膵液瘻はほとんど生じない．よってこのような症例では膵管ステントチューブは必要ないかもしれない．しかし近年増加しているIPMN症例や下部胆管癌，Vater乳頭部癌，膵頭部内分泌腫瘍やsolid pseudopapillary neoplasm (SPN)などでは，膵実質はsoft pancreasで主膵管の拡張がないものが多い．このような症例では術後の膵液量が多く，膵空腸吻合がうまくできても，完全に一次創傷治癒するとは限らない．これらは針穴，糸穴やその結紮時の力で起こる膵実質裂傷の可能性，分枝膵管からの膵液漏出の可能性などが考えられる．Kakitaらは，なるべく膵の断端を密に縫合せず，血流のよい状態にして，空腸を広くかけるとよいとしている[4]．

soft pancreasでも膵管ステントチューブは必要ないという報告もあるが，顕微鏡

を用いて吻合したり，技術の卓越した術者が行っても膵液瘻は先に述べた理由で起こりうる．もし膵空腸吻合が縫合不全を起こした場合に，ステントチューブがなければ周囲の瘻孔形成が行われず，難治性膵液瘻になってしまう危険がある．残膵の膵液は腸液とともにそのまま腹腔内に出ていくことになる．したがって，ある程度の手技ができるようになった術者においても，安全かつ確実に膵空腸吻合を行うためには膵管ステントチューブが必要と考えている[5]．

また5 Fr以下の膵管チューブでは，われわれの施行している不完全外瘻の膵管粘膜・膵実質-空腸全層吻合においては術後，蛋白栓などで閉塞しやすい．毎日，膵液量を測定して突然急激に減少した場合に，透視下で0.35 inchのストレートガイドワイヤーで膵管チューブ内をこするようにして掃除すると，膵液の量が元に戻る．ただしガイドワイヤーの挿入時に抵抗が強い場合には，抜けなくならないように手前から挿入と抜去を繰り返し，少しずつ掃除を行う．

c 術後出血を予防する手術手技

膵頭十二指腸切除術後の膵液瘻により腹腔内膿瘍・後出血をきたすことが，最も死亡率の高い合併症である．特に胃十二指腸動脈（GDA）断端からの出血は致命的であり，たとえコイルで肝動脈塞栓できても，その後の肝壊死などのリスクが高い．われわれは3-0 Ti-Cron transfixing sutureを含む三重結紮を行い，なるべく総肝動脈からGDAの切離部の首が5～7 mm程度長くなるようにして切離している．さらに残胃の大網グラフトでGDA断端をおおい，膵空腸吻合部からの膵液漏にさらされないようにしている（図1）．

膵は動脈血流が豊富であり，特に出血しやすいのは横行膵動脈，上横行膵動脈，背側膵動脈である[6]．膵頭十二指腸切除では，膵の切離前に膵上縁・下縁を4-0 PDSの大きい針糸で二重に止血しておくことが重要である．膵体尾部切除でもこれらの動脈を十分に止血しておくことが重要である．

d 膵頭十二指腸切除術のドレナージ

われわれは，術者がだれであっても，soft pancreasでは多少の膵液瘻が生じるものと考えて，予防的にドレナージを行うことが重要であると考えている．コンセプトはドレーンの本数を少なくして早く抜くのではなく，膵周囲にドレーンを置いておいて，術後アミラーゼ値が低いものや，きれいなものから抜いていくという考え方である．

われわれの方法では，患者は術後まったく重篤にならず，ただドレーンが細くなり，ドレナージ物が乾くのを待っていればよいのである．食事や運動の制限はない．少し日数はかかるが，生命に危ないところがないのが特徴である．

われわれは膵空腸吻合の上下に24 Frファイコンドレーンを1本ずつ留置している（図2）．soft pancreasの手術では術中から膵周囲が白色になるが，これはアルカリ性の膵液による脂肪織の鹸化である．ドレーンから流出してくるものには薄い膵液の他に，フィブリンなども混じている．

われわれはChild変法で再建しており，胆管空腸吻合の下にも24 Frファイコンドレーンを留置しているが（図3），たいていは1週間で抜去している．大網グラフトを

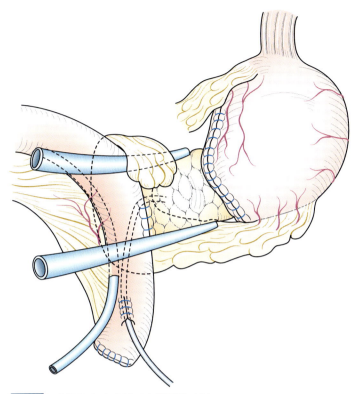

図1 大網えりまき法/大網下敷き法
これによって膵空腸吻合と胃十二指腸動脈断端を隔絶する．大網を膵空腸吻合全体に回さずに膵腸吻合の下に広げて下敷きにしておくこともある．いずれにしろ，胃十二指腸動脈断端などと膵腸吻合が直接当たらないように隔絶するのが目的である．

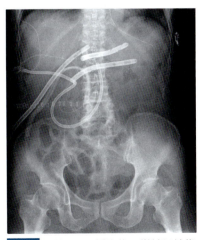

図2 ドレーン挿入後の単純X線像

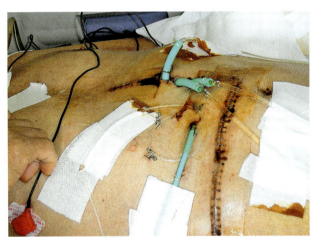

図3 ドレーン挿入後の閉腹像

膵空腸とGDAの間に置いているためか，膵頭神経叢郭清部（IVC前面）にfluidが溜まることがあった．最近では10 mm flatブレイクドレーンを入れておき，1週間で抜去している（図4）．膵頭十二指腸切除術後はルーチンに術後1，2週目に造影CTを行っ

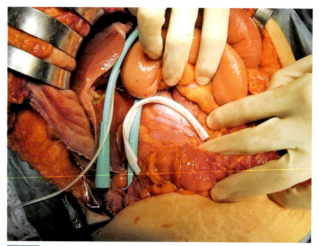

図4 10mm flatブレイクドレーンの挿入

膵頭神経叢郭清部右側(IVC前面)にfluidが溜まるのを防ぐため，10 mm flatブレイクドレーンを挿入する．つまり，大網えりまき法(下敷き法)の後腹膜側にもう1本入れて，漏れ出てきた膵液をドレナージするためのものである．

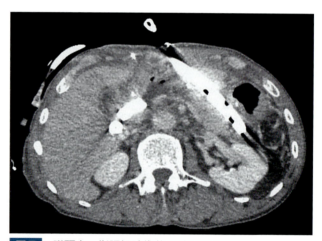

図5 膵頭十二指腸切除術後の造影CT

膵頭十二指腸切除術後は術後1，2週目に造影CTを行っており，腹腔内膿瘍などがないかどうか，ドレーンの位置が深すぎないかどうかを確認しドレーン管理をしている．

ており，腹腔内膿瘍などがないかどうか，ドレーンの位置が深すぎないかどうかを確認しながらドレーン管理をしている(図5)．

　術後1週間は閉鎖式ドレーンとし，1，3，5，7病日に，回診時にベッドサイドで清潔操作により接続管(川澄化学工業社)をはずしてドレーン内容を採取しアミラーゼ，リパーゼ値の測定および細菌培養に提出している．1週間目にはドレーンをオープンにして，朝夕回診で生食により洗浄している．ドレーンに異常がなければ徐々に短くしていく．術後10日以上たった後に鹸化物質やねっとりしたフィブリンがある場合には，ドレーンを抜いて生食50〜100 mLを用いて，朝夕回診で洗浄する．そのためにドレーンは交換が容易であり，ストレートでシンプルな24 Frファイコンドレーン

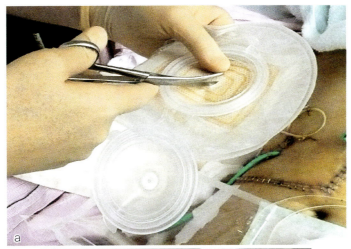

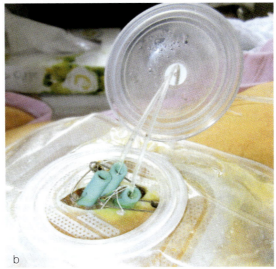

図6　ドレーン内の持続洗浄
持続洗浄では膵の上下のドレーン周囲にストーマのようなカラヤゴム付きのオープントップを貼る．

を使用している．曲がった走行の柔らかいドレーンでは洗浄や交換が困難である．

e 持続洗浄——オープントップを用いた患者にやさしい方法

　われわれの持続洗浄法では，患者は普通に食事をし，生活している．持続洗浄により，ベッドに縛り付けられたりすることがない，という特徴がある．

　膵頭十二指腸切除術後の膵液瘻や腹腔内膿瘍が持続すると膵周囲の血管が破綻して，大出血をきたして致命的となる．以前は，重症急性膵炎の感染性壊死には膵床ドレナージが行われてきた．すなわち，腹腔内を生食で持続洗浄して常に清潔な環境にすれば，多少の膵液が漏れていても薄まり，感染が減じ，術後出血による死亡率を減らすことができる．われわれは，ドレーン内アミラーゼ値が高値の例や，ドレーン内が「ねっとり」して感染して汚ない場合には積極的にドレーン内の持続洗浄を行っている．持続洗浄では膵の上下のドレーン周囲にストーマのようなカラヤゴム付きの

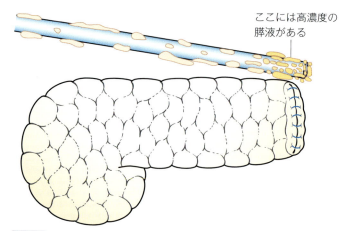

図7 膵体尾部を切離した状態
膵断端に高濃度の膵液が存在する．創傷治癒には，持続洗浄してこの空間の膵液の濃度を薄めておくことが有効である．

オープントップを貼る（図6a）．そして，ファイコンドレーン内腔に密着せず，圧を逃がすように細い6（or 8）Fr Atom tubeを挿入して，アトム先端がファイコンドレーンから出ない長さでファイコンドレーンにつけた安全ピンと糸で固定する（図6b）．

持続洗浄は，術後腹腔内の癒着が始まって局所に洗浄液がとどまると考えられる術後約4日目から始める．生食の滴下量は時間50 mL程度とする．術前に心不全傾向のある症例では，洗浄量を20〜30 mL程度に減量するほうが安全である．洗われた排液はオープントップに溢れ流れ出るため，昼間の歩行も可能で行動制限されず，夜間でも洗浄でき，腹部が濡れて目が覚めることはない．

重要なのはドレーンの持続洗浄をしているにもかかわらず，術後3日目から経口摂取をしており，腸から栄養がとれており，平気で歩いていることである[5]．

膵手術後のドレーン抜去時期については，議論が尽きない．高アミラーゼの廃液がドレナージされている場合，中にはfistulaが完成しているから朝晩の洗浄でOKという人もいる．しかしfistulaはドレーンの両脇の長い壁である．先端には膵〜膵液〜消化酵素を溶かす液体と，それによって溶けた脆弱な組織，消化された組織があるはずである（図7）．その部分の自己消化が進んで中〜大動脈を溶かしたときに突然の出血が起こる．また，膵液に感染が起こった場合，出血の可能性はより高まる．なかにはこれで致死的になる症例もある．

ドレーンを持続洗浄し，膵液を常に薄めておいて消化を起こさせないことが重要である．腹腔ドレーンの膵液・廃液が感染したらすぐに持続洗浄することが肝要である．

f ドレナージに付加する膵液瘻，腹腔内膿瘍の治療法

soft pancreas症例での膵切除後の膵液瘻の治療法は以上に述べたドレナージや持続洗浄が基本であるが，その他の方法としてはオクトレオチドの持続投与がある．オクトレオチド投与によって膵液を著明に減少させることができる．難治性の膵液瘻では，膵液をオクトレオチドで減少させるとドレナージや洗浄の効果がさらに高まり，より早期に治癒する．オクトレオチドの長期間の効果を期待する場合にはサンドスタ

チンLARを使用し，速効性の皮下注射薬をと数日かぶらせて使用するとよい．

g 膵体尾部切除後の膵液瘻

　膵体尾部切除では膵頭十二指腸切除術と異なり膵断端をおおう空腸がないため，むしろ術後膵液瘻が16〜46％と多いことが報告されている[7]．

　最近では人工シートの使用，腹腔鏡下手術での自動吻合機を用いた10分圧挫法，断端を胃壁に固定する方法などが報告されているが，膵頭十二指腸切除術と異なり，漏れた膵液はエンテロキナーゼで活性化することはあまりない．膵断端についてはやはりドレナージを基本としている．膵体尾部切除術では左横隔膜下，膵断端の上縁・下縁に24 Frファイコンドレーンを留置している．ほとんどの症例では，左横隔膜下ドレーンは1週間以内に抜去されている．膵体尾部切除術で持続洗浄の頻度は多くないが，必要な症例はある．持続洗浄によって治る症例は認められる．膵頭十二指腸切除術後と同様，1週間以内は閉鎖式として，1週間以降はオープンとしている．難治性膵液瘻・膿瘍に対しては長期間の洗浄が必要な症例がある．

h 術後出血の治療

　術後出血は最も危険な状態である．後出血の前には少量の出血が事前にみられることが多く，このような場合にはCTを撮影して仮性動脈瘤がないかどうかを確かめる必要がある．動脈瘤がなくても出血が危惧される場合にはドレーン内の持続洗浄を行う．術後出血例でも持続洗浄だけで治癒した症例を経験している．

　術後出血例ではまずドレーンを指で圧迫する．すぐにCT室へ搬送して撮影する．仮性動脈瘤などが認められれば，そのままアンギオ室でコイル塞栓できないかどうか放射線科医とIVR治療を試みる（図8, 9）．

　それでも止血できない場合や血圧が保てない場合は再手術を行う．少数しか経験はないが，術後の癒着や出血点が深部にあるため出血点に到達することは困難であることを念頭に手術を進める．ドレーン先端付近の出血点を慎重に探す．重要なことは，慌てず，まず圧迫止血して，助手が少しずつ圧迫ガーゼをめくっていくことである．出血点が確認できれば，そこに腹腔鏡下胆嚢摘出術の臍部創の閉腹時に使用する強々彎の2-0バイクリルをここぞと1針かけて結紮し，止血する．止血術後はその場所にファイコンドレーンを留置し，前述の方法により生食で持続洗浄することが重要である．われわれは連続275例以上の膵頭十二指腸切除術で在院死亡を認めていない．

まとめ

　膵臓の手術，特にsoft pancreas症例では術後に必ず膵液が漏れると考えたほうがよい．重要なことは予防的なドレナージである．難治性の膵液瘻には持続洗浄が有用である．その他の各種治療と組み合わせることも有用である．

文献

1) 木村　理ほか：肝・胆・膵手術後のドレナージ．エキスパートナース14：80-82，1998

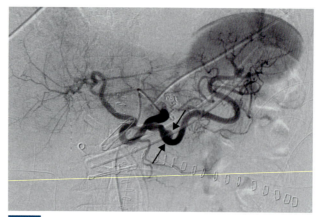

図8 脾動脈瘤からの出血
胃切除の既往がある症例に対して膵頭十二指腸切除術を行った．
癒着剥離部にドレーンが当たって後出血した原因は脾動脈瘤で
あった（矢印）．

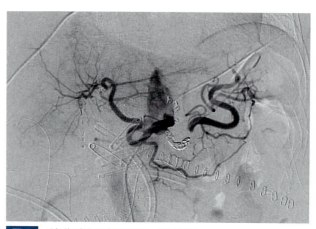

図9 脾動脈瘤に対するコイル塞栓
脾動脈塞栓術後の血管造影で動脈瘤は消失している．膵尾部の血
流は膵内のアーケイドで保たれている．

2）木村　理ほか：肝・胆・膵手術後のドレナージ．ナースのためのドレーン管理マニュアル，窪田敬一（編），照林社，東京，p83-85，2005
3）Kimura W et al：A pancreaticoduodenectomy risk model derived from 8,575 cases from a national single-race population (Japanese) using a web-based data entry system：the 30-day and in-hospital mortality rates for pancreaticoduodenectomy. Ann Surg **259**：773-780, 2014
4）Kakita A et al：A simpler and more reliable technique of pancreatojejunal anastomosis. Surg Today **26**：532-535, 1996
5）Kimura W：Strategies for the treatment of invasive ductal carcinoma of the pancreas and how to achieve zero mortality for pancreaticoduodenectomy. J Hepatobiliary Pancreat Surg **15**：270-277, 2008
6）Kimura W et al：Surgical anatomy of arteries running transversely in the pancreas, with special reference to the superior transverse pancreatic artery. Hepatogastroenterology **51**：973-979, 2004
7）Yui R et al：Less morbidity after introduction of a new departmental policy for patients who undergo open distal pancreatectomy. Hepatobiliary Pancreat Sci **21**：72-77, 2013

III. 各疾患の診断・治療

膵切除術後のドレナージ
② 膵頭十二指腸切除術後のドレナージの簡略図と方法

　膵頭十二指腸切除術は，膵頭部や中～下部胆管・十二指腸にできた癌，膵管内乳頭粘液性腫瘍などに対して行われる術式である．膵頭部・胆管・胆嚢・十二指腸を切除する．再建は，空腸を挙上し，膵臓・胆管・残胃と吻合する．

　尾側の膵臓と空腸の吻合がしっかりつながるまで膵断端から膵液が漏れるため，膵液漏を体外へ誘導するためのドレーンを膵周囲に1本または複数本留置する（表1①）．

　Winslow孔は門脈の背側の孔であり，Winslow孔ドレーンは主に胆管と空腸吻合部の縫合不全がないかどうかをみるためのドレーンである．

　膵管チューブは，できるだけ残膵の膵液を体外に出して，腹腔側に膵液が漏れないようにするために留置する（表1②）．

　胆管空腸吻合部のドレナージは施設ごとに異なり，「ステントチューブは入れない」「後で腸内に落ちるロストステントを入れる」「体外に胆汁を誘導する胆管チューブを

表1 膵頭十二指腸切除術後のドレーン（図1）の理論と実際

①膵空腸吻合部周囲ドレーン

目的	膵空腸吻合部，主に大網えりまき内の膵液漏を体外に出すためのものである．
経過	排液がきれいで排液中アミラーゼが少なくなったら，1週間以上で抜去する
合併症と要注意の時期	膵液瘻による腹腔内膿瘍：術後1～3週，術後出血：術後2～3週

②大網えりまき背面ドレーン

目的	膵頭神経叢郭清部に留置するドレーンは大網えりまき法（下敷き法）の後腹膜側に留置するもので，そこに漏れてきた膵液をドレナージするためのものである．また，Kocher授動部，膵頭神経叢郭清部などから浸み出すリンパ液，組織液などもドレナージする
経過	大網が膵空腸吻合周囲に癒着する3～4日をめどに抜去する
合併症と要注意の時期	このドレーンにより大網えりまき背面，つまり下大静脈前面に生じる腹腔内膿瘍を防ぐことができる

③膵管チューブ

目的	残った膵臓の膵液をできるだけ体外に出すため
経過	膵周囲のドレーンが異常なく，CTなどで腹腔内膿瘍がなければ抜去する．硬い膵臓であれば1週間で抜く施設もあるが，通常は3週間くらいは置いておく
合併症と要注意の時期	膵液瘻による腹腔内膿瘍：術後1～3週，術後出血：術後2～3週

④挙上空腸瘻チューブ

目的	胆管空腸吻合の胆汁が良好に肛門側腸管内に流れているかをチェックするため
経過	胆汁を含んだ空腸液の量は200 mL/日以下になればクランプして，発熱や肝機能障害がなければ，術後約3週間で抜去する
合併症と要注意の時期	Braun吻合部の浮腫による胆汁・膵液の通過障害を軽減できる

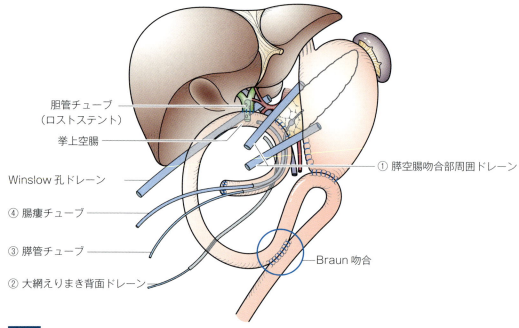

図1 膵頭十二指腸切除術後のドレーン

入れる」などがある．

[ここに注意！]

- 術後肺炎を起こさないために痰を出させ，呼吸訓練（トリフローなどで深呼吸）させる．
- 肺血栓塞栓症予防のため早期離床に努める．
- 術後高血糖に注意する．血糖測定して，高い場合にはインスリンを投与する．

1 膵空腸吻合部周囲ドレーン

a 役 割

　尾側の膵臓と空腸の吻合がしっかりつながるまで，膵断端から膵液が漏れるため，この膵液漏を体外へ誘導するためのドレーンを，膵周囲に1本または複数本留置する．膵癌で膵臓が硬い患者の場合には膵液は漏れにくいが，胆管癌，十二指腸乳頭部癌，膵管内乳頭粘液性腫瘍（以前は粘液産生膵腫瘍と呼ばれていた）では膵臓が軟らかく，膵液が多く排出されるので十分なドレナージが必要である．

b 排液の性状

　膵液や胆汁量を定期的にチェックし，ドレーン排液の性状にも注意する．

1) 感　染

　排液が濁って汚く，"ねっとり"している場合は感染を疑う．

2）膵液漏からの出血

膵頭十二指腸切除術で特に怖いのは，術後膵液漏によって血管が消化されて，腹腔内出血をきたすことである．この出血は，少し赤色の血性のドレーン排液が前兆（"おしるし"という）としてみられてから，その後，数時間から1日以内に大出血をきたす．膵液漏の術後出血は門脈性よりも動脈性のことが多く，急速にショックに陥る．よって，排液が少々赤い前兆の時期に気づくことが重要である．

このような出血がみられたら，すぐ主治医に報告する．主治医は緊急造影CTを行い，血管造影によるカテーテル止血を試みることが多い．大出血時にはドレーンをクランプして，手術室に向かい，緊急手術を行う場合もある．

c 膵液漏の術後出血の予防

われわれは，膵周囲の排液に感染が疑われる場合やアミラーゼ値が高い場合には，ドレーン内を生食で積極的に持続洗浄して，術後出血を予防している．持続洗浄によって腹腔内に漏れた膵液を薄め，感染も薄め，局所の創傷治癒を促す．約1週間経過し，持続洗浄までの必要はない程度の膵液漏・感染のときには，朝夕の回診時にドレーンを抜き，尿道用の細い（8 Fr）カテーテルで生食フラッシュ洗浄してドレーンを再挿入する．排液がきれいになり膵液による瘻孔が奥からふさがって抜け上がってきた際には，その分ドレーンをカットして短くする．感染・膵液漏がなく全身の栄養がよければ，ドレーン孔は次第に盛り上がりドレーンを体外に押し出していく．

d 留置期間

硬い膵臓で膵液漏がない場合は比較的早くドレーンを抜いてもよいが，膵が軟らかい場合には1週間以降から徐々に抜いていくほうが，術後腹腔内膿瘍や術後出血を予防できて安全である．術後1週間でCTを撮っておくと，腹腔内の溜まりの有無をチェックでき，ドレーン抜去の判断に有用である．

e ドレナージの管理

能動的ドレナージ方式の閉鎖式ドレーンでは，ドレーンの「体外部」がU字状にたわむとドレナージ不良になり，胆管炎などの原因になる（サイフォンの原理）．よってラウンド時に，U字状になっていればたわみを直して，U字部にたまった排液は排液バッグへ用手的に流すようにする．また，胆汁中の胆泥や腸液には浮遊物が混じっているため，ドレーンが閉塞することがある．ラウンド時にドレーン鉗子やボールペンの先でドレーンを叩いて，浮遊物を排液バッグへ流すとよい．

大網えりまき背面ドレーン

a 役割

主として大網えりまき法，大網下敷き法の両脇からさらに背面に漏れた膵液などをドレナージするための役割を持つ．Kocher授動を施行した部，膵頭神経叢郭清部下

大静脈前面の共通した空間をドレナージする．この部に浸み出してきたリンパ液，組織液，手術終了時の洗浄水はここに溜まるため，数日間ドレナージする．この部はこのドレーンがないと閉鎖された空間になるため，この部のドレナージの意味は大きい．

b 排液の性状

膵空腸吻合からの膵液，腸液が漏れ出てきてこの部の液と混ざらなければ，感染もなく透き通ったきれいな液である．アミラーゼ値も上昇することは少ないか，上昇してもわずかである．

c 留置期間

術後3〜4日で抜去できることが多い．

3 膵管チューブ

a 役割

膵管チューブは，できるだけ残膵の膵液を体外に出して，腹腔内に膵液が漏れないようにするために留置する．

b 排液の記録

膵管チューブの排液量は，各勤務帯で温度板に記入して，前日よりも著しく減少した場合にはチューブの閉塞を疑い，主治医に連絡する．

ただし，われわれの膵腸吻合法のように膵管チューブの脇から空腸内に膵液が流れるような吻合方法のときは，チューブから出る膵液量が減っても大丈夫なこともある．挙上空腸内に膵液が流れていることを確認するには，挙上空腸瘻チューブ排液内のアミラーゼを測定するとよい．

c 閉塞対策

膵管チューブ閉塞時は0.35mmストレートガイドワイヤーで掃除する．

膵管チューブの閉塞をきたしにくいように，回診時や各勤務帯のラウンド時に，膵管チューブにつないだ排液ボトルのチューブをヘアピンのように180°折り曲げて，チューブを両親指・人差し指で揉んでミルキングし，まっすぐに戻すことが肝要である．

膵頭十二指腸切除術前後に特に注意が必要な管理

a 術後の死亡原因とリスク因子

膵頭十二指腸切除術は消化器外科でも侵襲が最大の手術のひとつであり，2011年調査の8,575例[1)]では239人（約2.8％）の入院死亡率がある．

その原因の多くは，膵空腸吻合部がうまくつかないために膵液が腹腔内に漏れて，内臓を溶かして感染を生じたり，血管を溶かして術後出血を起こしたりすることである．

その他の危険因子は，高齢者，慢性閉塞性肺疾患（COPD）などの慢性呼吸器疾患，ADLの低い患者，狭心症，術前6ヵ月で10％以上の体重減少があった患者，喫煙者，BMI 25以上の肥満者，クレアチニン3以上の腎機能障害者であった．

b 病棟での看護の重要点

1）肺炎予防

膵頭十二指腸切除術後，翌日には立位・歩行させ，十分に痰を出させることが重要である．術前から痰を出す練習をさせないと，術後に痰を出すことはできない．さらに呼吸訓練を入院前から指導して，術後の肺炎を予防することが大切である．

2）血糖管理

インスリンを分泌するランゲルハンス島は膵体尾部に多いが，膵頭十二指腸切除術後でも術後糖尿病の発症に注意すべきである．各勤務帯で血糖測定を行い，高血糖であれば，絶食時はインスリンのスライディングスケールに従ってインスリンを投与する．食事摂取ができていれば決め打ちを行う．

3）その他

狭心症，肺血栓塞栓症や，尿量の減少に注意することは膵頭十二指腸切除術に限らず消化器外科では重要なチェック項目である．

文献

1) Kimura W et al：A pancreaticoduodenectomy risk model derived from 8575 cases from a national single-race population (Japanese) using a web-based data entry system：the 30-day and in-hospital mortality rates for pancreaticoduodenectomy. Ann Surg 259：773-778, 2014
2) 木村　理ほか：膵頭十二指腸切除術後のドレーン．消外Nurs［春季増刊］：156-159, 2015

木村理箴言 ⑯

患者さんにも外科医にもやさしいドレナージ

ドレナージは患者さんを助けるだけでなく，外科医にも学会参加などの時間的余裕をくれる．

III. 各疾患の診断・治療

6 膵切除術後のドレナージ
③ 膵体尾部切除術後のドレナージ

1 膵体尾部切除術とドレナージ

　膵体尾部切除術は，膵臓の体尾部にできた癌などのときに行われれる術式である．
　術後に膵切除断端から膵液が漏れる頻度は高く，膵液漏を体外に誘導するために膵周囲にドレーンを留置する（表1①）．
　膵液や，後腹膜からの術後出血やリンパ液をドレナージするために，左横隔膜下にもドレーンを留置する．横隔膜下ドレーンは膵液漏や術後出血がなければ膵周囲ドレーンより早めに抜去できる（表1②）．
　膵臓の良性腫瘍（インスリノーマ，膵漿液性嚢胞腫瘍，悪性の可能性が低い膵管内乳頭粘液性腫瘍など）では脾温存膵体尾部切除術が行われている．脾臓を温存することにより，術後の血小板増多や脾摘後重症感染症（OPSI）が生じない点で有用である．最近では腹腔鏡（ラパロ）下の脾温存膵体尾部切除術も行われるようになってきている．この術式は脾臓を温存して膵体尾部を切除するが，脾動静脈を温存する木村（Kimura）法と，切除するWarshaw法がある．脾動静脈を温存するKimura法のほうが，術後の脾梗塞や胃静脈瘤の合併症がない点で優れている．

［ここに注意！］

・本術式では脾臓を摘出するために，術後は特に血小板が増加しやすく，血栓症に留意することが必要である．
・脾摘後の感染症（OPSI）対策として，肺炎球菌ワクチンを投与する．

表1　膵体尾部切除術後のドレーン（図1）の理論と実際

①膵周囲（離断面上・下）ドレーン

目的	膵切離断端の膵液漏を体外誘導するため 術後出血の有無を確認するため
経過	排液がきれいで，排液中アミラーゼ値が低くなったら抜く
合併症と要注意の時期	膵液瘻による腹腔内膿瘍や後出血：術後1〜2週

②左横隔膜下ドレーン

目的	膵切離断端の膵液漏を体外誘導するため 術後出血の有無を確認するため
経過	排液がきれいで，排液中アミラーゼ値が低く，出血がなければ抜去する
合併症と要注意の時期	膵液瘻による腹腔内膿瘍や後出血：術後1〜2週

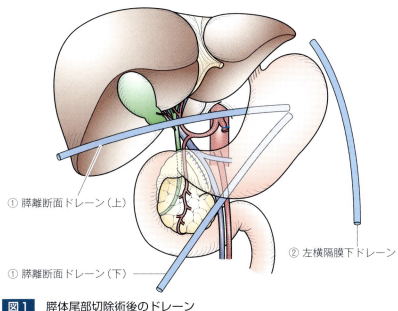

① 膵離断面ドレーン（上）

② 左横隔膜下ドレーン

① 膵離断面ドレーン（下）

図1 膵体尾部切除術後のドレーン

・膵体尾部切除術後はインスリン分泌機能が低下するため，血糖管理を厳重に行う．

2 膵周囲（離断面上・下）ドレーン

a 役割

　膵体尾部切除術では膵頭十二指腸切除術と違って，膵切離面を小腸（または残胃）と吻合しないで，魚口型（外科医は「フィッシュマウス」と呼んでいる）に縫ったり，自動縫合器で切離する．細い枝の膵管分枝や膵実質断端からはどうしても術後早期に膵液が漏れてしまう頻度は高い．膵頭十二指腸切除術と異なり，膵液が胆汁と混じったり，腸液に含まれるエンテロキナーゼ酵素と合わさったりはしにくいので，感染や術後出血はやや少ないが，実際に存在する．膵液漏からの仮性嚢胞形成や，感染・術後出血を予防するために膵周囲にドレーンを挿入する必要がある．

b 排液の観察

　排液の色の観察が重要である．出血で鮮紅色であれば主治医にすぐ連絡する．汚く濁っている場合は感染が生じている可能性が高い．食事が始まってからの白い排液の場合は乳びである．

　排液量を各勤務帯で計測する．

　膵周囲のドレーンは1本でもよいかもしれないが，われわれは安全のために2本留置している．術後1・3・5・7病日にドレーン排液中のアミラーゼとリパーゼを測定し，細菌培養にも提出し，低くなってきたほうから抜去する．

c 出血の見分けかた

　膵周囲ドレーンの排液が，術後早期に，赤血球が溶血した色（透き通った赤色）になることがある．術後出血が，膵液のため溶血している状態である．一見ドレーンのチューブ内が赤くみえても，チューブを横からみて，血液が沈殿しており，チューブ内の排液の上が血漿のように薄い黄色に分離していれば活動性の出血ではない．

　このような血液沈殿がみられた場合，フィブリンであればそのままで問題ないが，感染で"ねっとり"している場合と区別が難しいので，2日ごとにドレーン内を洗浄して，再度閉鎖（水封）ドレーンにする．排液中アミラーゼが高値などの理由で術後1週間に抜けなかったドレーンは短く切って，朝夕の回診時に生食100 mLで洗浄する．膵液の瘻孔が奥から治ってきてドレーンが浮いてきたら，その長さ分をカットして徐々に抜いてくる．

d 膵液漏への対策

　膵体尾部切除術後の難治性の膵液漏に対して，内視鏡的な膵管ステント挿入による治療の報告がある．また膵切除断端を消化管と縫合して術後膵液漏を防止する方法もあるが，一般的にはなっていない．

e ドレーン周囲への液体の貯留

　膵頭十二指腸切除術と同様に術後1週間でCTを撮影しておくと，膵断端などに体液が溜まっていないかをチェックできる．ドレーン周囲に液体が溜まっていることが多く，この原因は，ドレーンを手術時に挿入して閉腹した後にドレーンが移動してしまってドレナージできていないためである．

　このような場合には，CTで測定した距離だけドレーンを引き抜いて浅くしたり，ドレーンの側孔の向きを変えて，溜まっている液体の方向へ孔を向けてみるとよい．

f ドレーンの種類

　われわれは，ドレーンの交換や洗浄がベッドサイドで容易にできるように，太めでコシのあるドレーン（ファイコンドレーン）を，できるだけまっすぐに最短距離になるように挿入している．

　施設によって，柔らかい曲がったドレーンを使用することもあり，その場合には，ドレーン交換にX線下でのガイドワイヤー補助が必要になったり，術後にCT下でのドレナージが必要になったりするかもしれない．

3 左横隔膜下ドレーン

a 役　割

　左横隔膜下には，膵断端からの膵液の流れ込みや，脾臓を後腹膜から剥がした場所からのじわじわとした術後出血やリンパ液をドレナージするために，ドレーンを留置

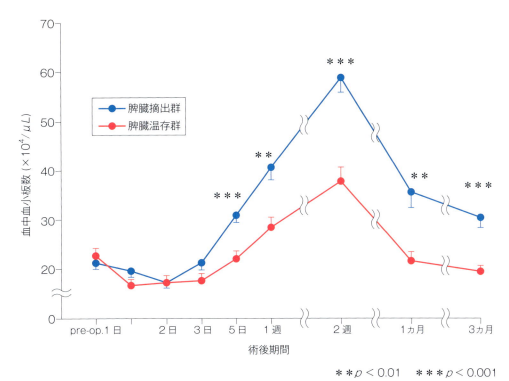

図2 脾臓摘出群と温存群における血中血小板の長期的推移

経時的にみた血中の血小板数は，術後5日で膵体尾部脾摘術に比較して，脾動・静脈を温存した脾温存膵体尾部切除術で有意に低い．その差は術後3ヵ月以降も続いた．

(文献1より引用)

する．

b 排液の観察

排液の観察については膵周囲ドレーンと同様である．左横隔膜下ドレーンは膵液漏や術後出血がなければ膵周囲ドレーンより早めに抜去できる．

4 膵体尾部切除術前後に特に注意が必要な管理

a 血小板の増加に伴うこと

膵体尾部脾切除術後は，特に脾臓を摘出するために，術後血小板が増加しやすい（図2）．血小板数が100万/mm^{3}以上に増加することもあり，肺血栓塞栓症や脳梗塞などの血栓症のリスクが出現する．血小板数150万/mm^{3}以上では抗血小板薬の予防内服が勧められている．

b 脾摘後重症感染症（OPSI）

脾摘後の感染症は急速に悪化し敗血症に至ることがあり，OPSIと呼ばれている．原

因菌には肺炎球菌が多く，死亡率は60%[2]と報告されている．

この予防に，脾摘の14日前までに肺炎球菌ワクチンを投与すること(術後投与になった場合には退院直前に投与)が勧められている．5年ごとに再投与する．

c 血糖管理

膵体尾部にはインスリンを分泌するランゲルハンス島が多いので，切除後は術後糖尿病になりやすく，各勤務帯ごとに血糖を測定する．絶食時はスライディングスケールに従ってインスリンを投与する．食事をとれている場合は決め打ちを行う．術後，患者が自己血糖測定や自己注射をできるように指導していく．

d 腹腔内ドレナージおよびドレーンの情報の重要性

膵頭十二指腸切除術や膵体尾部切除術での術後膵液漏は致命的になることがあるため，ドレーンの留置や管理は患者の命を救うために重要である．できるだけまっすぐに最短距離でドレーンを入れてドレナージを良好にする．どんなにうまい手術でも膵臓を切った後には必ず膵液が多少は漏れるものである．看護師によるドレーン排液のチェックと報告が，術後の患者の状態を把握し致命的な術後出血を予防できる重要な情報である．私は常々，「うまい手術があるのではない，うまいドレナージがあるだけだ[3]」といっている．

文献

1) Tezuka K et al：Postoperative hematological changes after spleen-preserving distal pancreatectomy with preservation of the splenic artery and vein. Dig Surg 29：157-164, 2012
2) 橋本直樹：脾摘後重症感染症について．日門脈圧亢進症会誌 15：235-236, 2009
3) 木村 理ほか：膵空腸吻合の工夫．手術 58：1283-1288, 2004
4) 木村 理ほか：膵体尾部切除術後のドレーン．消外Nurs[春季増刊]：160-163, 2015

木村理箴言 ⑰

うまい手術があるのではない．
　　　　うまいドレナージがあるだけだ

ドレーン1本で救われる命もある．外科手術におけるドレナージの重要性を示している．

Ⅲ. 各疾患の診断・治療

6 膵切除術後のドレナージ
④ 膵全摘術後のドレナージ

1 膵全摘術とは

　膵全摘術では膵臓の再建がないので，膵頭十二指腸切除術よりシンプルである．吻合は胆管空腸吻合，胃空腸吻合，Braun吻合（空腸空腸吻合）である．膵癌症例では門脈合併切除が行われたり，上腸間膜動脈の周りのリンパ節や神経を一緒に郭清する．また場合によっては左副腎を合併切除することもあるので，術後出血やリンパ液の漏れに注意する．

　胆管空腸吻合部の背側のWinslow孔にドレーンを留置する（表1①）．胆汁色（黒黄色）がないかどうかチェックする．

　左横隔膜下ドレーンは膵体尾部，脾臓摘出部の術後出血がないかどうかをみるために留置される（表1②）．

[ここに注意！]

- 血糖コントロール：膵全摘後は血糖の変動が激しく，厳密な血糖管理が必要になる．特に低血糖は致命的となる．
- 吻合部潰瘍：膵全摘によって膵液（アルカリ性）がなくなることで胃酸（強い酸性）

表1　膵全摘術後のドレーン（図1）の理論と実際

①胆管空腸吻合部（Winslow孔）ドレーン

目的	胆管空腸吻合部の縫合不全を確認・治療するため 膵頭部切離部周囲の術後出血がないかどうかを確認するため
経過	通常は，排液が胆汁色（黒黄色）でなければ術後4〜7日で抜去する
合併症と要注意の時期	胆管空腸吻合部の縫合不全による胆汁漏：術後1週

②左横隔膜下ドレーン

目的	脾臓や膵体尾部を剝離した後腹膜からの術後出血の有無を確認するため
経過	通常は，排液が血性でなく，きれいであれば，術後4〜7日で抜去する
合併症と要注意の時期	膵全摘時の周囲組織からの術後出血：術後1週

③胆管空腸吻合部の挙上空腸瘻チューブ

目的	胆管空腸吻合部から流れる胆汁が挙上空腸を十分に流れているか，挙上空腸の流れが滞って空腸内にたまっているかを確認するため
経過	排液量が200 mL/日程度で，発熱（胆管炎など），肝機能障害がなければ，1週間程度でクランプして3週間程度で抜去する
合併症と要注意の時期	Braun吻合部の浮腫による通過障害：術後〜3週くらいまで

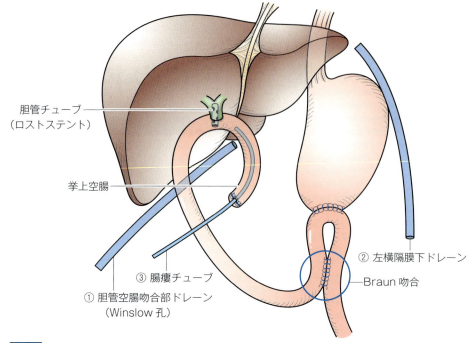

図1　膵全摘術後のドレーン

が中和されなくなり，残胃空腸吻合部の空腸に潰瘍が生じる危険性がある．薬剤で胃酸の減量が必要になることがある．
・外分泌機能障害，術後脂肪肝：膵臓からの消化酵素分泌がなくなることで，脂肪の消化が低下し，消化不良や脂肪肝となる場合がある．消化酵素剤［高力価膵酵素剤（高力価パンクレアチン）；リパクレオン®］を投与する．

2 胆管空腸吻合部（Winslow）ドレーン

　胆管空腸吻合部の縫合不全により胆汁が漏れていないかどうか（ドレーン排液が胆汁による黒黄色になる），チェックする．また胃十二指腸動脈やリンパ節郭清部の術後出血やリンパ液をドレナージしているので，赤色（術後出血）や白色（乳び）でないかを観察し，排液量を測定する．
　ドレーン排液を1・3・5病日に生化学検査や細菌培養検査に提出する．排液中のビリルビンが血清値と同程度になり，胆管空腸吻合部の縫合不全がないと判断したらベッドサイドで抜去する．

3 左横隔膜下ドレーン

　左横隔膜下ドレーンは，膵全摘術後は膵臓がないので膵液漏は考えなくてもよい．ドレーン排液のアミラーゼは測定する必要はないが，脾臓摘出部や膵体尾部を後腹膜から剥離しているので，この部位の術後出血には注意しておく．出血がないと判断さ

れるようなリンパ液の薄い黄色～透明の排液であれば，1週間程度で抜去する．

 ## 4 挙上空腸瘻チューブと胆管空腸吻合部のドレナージ

われわれは胆管空腸吻合部のドレナージには短いチューブ（ロストステント）を用いている．吸収糸で固定してあり，この糸が溶け約3ヵ月でロストステントは腸管内に落ちる．この柔らかいチューブは便と一緒に排泄されるが，これまで本人が気づいた患者は一人しか経験していない．

われわれはロストステントの他に挙上空腸に腸瘻チューブを留置して，挙上空腸の圧力を下げて術後胆管炎の予防を図っている．すなわち，輸入脚症候群になって腸管内圧が上昇すると，逆流性胆管炎を併発するが，それを防ぐための安全弁の役割を果たす．腸瘻チューブからの排液量が200 mL/日程度に減少したり，採血検査で肝機能障害がなければ，この空腸どうしの吻合のむくみが取れて，十分に胆汁が流れるようになったと判断し，クランプテストをして術後3週間程度で抜去する．

施設によって，胆管−空腸のドレナージにはステントチューブは使用しなかったり，われわれのようにロストステントを用いたり，挙上空腸の盲端から体外へチューブを置いて胆汁を誘導したりもする．胆管空腸吻合部から肝臓を貫いて逆行性に胆汁を体外へ誘導する方法もあるが，肝臓を貫くときに肝動脈や門脈を傷つける危険があるのでわれわれは用いていない．どの方法の場合でも，術後胆管炎が生じなければ，または消失すれば術後3週間程度でチューブは抜去する．

 ## 5 膵全摘術後に特に注意が必要な管理

a 血糖管理

膵全摘後は血糖の変動が激しく，特に低血糖は致命的である．

膵全摘後の絶食管理の間は，インスリンを1単位/mLにしたシリンジポンプで持続静注する．術後最初は1単位/時でインスリン持続静注を開始して，1～2時間ごとに血糖を測定して，200 mg/dL以上なら1.5単位/時，150 mg/dL以下ならoffとするなどのスライディングスケールを用いる．

食事が始まったら速効性インスリンを食前に決め打ちし，眠前に中間型インスリンを投与する．糖尿病内科と相談するのがよい．

b 吻合部潰瘍

膵全摘術ではあまり報告されていないが，膵頭十二指腸切除術後の残胃空腸吻合部に潰瘍が発生して，出血をきたすことが報告されている．胃酸は強い酸性であるが，健康な人ではアルカリ性の膵液によって中和され，消化管を傷害することはない．しかし膵全摘後は膵液がないため，残胃が大きい場合には胃酸によって残胃空腸吻合部の空腸に潰瘍が生じる危険性が考えられる．

このような場合，プロトンポンプ阻害薬（PPI）やH₂ブロッカーを投与して胃酸を減らす必要がある．

c 外分泌機能障害，術後脂肪肝

膵臓の消化液には，膵アミラーゼ，トリプシン，キモトリプシン，リパーゼなどが含まれている．これらは，炭水化物，蛋白質，脂肪を消化する強力な酵素である．膵全摘でこの消化酵素がなくなることによって，術後，消化不良による脂肪便などが生じる．排便後に便器の水に油が浮く場合や，多量の白っぽい便が出る場合は脂肪便と判断する．

最近では高力価パンクレアチン（リパクレオン®）が発売され，これは通常のパンクレアチンより7〜8倍消化力が高い．高力価パンクレアチンを毎食時に服用することで脂肪便が著明に減少する．高力価パンクレアチンには顆粒（6包/日/分3）とカプセル（12カプセル/日/分3）がある．

膵頭十二指腸切除術や膵全摘術では，術後に脂肪肝が約30%に発症するといわれている．脂肪肝をそのまま放置しておくと非アルコール性脂肪性肝疾患（nonalcoholic fatty liver disease：NAFLD）や非アルコール性脂肪性肝炎（NASH）などから肝硬変になる危険性もある．膵切除後の脂肪肝を予防・治療するには，高力価パンクレアチンを，カプセルであれば朝食中に2カプセル，食直後1〜2分以内に2カプセル服用させる．同様に昼食・夕食でも服用するとよい．

d 脾摘後重症感染症

脾摘後の感染症は急速に悪化し敗血症に至ることがあり，脾摘後重症感染症（OPSI）と呼ばれている．原因菌には肺炎球菌が多く，死亡率は60%[1]と報告されている．

この予防に，脾摘の14日前までに肺炎球菌ワクチンを投与すること（術後投与になった場合には退院直前に投与）が勧められている．5年ごとに再投与する．

文献
1) 橋本直樹：脾摘後重症感染症について．日門脈圧亢進症会誌 15：253-256，2009
2) 木村　理ほか：膵全摘術後のドレーン．消外Nurs[春季増刊]：164-167，2015

木村理箴言 ⑱

自分の手術で失った患者さんが一人でもいたら，その患者さんから学ぶべきことは百も千もある

外科医は常に反省の気持ちが重要である．一人の患者さんを手術で失えば，手術では絶対に失ってはならないという気持ちをより強く持つようになる．

III. 各疾患の診断・治療

7 膵手術の周術期管理

　膵手術，特に膵頭十二指腸切除術は切除臓器が多く，切除後の再建についても，吻合は膵空腸吻合，胆管空腸吻合，胃空腸吻合など多数にわたる[1]．長時間に及ぶ手術のとき，出血量も多い場合が予想され，通常の胃，大腸の手術とは異なることを念頭に置かなくてはならない．さらに膵頭十二指腸切除術では，膵消化管吻合が存在するので，術後の膵液瘻とともに，術後の出血を考慮した術後管理が必要となる．

　一方，高齢者を対象とした外科疾患は年々増加している．この理由のひとつに高齢になると癌の頻度が高まるから，ということが挙げられる．膵頭十二指腸切除術においても同様である（図1）．山形大学第一外科では最近，159例の膵頭十二指腸切除例中75歳以上が18.2%である．

　Performance Statusを以下に示すが，さらに手術の大きさや難易度，合併症の頻度などを考慮した厳重な考えに立った手術が望まれる[2]．

1 PS (Performance Status)

　PS0：無症状で社会活動ができ，制限を受けることなく，発症前と同様にふるまえる．

　PS1：軽度の症状があり，肉体労働は制限を受けるが，歩行，軽労，座業はできる．たとえば軽い家事，事務など．

　PS2：歩行や身の回りのことはできるが，時に少し介助がいることもある．軽労働

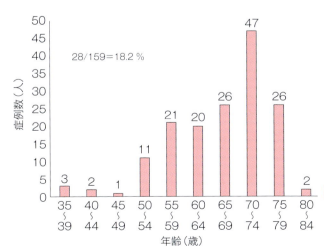

図1 山形大学第一外科における膵頭十二指腸切除術の年齢と例数

膵頭十二指腸切除術の手術数159例中28例（18.2%）が75歳以上である．

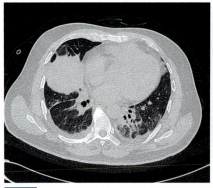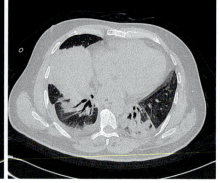

図2 65歳，男性．膵頭十二指腸切除術後の術後肺炎の胸部CT
仰向けに寝ていて，動かず，痰も出さないと図のような沈降性肺炎になる．

（文献3より許諾を得て転載）

はできないが，日中の50％以上は起居している．
　PS3：身の回りのある程度のことはできるが，しばしば介助がいり，日中の50％以上は就床している．
　PS4：身の回りのこともできず，常に介助がいり，終始就床を必要としている．
　一般的にPS2までは通常の外科治療の対象となるが，PS3以上では外科治療の是非が難しく，PS4となると救命的な緊急手術に限定されるようになる．膵頭十二指腸切除術ではPS2以下が望ましい．

2　患者の心構えと周術期の呼吸管理

　「患者の気力」は重要な要素である．病気になったのは医師が悪いのではない．いかにも病院にくればなんでも治してくれるだろうという考えの方が存在するが，そうではない．医師そして看護師を含めたメディカルスタッフは，手術が決まれば必死でそれを治そうとする．術前・術後の管理をしっかりして患者を救おうとする．そこに患者の気力が重要な意味を持つ．「自ら病気と闘ってなんとか手術を乗り越え合併症と闘いながら治っていこうとする気力」が重要なのである．
　そのために術前から備えておく方法がある．最も重要なのは術後肺炎（図2）の予防である．
　したがって術前に，①トリフロー（トライボール：日本コヴィディエン社）で呼吸筋を鍛える（図3），毎日，時間があれば常に行う，②歩行練習（図4）や階段の上り下り，③ティッシュを使って行う実際の「痰出しの練習」（図5）を，術後には①背部全体のタッピングやバイブレータ，②腹臥位療法，③高圧酸素療法，④気管切開，⑤高圧酸素療法などを適応があればいとわずに行う．上記の①～③は医師・看護師がベッドサイドに行ったときに絶えず声かけをして行うようにする．術前③の「痰出しの練習」については，1日1箱を目指す．術前から「練習」することによって，痰の出し方のコツを覚える．肋間筋など痰を出すのに必要な筋肉を鍛えられるなどの利点がある．また

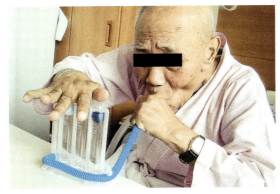

図3 術前にトリフローで呼吸筋を鍛える
時間があればできるだけ行う．術後に行うこともある．
使用方法：座って姿勢をまっすぐに保つ．思い切り息を吸ってボールを三つ上げる．トリフローを逆さにして，今度は思い切り息を吐いてボールを二つ上げる．

（文献3より許諾を得て転載）

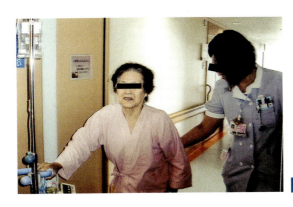

図4 術前の歩行練習

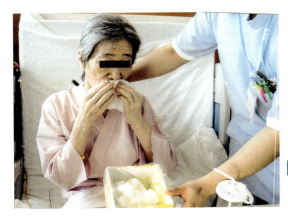

図5 ティッシュを使って行う術前の「痰出しの練習」

（文献3より許諾を得て転載）

長期にわたる場合には付き添いの家族にも安全な範囲でお手伝いいただくこともある．
　したがって，術前の心構えとして「厳しい手術を受けるのだ」という認識を患者さんにもたせ，病気と闘う強い意志・姿勢を示させることが必要である（表1）[3]．
　逆に外科医としては，あくまでも慎重に特に高齢者における膵手術，特に膵頭十二指腸切除術の手術適応を考慮すべきである．

表1	術前の心構え
	「厳しい手術を受けるのだ」という認識を患者に持たせ，病気と闘う強い意志・姿勢を示させることが必要である．

（文献3より引用）

3 インフォームドコンセント

　上記を考慮しながら行う．つまり，手術の必要性と患者の状態を十分に把握していただく．患者の状態によっては，手術のみが最もよい方法であるとは限らないことも説明する．手術の合併症についても説明するが，特に高齢者では，あるいは他の合併症を有している場合にはその頻度も高率になることをきちんと説明する．手術の転帰が悪い可能性も十分に納得していただき，最終的に患者および家族の判断に任せる[2]．

文献

1) 木村　理：膵頭十二指腸切除術．消外 31：2015-2028，2008
2) 木村　理：高齢者の外科治療．高齢者における手術の適否．健康長寿診療ハンドブック，日本老年医学会，東京，p100-101，2011
3) 木村　理：術式別術前・術後管理―膵体尾部切除術．消外 35[4月臨増]：736-739，2012

> **木村理蔵言⑲**
> 術前の心構え：「厳しい手術を受けるのだ」という認識を患者さんに持たせ，病気と闘う強い意志・姿勢を示させることが必要である

　手術を受ける覚悟として，「患者さんの気力」は手術の成否に重要な要素である．いかにも病院にくれば何でも治してくれるだろうと思っている患者さんがいるがそうではない．医師は，そして看護師を含めたメディカルスタッフは手術が決まれば必死で病気を治そうとする．術前・術後の管理をしっかりして患者さんを救おうとする．そこに患者さんの気力が重要な意味を持つ．病院任せでなく「自ら病気と闘ってなんとか手術を乗り越え合併症と闘いながら治っていこうとする気力」が重要なのである．

III. 各疾患の診断・治療

8 脾動静脈を温存した脾温存膵体尾部切除術

　膵の縮小手術としての脾温存膵体尾部切除術は着実な広がりをみせている．この術式は，術後の感染，特に肺炎を防ぐ可能性や，血小板上昇を抑止することから重要視されている．われわれ[1,2]の「脾動・静脈および脾臓を温存した膵体尾部切除術」という安全で確実な手術手技の確立・報告以来，同術式を成功裏に施行しえたという多数の報告例が存在している．

　脾臓への血流の温存方法には，脾動静脈を温存するKimura法[1,3]（spleen-preserving distal pancreatectomy：SpDP）と脾動静脈を切離し，短胃動静脈を温存するWarshaw法[4]がある．Warshaw法の場合，ある頻度で術後の脾梗塞・膿瘍や胃静脈瘤[5]が生じる可能性があり注意を要する．脾臓を確実に温存するためには脾動静脈を温存することが安全かつ重要であり[1]，わが国では一定の期間における討論と経験を経て，この方法への移行が強まっている傾向にある．脾動静脈を温存するSpDPは，温存しないWarshaw法に比べて温存の程度がより大きいといえる．

　また，最近では内視鏡手術の普及と進歩から，腹腔鏡下にSpDPを行う施設が増えてきている．われわれは，安全性と確実性を重視しhand-assisted laparoscopic surgery（HALS）を用い，膵体尾部の脱転までは，腹腔鏡により得られる良好な視野を利用して行い，脾動静脈の膵体尾部からの剥離は，小開腹創より創外に出し直視下に行っている[6~8]（図1～4）．完全鏡視下でSpDPを行う施設も次第に増加している．

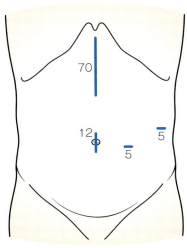

図1　HALSにおける皮膚切開とポート挿入部

1 脾臓温存の意義

脾臓温存の意義はわが国に比較して欧米でより高く評価されている．脾臓の温存により，生体にもたらされる感染症や肺炎，さらに重篤な敗血症の減少の可能性を追求し，また血小板上昇などの血液学的異常も抑制する[9〜11]．また腫瘍免疫学的には生体を保護する[12]と考えられる．本項では，膵体尾部の病変に対する脾動静脈を温存したSpDPの安全な手技について述べる．

2 脾温存膵体尾部切除術の手術手技

a 皮膚切開

上腹部正中切開を臍上3cmまでおき，その高さで横切開を左に延ばす．すなわちL字型切開とする．あるいはHALSを用い，膵体尾部の脱転までは，腹腔鏡により得られる良好な視野を利用して行う[6〜8]（図1〜4）．

b 膵前面の露出

大網を横行結腸の起始部で切離して網嚢腔をあけ，膵の前面を露出する．この操作を脾の下曲まで続けて行い，さらに脾外側の腹膜を切離する．

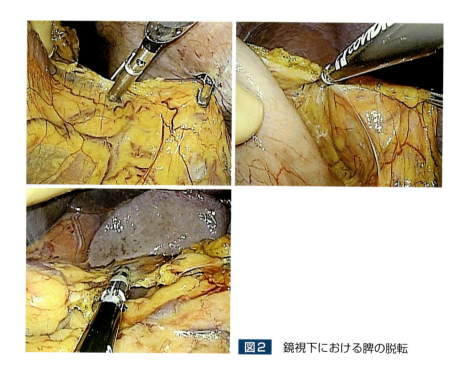

図2　鏡視下における脾の脱転

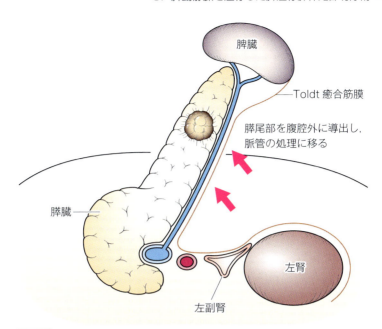

図3　腹部小切開層から膵体尾部脾を出したところ

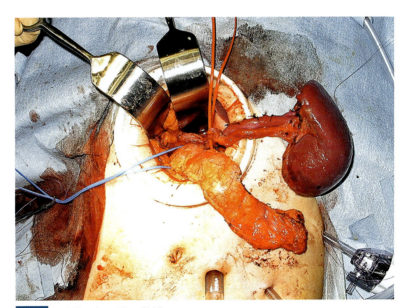

図4　膵体尾部と脾の遊離

c 膵体尾部の後腹膜からの剥離と脾臓の脱転

　横行結腸間膜前葉とそれに続く膵被膜との間の腹膜を膵の下縁に沿って横に切離し，後腹膜腔をあける．次いで尾側膵を後腹膜から剥離する．さらに脾臓を後腹膜から剥離する．膵尾部および脾門部は深いことが多いので，脾腎ひだを切離して脾を後腹膜から脱転し，脾を手前の視野に持ってくる．あるいはHALSの場合に正中の小石

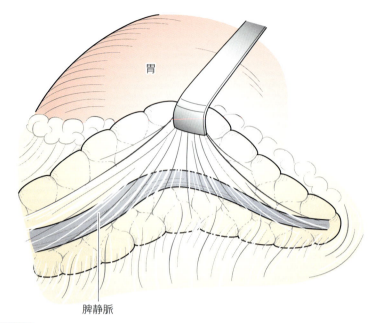

図5 膵を後腹膜から剥離し，後面からみたところ
脾静脈は半周以上膵実質に埋もれ，後面はToldtの癒合筋膜におおわれている．
〔木村　理ほか：膵管内乳頭粘液性腫瘍（IPMN）に対する脾温存膵体尾部切除術．臨外 61
〔増刊〕：303-310，2006より許諾を得て転載〕

灰孔から膵体尾部・脾を腹壁の外に出す．

　体が小さく痩せ型で，脾の脱転を行わなくとも比較的良好な視野が得られる症例では，膵の切離を先行させ脱転をせずにこの手術を施行する場合もあるが，われわれは基本的に脾の脱転は行うようにしている．それによって膵体尾部，脾門部が術野の浅いところに移動し，膵体尾部の裏面の良好な視野が得られ，脾静脈に対して確実な操作を加えることができる．また左手で手術部位を把持することができるため，容易で安全な手術を施行しうるからである．

d 脾静脈の同定

　膵体尾部を頭側に反転するようにして，膵の後面，疎性結合織膜内に存在する脾静脈を同定する．脾静脈は膵中央後面を横走し，膵後面全体をおおう疎性結合織膜内に存在する．すなわち，Toldtの癒合筋膜の腹側に脾静脈の後面が透見される（図5）．脾静脈は膵尾部に向かうにつれ，膵実質におおわれてまったくみえなくなることもある．

e Toldtの癒合筋膜の切離と脾静脈の露出

　Toldtの癒合筋膜と脾静脈表面の間にKelly鉗子を挿入し，両者の間を丁寧に剥離する（図6）．脾静脈の長軸方向に沿ってToldtの筋膜を切離し，脾静脈後面を露出する[1]．この操作を膵尾部まで繰り返し，脾静脈を長く露出する（図7）．

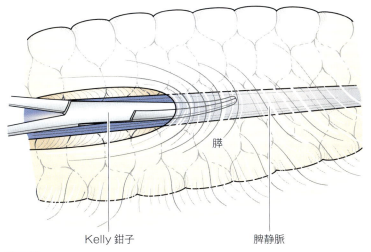

図6　Toldtの癒合筋膜の切離
疎性結合織の膜(Toldtの癒合筋膜)と脾静脈の間を丁寧に剥離しながらKelly鉗子を挿入する．
〔木村　理ほか：膵管内乳頭粘液性腫瘍(IPMN)に対する脾温存膵体尾部切除術．臨外 61[増刊]：303-310, 2006より許諾を得て転載〕

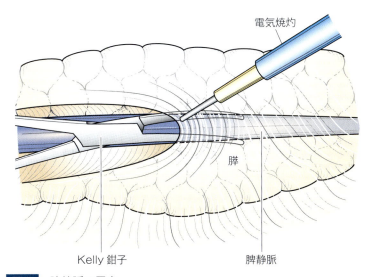

図7　脾静脈の露出
Toldtの癒合筋膜を切離し，脾静脈を露出する．
〔木村　理ほか：膵管内乳頭粘液性腫瘍(IPMN)に対する脾温存膵体尾部切除術．臨外 61[増刊]：303-310, 2006より許諾を得て転載〕

f 脾静脈損傷を避けるコツ（予防）

　脾静脈の剥離は想定膵切離線あたりから脾臓に向かって行う．膵尾部の脾臓側末端から体部に向かって脾動・静脈との剥離を行うのは困難であり，これによって脾臓の温存がうまくいかなくなることがある．その理由として，①脾門部における脂肪織と膵実質との区別が比較的困難であること，②この部ではすでに複数に分枝した脾静脈

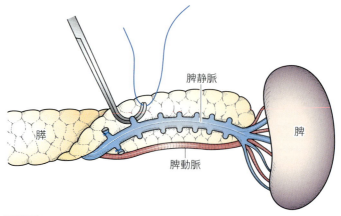

図8 脾静脈分枝の結紮切離
脾静脈分枝を丁寧に結紮切離する.

（文献13より引用）

が存在し，これらを損傷，あるいは結紮切離してしまう可能性があること，が挙げられる[1,2]．その場合，脾門部の脾静脈本管は細くなり，脾臓の一部のみしか還流できず，脾臓の上下，末梢の静脈還流が行われずに脾梗塞を起こすため，脾臓の温存は不可能になる．

SpDPは，われわれの「脾静脈の剝離は十二指腸方向から脾臓に向かって行う」という手術の要点を記した論文（1996年）[1]以降，急速に世界的に行われるようになった．

g 脾静脈分枝の切離

脾静脈の分枝を丁寧に結紮切離する（図8）．脾静脈は半周以上にわたって膵実質内に埋没し，かつこれと直角上下方向に多数の枝を出している．これらを1本1本丁寧に結紮切離しながら，膵実質との間の剝離を脾門部に向かって施行する（図9）．炎症のない正常膵の場合にはこの静脈分枝は露出が容易で，脾静脈本幹から数mm以上の長さの露出が可能である[14]．慢性膵炎など，炎症が強い場合では特に慎重に行う．

h 脾静脈損傷時の対応（図10）

静脈根部を傷つけて損傷した場合には，そのまま圧迫止血を行うか，フィブリン糊を塗って様子をみる．すぐに針糸で止血しようとしてはいけない．上記の方法で止血されてから静脈の修復を行う．

脾静脈分枝を「引っこ抜き損傷」したときには事態はもう少し重篤である．この場合でも圧迫止血を行って止血を試みるのが第一選択であるが，必ずしもそれで止血されるわけではない．このときには損傷の起こった部の両側の脾静脈にブルドッグ鉗子をかけて損傷部からの出血を止め，プロリン糸で連続縫合して止血する．

i 脾門部の処理

脾門部では動・静脈が多分岐しているが，上記の操作を膵実質と脾静脈との関係で行っていれば容易に脾門部から膵尾部を遊離でき，多分岐した血管を傷つける危険は

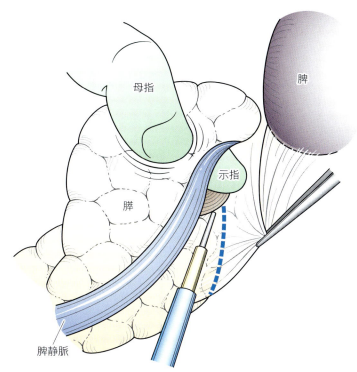

図9 膵尾部近傍における脾静脈の処理
〔木村 理ほか：膵管内乳頭粘液性腫瘍（IPMN）に対する脾温存膵体尾部切除術．臨外 61［増刊］：303-310，2006より許諾を得て転載〕

ほとんどない．なお，脾門部と膵尾部との関係は，膵尾部が脾門部の中央，頭側，尾側に存在するものがそれぞれ約50％，8％，42％である[14]（p19，Ⅱ-1-①，図5参照）．

j 脾動脈と膵との間の剝離

膵実質を脾臓側末端まで脾静脈から剝離したのち，今度は脾臓側から十二指腸側に向かって，脾動脈と膵との剝離を施行する（図11）[13]．脾動脈根部近くまでいっても，膵への動脈分枝は数本程度しか存在せず，また尾側にしか枝を出さない，脾臓との距離が出せる，動脈分枝なので静脈分枝よりしっかりしている，などの理由で，静脈からの剝離と比べるとずっと簡単である．分枝の処理を確実に施行すれば，動脈の他の部位は疎性結合織を介して軽度に膵と癒着しているだけなので剝離は容易である（図12）．

k 膵の切離

膵の切離前に，横行膵動脈および上横行膵動脈を膵実質とともに二重結紮しておくと膵切離のときの動脈出血を最小に防げる（p115，Ⅲ-3-④，図7参照）．

膵を長軸に直角に切離し（図13），主膵管を同定する．主膵管を確実に結紮し，膵断端を結節縫合で閉鎖する（図14）．

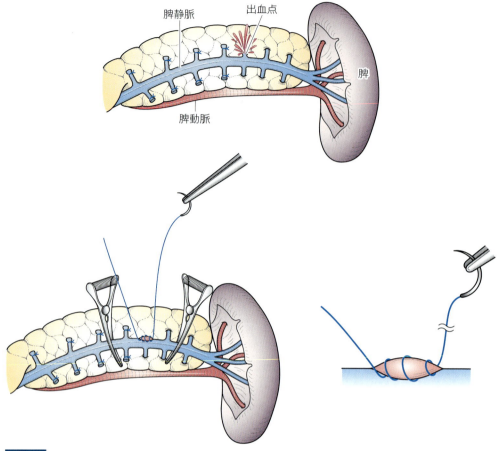

図10 脾静脈損傷時の対応

(文献15より改変)

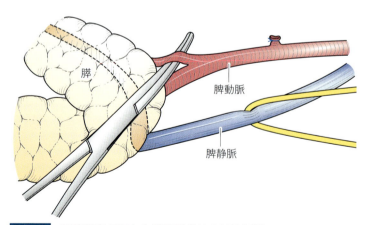

図11 脾動静脈の温存と脾動脈分枝の結紮切離

〔木村 理ほか：膵管内乳頭粘液性腫瘍（IPMN）に対する脾温存膵体尾部切除術．臨外 61〔増刊〕：303-310, 2006より許諾を得て転載〕

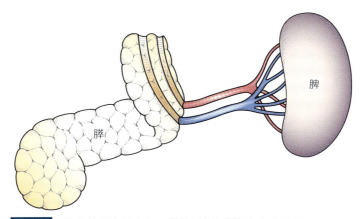

図12 脾動静脈を温存し，膵体尾部を脱転したところ

(文献13より引用)

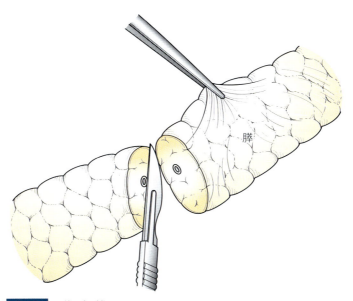

図13 膵の切離

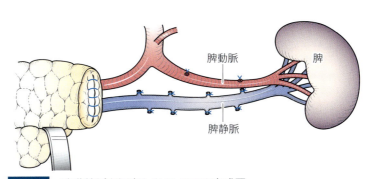

図14 脾動静脈を温存したSpDPの完成図

〔木村 理ほか：膵管内乳頭粘液性腫瘍（IPMN）に対する脾温存膵体尾部切除術．臨外 61［増刊］：303-310，2006より許諾を得て転載〕

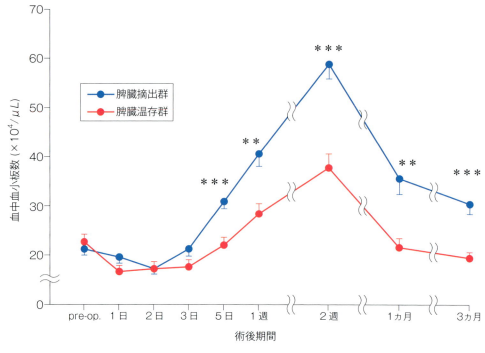

図15 脾臓摘出群と温存群における血中血小板の長期的推移

経時的にみた血中の血小板数は，術後5日で膵体尾部脾摘術に比較して，脾動静脈を温存したSpDPで有意に低い．その差は術後3ヵ月以降も続いた．

（文献11より引用）

l ドレーンの留置

ドレーンはファイコンドレーンを2本，膵断端から脾門部に向けて留置する．ファイコンドレーンは水封・密閉式とする．

m 血中の血小板数，白血球数の変化

経時的にみた血中の血小板数，白血球数は，術後5日あるいは3日で膵体尾部脾摘術（32例）に比較して，脾動静脈を温存したSpDP（21例）で有意に低く，その差は術後3ヵ月以降も続いた（図15, 16）[11]．

まとめ

SpDPにおいて理論的に最も恐れる合併症は，膵断端からの膵液漏出によって，むき出しになった脾動静脈の壁，特に静脈壁が溶かされ，大出血をきたす可能性であった．しかし，膵瘻を形成した症例でさえもそのようなことは起こらなかった．脾動静脈の捻転の可能性も考えられたが，脾を元通りの場所にきちんと置くことにより，このようなことも経験していない．

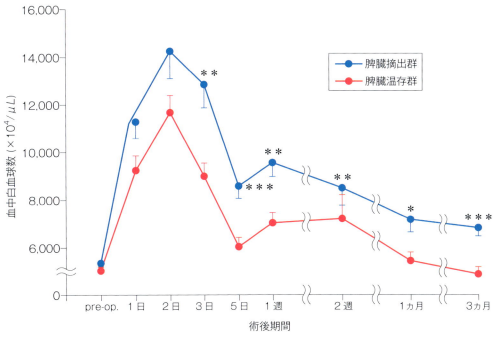

図16 脾臓摘出群と温存群における血中白血球数の長期的推移

経時的にみた血中の白血球数は，術後3日で膵体尾部脾摘術に比較して，脾動静脈を温存したSpDPで有意に低い．その差は術後3ヵ月以降も続いた．

(文献11より引用)

脾動静脈を温存したSpDPは難しい手技もなく，安全で確実な方法であり，今後とも適応を選んで広く施行されていく術式であると考えられる．

文献

1) Kimura W et al：Spleen-preserving distal pancreatectomy with conservation of the splenic artery and vein. Surgery **120**：885-890, 1996
2) 木村　理ほか：膵体尾部良性病変に対する脾温存膵体尾部切除術．手術 **50**：1125-1131, 1996
3) 木村　理：脾動静脈および脾臓を温存した膵体尾部切除術 (the Kimura's method). Knack & Pitfalls膵脾外科の要点と盲点．木村　理(編)，第2版，文光堂，東京，p202-203, 2009
4) Warshaw AL：Conservation of the spleen with distal pancreatectomy. Arch Surg **123**：550-553, 1988
5) Miura F et al：Hemodynamic changes of splenomegaric circulation after spleen-preserving pancreatectomy with excision of splenic artery and vein. Surgery **138**：518-522, 2005
6) 木村　理ほか：脾温存膵体尾部切除術の意義．臨外 **64**：437-440, 2009
7) 手塚康二ほか：膵体尾部切除 (脾臓温存)．手術 **64**：617-622, 2010
8) 木村　理ほか：IPMNに対する膵切除術．脾温存尾側膵切除術．消外 **31**：1081-1091, 2008
9) Malangoni MA et al：Factors influencing the risk of early and late serious infections in adults after splenectomy for trauma. Surgery **96**：775-782, 1984
10) Kimura W et al：Spleen-preserving distal pancreatectomy with conservation of the splenic artery and vein：techniques and its significance. J Hepatobiliary Pancreat Surg **17**：813-823, 2010

11) Tezuka K et al：Postoperative hematological changes after spleen-preserving distal pancreatectomy with preservation of the splenic artery and vein. Dig Surg **29**：157-164, 2012
12) Sugimachi K et al：Critical evaluation of prophylactic splenectomy in total gastrectomy for the stomach cancer. Gann **71**：704-709, 1980
13) 木村　理ほか：脾温存膵体尾部切除術の適応と術式．手術 **61**：879-885，2007
14) Kimura W：Surgical anatomy of the pancreas for limited resection. J Hepatobiliary Pancreat Surg **7**：473-479，2000
15) 木村　理：脾温存膵体尾部切除時の脾静脈の損傷．臨外 **67**：224-229，2012
16) 木村　理ほか：膵管内乳頭粘液性腫瘍（IPMN）に対する脾温存膵体尾部切除術．臨外 **61**［増刊］：303-310，2006

木村理箴言⑳　教授回診ではすべてを診よ！

教授回診で診るのは患者さんだけでない．医局員の心の状態や体調，今何に困っているか，教室の問題は何か，病棟の問題は何か，看護のあり方の問題点は何かなど，すべてである．これらにも研ぎ澄まされたアンテナを立てておくと，教授回診1回で教授が得られる情報は非常に多い．

Ⅲ. 各疾患の診断・治療

急性膵炎
① 急性膵炎の病態・診断・治療

急性膵炎は，種々の異なった原因により膵臓に発症した急性炎症性病変の総称である．一過性の腹部症状のみで軽快する軽症例から，生命を脅かす重症急性膵炎まで，様々な臨床像を呈する．いずれも膵臓に過剰な刺激が加わり，膵臓の消化酵素が活性化されることが原因である．

1 急性膵炎

a 疾患の解説と全国集計からみた遠隔成績の概要

急性膵炎のうち，厳密な輸液・栄養管理が必要となるのは主として重症急性膵炎である．最近の治療の進歩により，重症急性膵炎の治療成績は改善し，その死亡率は1982～1986年の30％，1995～1998年の21％と比較して，2003年には8.9％と減少傾向にある[1]．しかし，いまだ十分な成績ではなく，ICUにおける全身管理法や手術方法，そのタイミングをめぐって多くの議論があるのが現状である．

良性疾患ではあるが，予後不良の疾患であり厚生労働省の特定疾患に指定されている．

b 成因

膵の浮腫を中心とした軽症のものから，膵液の自己消化による膵実質の壊死・出血を伴う重症のものまで様々な程度のものがある．成因としてアルコールや胆石によるものが多いが，高齢者では特に胆石性のものが多くなる．

c 病態

重症急性膵炎における膵腺房細胞壊死・膵実質壊死は膵のトリプシン，リパーゼ，ホスホリパーゼA_2といった消化酵素そのものではなく，その二次的産物つまり遊離脂肪酸，リゾレシチンによって引き起こされる[2,3]（図1）．また急性膵炎の影響は，膵およびその周辺にとどまるものでないことは明らかにされている．膵炎に惹起された全身性の炎症反応によって，全身のhormonal mediator networkが活性化されている．すなわち，全身性炎症反応症候群（systemic inflammatory response syndrome：SIRS）という状態になっている．メディエーター・ストーム（メディエーターの嵐）による全身の血管の透過性の亢進や，蛋白漏出に伴う膠質浸透圧の低下による間質の浮腫と循環血液量の減少が引き起こされている．重要臓器障害を併発し，集中治療を

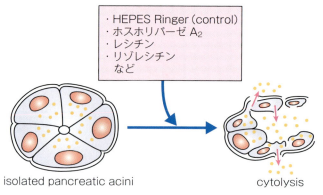

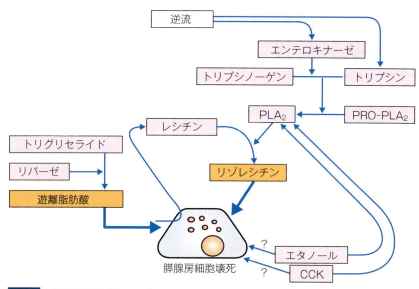

図1 膵腺房細胞壊死はどのようにもたらされるか
重症急性膵炎における膵腺房細胞壊死・膵実質壊死が膵のトリプシン，リパーゼ，ホスホリパーゼA₂といった消化酵素そのものではなく，その二次的産物，つまり遊離脂肪酸，リゾレシチンによって引き起こされる[2,3].

必要とする状態となる．膵周囲および膵壊死組織に感染が起こっているか否かには注意が必要である．

d 症　状

通常は上腹部の激痛で発症し，悪心・嘔吐を伴う．血清アミラーゼ値やCRPが上昇し，超音波やCTで膵腫大，実質内部不均一，膵周辺への炎症の波及または液貯留などが様々な程度にみられるようになる．

e 治　療

重症急性膵炎はいまだに死亡率の高い疾患である．それ故にICUにおける全身管

理の発達した今日でも，その治療法や手術のタイミングをめぐって多くの議論があるのが現状である．治療は原則的には保存的に行う．主な点は①膵の安静，②疼痛の除去，③ショック・感染の予防・治療などである．

2 重症急性膵炎に対する積極的保存治療

a 呼吸・循環器動態の管理と維持

あらゆる急性膵炎における初期治療の目的は，呼吸・循環動態の維持と膵の安静を図ることである．重症急性膵炎では呼吸不全や腎不全に対する治療，あるいは心血管系に対する注意深い管理が特に重要であり，そのためには，ICUにおける徹底的な全身管理が必須である．

体温・脈拍数・血圧・尿量のモニタリングや動脈血ガス分析を行う．末梢静脈・中心静脈を確保し，十分かつ適切な輸液を投与して循環動態の安定に努める．必要に応じ人工呼吸器による呼吸管理を行う．重症急性膵炎では呼吸器管理が1週間以上に及ぶことがまれではない．早めに気管切開を決断し施行する．これにより吸痰や体位の変換が容易となる．

また，腹臥位療法を積極的に行うことにより，沈下性肺炎を防止する．腹臥位療法にはマンパワーを要するが，ぜひ行わなくてはならない治療である．

b 経鼻胃管，経腸栄養

『急性膵炎診療ガイドライン』[4]では「軽症および中等症例における経鼻胃管による胃内容の吸引には臨床経過を改善する効果は認められない」とされているが，重症急性膵炎を対象とした検討はない．重症急性膵炎では，まず経鼻胃管を挿入し，とりあえず胃内減圧と胃液の吸引を行い，胃液の十二指腸内流入による膵外分泌刺激を抑制し膵の安静を図る．

激しい持続性の疼痛は必発であり，これに対しペンタゾシン，ブプレノルフィンなどを用いて十分な除痛を行う．

適切な時期に，比較的早期にこの胃管を空腸チューブに替え，Treitz靱帯からさらに空腸内に進めて留置し，経腸栄養の手段として用いる．腸内細菌によるコロニー形成（bacterial translocation）を防止するためである．空腸内に非吸収性抗菌薬，ラクツロース（モニラック），腸管蠕動促進薬，グルタミン（以前はマーズレンSで代用，最近はGFO：グルタミン，ファイバー，オリゴ糖含有）などを注入する．腸管が動き出して下痢が始まったら，われわれは患者の予後に対してかなりよい感触を持つ．徐々にスポーツドリンクからカロリーの高い経腸栄養剤に替えていく．

経腸栄養は感染症や臓器不全の合併を減らすことのできる重要な治療方法である[5,6]．

c アルブミンの投与

血清総蛋白，アルブミン値をできるだけ正常になるように保つ．血清アルブミンは

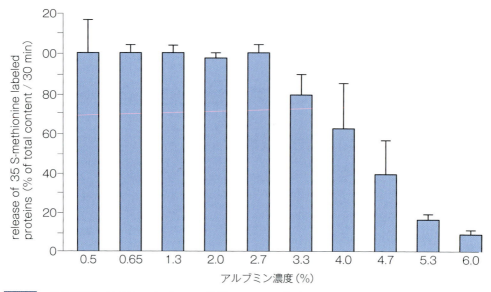

図2 急性膵炎に対するアルブミンの効果．*In vitro*実験
アルブミンの濃度依存的に，破壊されて出てくる腺房内蛋白の量は減少する．

（文献3より引用）

重症壊死性膵炎における膵実質壊死を防止する作用がある．これは，上述のごとく重症急性膵炎における膵腺房細胞壊死，膵実質壊死が，膵のトリプシン，リパーゼ，ホスホリパーゼA₂といった消化酵素そのものではなく，その二次的産物，つまり遊離脂肪酸，リゾレシチンによって引き起こされること（図1）[2,3]，さらにアルブミンがこれら二次的産物と結合することによってこれらの壊死作用を無力化することによる（図2，3）[7]．しかし，血管透過性が亢進している時期でのアルブミンの投与は，血管外に漏出したアルブミンによって水分が保持され浮腫が遷延する一因となりうるので，時期や方法を考慮して慎重に投与すべきである．

d 抗菌薬の投与

抗菌薬については特にイミペネムやメロペネムが膵への移行がよいので，第一選択として全身的に予防的投与を行っている．ただ，カルバペネム系抗菌薬は最近では汚染手術に比較的多く使用されるようになってきており，耐性菌などの観点から適正使用については常に考慮すべき問題である．なお，重症急性膵炎に対する抗菌薬の予防的投与は感染性膵合併症の発生を低下させ，生命予後も改善する[4]．

広域の抗菌薬使用時の壊死巣への真菌感染には注意すべきで[4]，適切な時期にフルコナゾール（ジフルカン）やキャンディン系抗真菌薬ミカファンギンナトリウム（MCFG）などの抗真菌薬の併用を考慮する．予防的抗菌薬の投与期間については明確な結論は出ていないが，われわれは保存治療が長くなっても重症急性膵炎の状態から脱していなければ，適度に薬を変更しながら予防的投与を続ける方針にしている．抗真菌薬の投与は深部真菌感染症の発生を抑制させる可能性がある[4]．

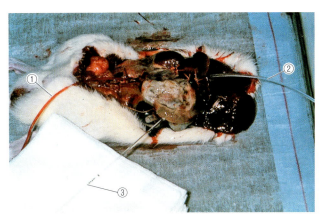

①の管はSMA手前に留置してある．CA頭側およびSMA尾側は結紮してあるので，①からの還流液は膵臓に流れる．なお，胃・脾は摘出してある．

②の管は門脈にカニュレーションしてあり，膵から還流された液を引く．この液の消化酵素の濃度を経時的に測定する．肝十二指腸間膜はカニュレーションした管とともに結紮してある．

③膵管カニューレ．ここから5%タウロコール酸をゆっくり注入して急性壊死性膵炎を作製する．

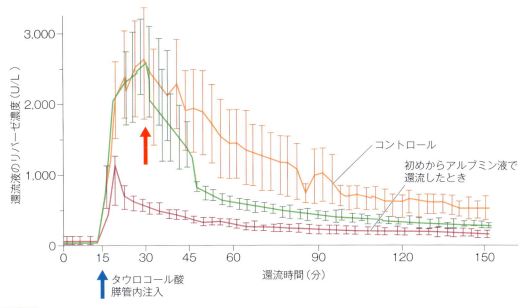

図3 急性膵炎に対するアルブミンの効果．*In vivo*実験

赤矢印：タウロコール酸注入30分後にアルブミンまたはコントロールで還流する．タウロコール酸注入により作製した壊死性急性膵炎にアルブミン液を還流し，膵からの還流液のリパーゼ濃度を測定した．アルブミンはこれら二次的産物と結合することによってこれらの壊死作用を無力化する．

（文献7より引用）

e 蛋白分解酵素阻害薬（ガベキサートメシル酸塩，ナファモスタットメシル酸塩，ウリナスタチンなど）

　トリプシン，好中球エラスターゼなど種々の酵素に対して阻害活性を有する．わが国では急性膵炎・急性循環不全の効能・効果を有し広く使われているが，軽症や中等症では明確なエビデンスはない．重症例に大量投与すると，合併症の発生頻度が低下するとされる．

f 持続動注療法，血液浄化療法

膵の持続動注療法は重症急性膵炎と診断された時点で速やかに施行する．蛋白分解酵素阻害薬，抗菌薬の動脈内持続投与[8〜12]を行う．アルブミンが，リパーゼ，ホスホリパーゼA_2といった消化酵素による基質の二次的産物，つまり遊離脂肪酸，リゾレシチンと結合することによってこれらの壊死作用を無力化することから，われわれはアルブミンの動脈内持続投与が有効であると考えている（図3）．

動脈内持続投与による治療を数日行って軽快しないときには，血液浄化療法，特に持続的血液濾過透析（CHDF）を速やかに行う．

以上の積極的保存治療を行ってICUにおける全身状態の改善を待つ．そして上述の手術のタイミングを探っていく．

3 手術適応

ICU治療で改善しないものや感染性壊死が認められるものに対しては，外科治療を考慮する．すなわち，感染が起こると全身状態は比較的急速に悪化するので，手術のタイミングを厳密な全身管理のうえですばやく見極めなくてはならない．

このような状態のときに手術という負荷，すなわち全身麻酔，開腹そのものの手技による侵襲，そして膵そのものや腹腔内臓器への侵襲，これらに伴う出血・感染などを含むあらゆる付加的な要素を含む負荷を全身的にかけることに対し，常に慎重な姿勢を保つ必要がある．手術の利点だけでなくそれによるデメリットを考慮すべきである．

感染性膵壊死は手術の絶対適応と考えられている．

無菌性の壊死性膵炎に対する手術適応についてはいまだ明らかではない．Bradleyらは手術を施行しなかった症例の死亡率は9％，手術施行例の死亡率は13％であると報告している[13]．そして手術でデブリドマンしても臓器不全を予防したり減少させたりできるという証拠がないこと，少なくとも20％は様々な手術によって無菌性壊死から感染性壊死へとなって死亡率が増えることなどから，安易に手術を選択してはならないと主張している．

ICUの治療に抵抗する膵炎は手術適応と考えられてはいるものの，実際に目の前にした症例に対する手術のタイミングには悩ましいことが多い．

重症急性膵炎では入院後7日以内の死亡患者が全体の半数以上を占めており，初期の集中治療が非常に重要である．したがって，重症急性膵炎の治療は厳重な循環・呼吸管理が可能で多臓器不全や感染症に対応できる高次医療施設で行うべきである[4]．

 ## 重症急性膵炎に対する治療戦略と手術のタイミング

重症急性膵炎に対するわれわれの治療戦略を一言でいえば，「発症早期は徹底した積極的保存治療を続け，晩期に感染性膵壊死が生じた場合に対してのみ壊死物質の除去（ネクロゼクトミー）と術後の後腹膜持続洗浄を行う」ということである[5]．すなわち，明らかな感染性膵壊死に対しては手術を行うものの，早期にはできるだけ徹底的

な全身集中管理を施行し，外科治療は先送りすることを基本としている．発熱や白血球数，血清CRPの増加など，炎症所見が高い状態が続いても，呼吸・循環動態に変化がなくDICによる血小板減少などがみられなければ積極的保存治療を続ける．CTでfluid collectionにairなどが現れ，膵内あるいは膵近傍の壊死物質に感染を起こしていることが明らかになったり，呼吸・循環動態の増悪がみられたら速やかに手術を施行する．感染が起こると全身状態は比較的急速に数日で悪化するので，手術のタイミングは厳密な全身管理の中ですばやく見極めなくてはならない．

a 手術をできるだけ遅らせることの利点

重症急性膵炎に対しては，CTを頻回に用いて膵壊死，fluid collectionの広がりをチェックするが，発症早期では血管の透過性の亢進や膠質浸透圧の低下により，細胞外液が膵内の間質・膵周囲や後腹膜の間質に存在し浮腫状となっているので，膵の壊死部と正常膵組織・膵周囲の結合織との境界がはっきりしない．そのためどこまで組織をとってくるかの術中判断も難しく，健常な組織を傷つけて不必要かつコントロールの困難な出血を招き，全身状態に大きな影響を与えることがある．また，膵壊死組織やfluid collectionを取り囲む周囲の組織が幼弱であることも，手術の困難性を助長している．つまり早期には，悪いものとよいもの，除去すべきものとしなくてもよいものの区別がしにくいことが手術を困難にする要因なのである．これに対し，3週間以上経過した症例では浮腫も軽減して壊死組織と周囲との境界が比較的明瞭になっているため，慎重に行えば出血をコントロールしながら壊死物質の除去を行える．

この基本的治療戦略は一般・通常の炎症に対する外科総論的戦略に合致する考えであり，重症急性膵炎といえどもその基本から離れることはない．つまり，一般的に炎症の極期には局所に"さわってはならない"のであって，まず局所の安静を保ち，しばらくして腫れがひいてから必要に応じて"排膿"を行うのが基本である．炎症によってサイトカインなどの様々な因子が活性化しているときに，その原因臓器に切り込むことは回避すべきであるということは外科総論としても非常に重要なことである．

膵壊死に伴う出血は手術の適応になる場合もあるが，出血が起こるのが後腹膜であるため，後腹膜の圧が高まってくると保存的に止まってしまう場合が少なくない．むしろ，全身状態の悪い時期に止血のために後腹膜をあけて止血不能となることのほうが，重症急性膵炎の救命率を下げるのではないかと考えられる．

b これまでの報告

Büchlerら[6]は，重症急性膵炎における早期の死亡は集中治療を行うことによりまれとなっており，263例のうち死亡例は10例（4%），そのうち9例は発症から3週間以降に死亡し，壊死組織の感染が主な死因であったと報告した．このことは，上述した「重症急性膵炎においてはできるだけ積極的保存治療で粘って手術のタイミングを図る」とするわれわれの主張が可能であることを裏づける結果となっている．

c 症例提示

手術の方法やタイミングについて示唆に富む重症急性膵炎の症例を提示する．

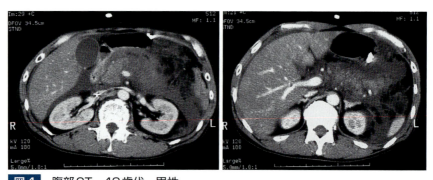

図4 腹部CT．40歳代，男性
膵全体に急性膵炎像がみられた．

(文献14より許諾を得て転載)

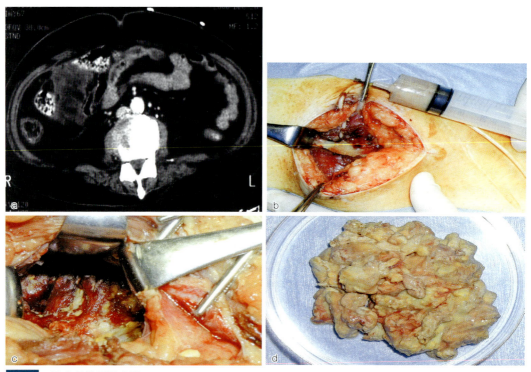

図5 重症急性膵炎症例
a：入院33日目にこの膵から後腹膜側に延びていた比較的限局した壊死組織に感染がみられ，airが認められた．
b〜d：敗血症になったので入院36日目にこの部分のネクロゼクトミーを行った（b, c）．この部分に特に限局していたので，この部分におけるネクロゼクトミーを十分に行った（d）．

(文献14より許諾を得て転載)

症例：40歳代，男性
主訴：上腹部痛
家族歴：特記すべきことなし．
現病歴：上腹部痛，悪心がみられたため，近医を受診した．膵全体に急性膵炎像がみられ（図4），しばらく保存治療を行っていたが，増悪したため当院内科に転院となった．

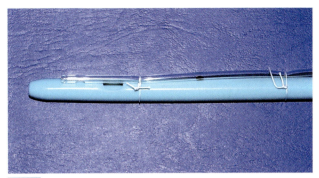

図6 ドレーン
ファイコンとアトムの栄養カテーテルを組み合わせて作ったもので，持続洗浄が可能なもの4本を，集中的にネクローゼの存在した部分を中心に留置した．

（文献14より許諾を得て転載）

　入院13日目と19日目に膵頭部近傍にみられた膿瘍に対し，CTガイドで膿瘍ドレナージを施行した．しかし，この部分に存在したのは壊死組織でドレナージが不十分であった．入院33日目にこの膵から後腹膜側に延びていた比較的限局した壊死組織に感染がみられ，airが認められた（図5a）．敗血症になったので入院36日目にこの部分のネクロゼクトミーを行った（図5b, c）．この部分に特に限局していたので，この部分におけるネクロゼクトミーを十分に行い（図5d），術後持続洗浄できるようにドレーンの留置を行った．ドレーンはファイコンとアトムの栄養カテーテルを組み合わせて作ったもので（図6），持続洗浄が可能なもの4本を，集中的にネクローゼの存在した部分を中心に留置した．この部分は周囲から隔絶されており，これ以外の部分は腹部CTで大きな変化を認めなかったので術中には特に操作を広げないようにした．
　ネクロゼクトミー後の持続洗浄が奏効し，人工呼吸器による管理が続いたが，術後116日で退院した．

まとめ

　重症急性膵炎の治療には，積極的集学的治療とともに，症例に応じた臨機応変の手術あるいはそのタイミングを考えなくてはならない．呼吸循環動態の管理が重要であり，人工呼吸器が長期にわたって必要な場合には腹臥位療法などの理学療法が非常に重要となる．感染の防止のために，全身に対する経静脈的投与だけでなく，抗菌薬の持続動注療法や早期の経腸栄養によってbacterial translocationを防止することが大切である．

文献

1) 大槻　眞：急性膵炎全国調査．厚生労働科学研究費補助金，難治性疾患克服研究事業．難治性膵疾患に関する調査研究班，平成16年度総括・分担研究報告書，アークメディア，東京，p56-63，2005

2) Nagai H et al：Role of pancreatic enzymes and their substrates in autodigestion of the pancreas. In vitro studies with isolated rat pancreatic acini. Gastroenterology 86：838-847, 1989
3) Kimura W et al：Role of phospholipase A2 in pancreatic acinar cell damage and possibilities if inhibition：Studies with isolated rat pancreatic acini. Pancreas 8：70-79, 1993
4) 急性膵炎診療ガイドライン2015改訂出版委員会（編）：急性膵炎診療ガイドライン，第4版，金原出版，東京，2015
5) Powell JJ et al：Randomized controlled trial of the effect of early enteral nutrition on markers of the inflammatory response in predicted severe acute pancreatitis. Br J Surg 87：1375-1381, 2000
6) Büchler NW, Klar E：Introduction. Complications of pancreatic surgery and pancreatitis. Dig Surg 19：123-124, 2002
7) Kimura W et al：Comparison of different treatment modalities in experimental pancreatitis in rats. Gastroenterology 103：1916-1924, 1992
8) 木村　理ほか：重症急性膵炎に対する持続動注療法の解剖学的検討：特に横走する膵の動脈について．主任研究者：大槻　眞，厚生労働省科学研究費補助金難治性膵疾患克服研究事業，難治性膵疾患に関する調査研究，平成14年度総括・分担研究報告書，福岡，p62-63, 2003
9) 木村　理：重症急性膵炎に対する持続動注療法の解剖学的検討―第2報：膵尾部領域．主任研究者：大槻　眞，厚生労働省科学研究費補助金難治性膵疾患克服研究事業，難治性膵疾患に関する調査研究，平成15年度総括・分担研究報告書，福岡，p79-80, 2004
10) 木村　理ほか：膵頭体部の血管解剖．胆と膵 24：125-130, 2003
11) Kimura W et al：Surgical anatomy of arteries running transversely in the pancreas, with special reference to the superior transverse pancreatic artery. Hepatogastroenterology 51：973-979, 2004
12) 木村　理ほか：重症急性膵炎に対する持続動注療法の解剖学的検―第3報：膵頚部―主任研究者：大槻　眞，厚生労働省科学研究費補助金（難治性膵疾患克服研究事業），分担研究報告書，平成16年度総括・分担研究報告書，p83-85, 2005
13) Bradley EL Ⅲ：Necrotizing pancreatitis. Br J Surg 86：147-148, 1999
14) 木村　理：重症急性膵炎と診断したらどのような治療戦略をたてるか．外科治療 88：30-36, 2003

木村理箴言㉑　手術とは，「忍耐強く着実に基本手技を積み重ねること」である

　すなわち手術に最も必要なのは忍耐強さである．
　癒着剥離がたいへんな患者さんがいる．特に肝転移の手術を何度も受けている患者さんは肝の切離面と結腸・小腸との癒着が強い．この癒着剥離の要点は，高度癒着の0.5 mm肝臓側を剥離することである．小腸・大腸の漿膜を決して傷つけてはならない．癒着剥離5時間，Pringle 2回（計35分）で4度目の転移巣摘出ということもある．癒着剥離は手術の一部であり，手術の本番そのものである．手術の主要部分から離れた端っこの「余計な面倒くさい部分」では決してない．

Ⅲ．各疾患の診断・治療

急性膵炎
② 高齢者の急性膵炎
―特に原発性化膿性膵炎について

　急性膵炎は一般的には，膵消化酵素による自己融解によって生じ，組織学的には小葉間・内の間質の浮腫・炎症性細胞浸潤を主体とする浮腫性膵炎（mild form）に始まり，膵実質の壊死，出血を伴う出血壊死性膵炎（severe form）へ進展するものと考えられている．

　しかし，高齢者に発生する急性膵炎の中には，このような通常の概念にはあてはまらない，共通の臨床病理学的特徴を持った一群が認められる[1]．

 ## 特　徴

　高齢者の急性膵炎には，原発性急性化膿性膵炎と呼称されるべき高齢者ならではの特徴を持った一群が認められる[2,3]．

　その特徴とは，
1) 臨床症状に乏しい．
2) 臨床経過は数日以内と短い．
3) 生前に腹痛などを訴えて急性膵炎と診断されることはまれである．
4) 剖検時の膵の肉眼所見では脂肪壊死や出血は軽度である．
5) 腹膜炎が認めらる．
6) 胆石の合併頻度は低い．
7) 病理組織学的検索では膵管の破綻や菲薄化が広範にみられ，それに伴い小膿瘍形成や蜂窩織炎性の多核白血球浸潤が小葉間間質に広がっているが，脂肪壊死や実質壊死は軽度である．

などである．

　膵液による自己消化である実質壊死や脂肪壊死があっても軽度であるのは，膵の老人性変化を基盤にしていると考えられる．

 ## 症例の検討[1]

　症例1：80歳代，女性
　アルコール歴：なし．
　既往歴：50歳頃，高血圧
　現病歴：1985年11月下旬，左大腿骨頸部骨折で手術を受けた．術後経過は順調であったが，12月下旬，突然白血球数は31,700/mm³と著増し，血圧は180 mmHgから

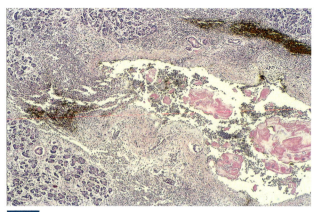

図1 症例1．急性間質性化膿性膵炎の膵組織像
菲薄化および破綻した末梢膵管壁とその周囲に形成された膿瘍を示す．膵管内には蛋白栓が認められる（HE染色，48倍）．

（文献1より引用）

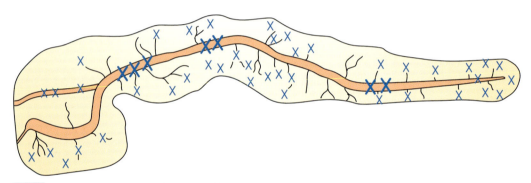

図2 高齢者にみられる急性膵炎の分布
5mmおきの全割切片により構築した．主膵管壁および末梢膵管壁の菲薄化あるいは破綻部位（×）の分布を示す．頭部から尾部に至るまで，広範に認められる．

（文献1より引用）

90mmHgに低下，血清クレアチニンおよびBUNの上昇が認められた．集中治療でも状態は改善せず，4日後に死亡した．

　剖検所見：膵は萎縮性で，軽度の浮腫がみられたが，脂肪壊死巣はみられなかった．腹腔内に少量の混濁した腹水が認められた．胆嚢および胆管に結石，炎症はみられなかった．

　組織所見：膵全長にわたる主膵管，末梢膵管内の多核白血球浸潤，膿瘍，蛋白栓を認め，特に末梢膵管壁には菲薄化・破綻が多く認められた．間質は浮腫性で，著明な多核白血球浸潤がみられた．膵実質は萎縮性で壊死性変化をほとんど伴わず，小葉間・内の線維化が軽〜中等度に認められた（図1，2）．

　乳頭部には，中等度の線維増生，Oddi筋肥大・増生および高度の粘液腺増生が認められた．

症例2：60歳，男性
アルコール歴：5合/日，40年間

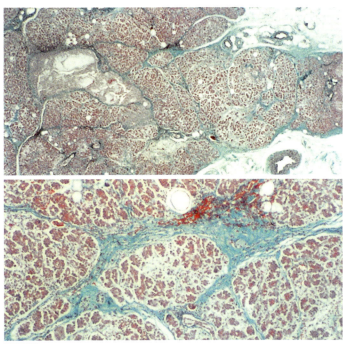

図3 症例2．急性間質性化膿性膵炎の膵組織像
腺房細胞は萎縮し，小葉間あるいは小葉内線維化が中等度に認められる
（Elastica-Masson染色，48倍）．

(文献1より引用)

既往歴：1980年にアルコール性肝障害で入院

現病歴：1984年11月上旬，腹水貯留により入院．肝硬変の診断で利尿薬投与され，腹水は減少した．11月下旬，食後，悪心・嘔吐が出現し昏睡状態となる．高アンモニア血症が認められ，肝性脳症として治療が行われたが，昏睡持続．12月上旬熱発し，乏尿となる．血中および尿中アミラーゼは未検．乏・無尿が続き，2日後に死亡した．

剖検所見：上腹部に限局して，少量の腹水がみられ，膵周囲を中心に化膿性腹膜炎の所見を認めた．膵は全体に萎縮性で，軽度の浮腫および散在性の脂肪壊死巣を認めた．他に，高度肝硬変および早期胃癌を認めた．胆嚢・胆管に結石および炎症所見はみられなかった．

組織所見：膵全長にわたり，多数箇所の主膵管および分枝膵管壁の菲薄化，破綻がみられ，膵管内から膵小葉内・小葉間に及ぶ著明な多核白血球浸潤と，小膿瘍形成，脂肪壊死の散在を認めた．膵実質は中等度に萎縮し，壊死性変化に乏しく，小葉間・内には線維化が認められた．乳頭部には，軽度の線維増生，中等度のOddi筋肥大・増生および粘液腺増生を認めた（図3）．

3 発生病理

　以上の2症例は病理組織学的分類[2]では，膵管周囲・膵小葉間・内の浮腫，多核白血球浸潤を主体とし，ほとんど実質壊死のみられない点より，急性間質性化膿性膵炎のカテゴリーに位置づけられるものである．高齢者にみられるこの型の膵炎に共通する特徴として，膵管内の著明な多核白血球浸潤と菲薄化した膵管壁の破綻，および周囲間質への多核白血球浸潤，膿瘍の波及などの所見が挙げられる．これらの所見は膵管原性の細菌感染を強く示唆するもので，膵管系の変化に限れば急性化膿性膵管炎と称すべきものである．

　高齢者では胆道結石の頻度が20％を超える[4]ので，まず感染の経管性の波及を考慮すべきであろう．しかし実際には，これらの症例に胆石を認めた例は9例中1例と少ない．

　背景にある既存の膵の組織学的変化をみると，実質の萎縮と小葉間・小葉内の線維化が共通してみられ，このような加齢変化が発生基盤としての役割を担っていると考えられる．

　以上の知見から，高齢者間質性化膿性膵炎の発生と進展については次のような機序が考えられる[1,5]．①加齢に伴う膵実質萎縮・分泌不全・膵液組成の変化などによる膵液うっ滞，②Vater乳頭部の線維増生・Oddi筋肥大・粘液腺増生[7,8]などによる機能不全，③胃酸分泌低下による十二指腸内細菌数の増加，などにより，経乳頭的な逆行性細菌感染が発生しやすい素地が存在する．なんらかの機序で逆行性感染が生ずると，急性に化膿性の膵管炎が惹起され，膵管壁は菲薄化・破綻して，周囲の間質に炎症が波及し，間質浮腫・多核白血球浸潤・膿瘍形成を特徴とする急性間質性化膿性膵炎が形成される．しかし，膵実質の萎縮を背景とするために，自己消化の機転による実質壊死の程度が著明にはならないと考えられる．

4 診療にあたって

　高齢者急性膵炎の診療にあたっては，以上の点を踏まえた治療方針が重要である．臨床の場で最も重要なことは，高齢者にはこのような特徴のある膵炎が存在するという認識を持つことである．高齢者の病態が急速に原因不明の腎不全やショック症状を呈したときには，胆嚢あるいは胆管に結石や炎症が認められなくても，常にこの型の膵炎を念頭に入れた対応が必要となる．血液検査や画像診断で膵炎が疑われれば，ショックや腎不全に対する処置だけでなく，膵の安静を図り，抗酵素薬や抗生物質を投与する．また，化膿性腹膜炎の存在が判明すれば，可及的に腹腔内ドレナージなどの処置が必要となろう．

　また，高齢者膵炎には，脂肪壊死型や実質壊死型の膵炎も認められる[5]．脂肪あるいは膵実質壊死には，中性脂肪のリパーゼによる分解産物である遊離脂肪酸[9]，およびレシチンのホスホリパーゼA_2による分解産物であるリゾレシチン[10]が重要な役割を担う．われわれは，アルブミンが遊離脂肪酸およびリゾレシチンの作用を同時に抑

制し,膵実質壊死の広がりを防ぐことを実験的に証明した[11].アルブミン投与も試みてみる治療手段のひとつと思われる[12].

文献

1) Kimura W, Ohtsubo K : Clinical and pathological features of acute interstitial pancreatitis in the aged. Int J Pancreatol 5 : 1-10, 1989
2) 木村　理ほか:急性膵炎の病理. 外科 48 : 15-21, 1986
3) Opie EL : The etiology of acute hemorrhagic pancreatitis. Am J Med Sci 121 : 182-188, 1901
4) Kimura W et al : Carcinoma of the gallbladder and extrahepatic bile duct in autopsy cases of the aged, with special reference to its relationship to gallstones. Am J Gastroenterol 84 : 386-390, 1989
5) 木村　理:高齢者胆膵疾患の臨床病理. 肝胆膵 16 : 761-772, 1988
6) 永井秀雄ほか:高齢者の膵炎ならびに関連病変. 病理と臨 10 : 548-556, 1992
7) Kimura W : No significant co-relation between histological changes of the papilla of Vater and juxtapapillary diverticulum. Scand J Gastroenterol 27 : 951-956, 1992
8) 木村　理ほか:乳頭部の解剖と病理. 外科 52 : 14-20, 1990
9) Nagai H et al : Role of pancreatic enzymes and their substrates in autodigestion of the pancreas. In vivo studies with isolated rat pancreatic acini. Gastroenterology 96 : 838-847, 1989
10) Moessner J et al : Isolated rat acini as a model to study the potential role of lipase in the pathogenesis of acinar cell destruction. Int J Pancreatol 12 : 285-286, 1992
11) Kimura W et al : Role of phospholipase A2 in pancreatic acinar cell damage and possibilities of inhibition. Studies with isolated rat pancreatic acini. Pancreas 8 : 70-79, 1993
12) Kimura W : Comparison of different treatment modalities in experimental pancreatitis in rats. Gastroenterology 103 : 1916-1924, 1992

好きな文言

器用さと稽古と好きの3つのうち,
　　　　好きこそものの上手なれ(狂歌)

　学生のとき,入局する前に第一外科入局候補者13人[昭和54年東京大学医学部卒業生約100人のうち,第一外科の入局希望者は13人,第二外科入局希望者・都内レジデント希望者を合わせた消化器・乳腺甲状腺・一般外科・胸部血管外科・小児外科希望者は計25人(約25％)だった]が教授室に呼ばれた.「私はあまり器用ではないのですが,外科医になれるでしょうか」と尋ねたら,時の草間悟(さとる)東京大学第一外科教授は「君は毎日服のボタンをかけているでしょ.それができれば十分だよ」といわれた.
　手術のうまい外科医は手術が好きで好きでたまらない医師である.

III. 各疾患の診断・治療

9 急性膵炎
③ 急性膵炎に対するドレナージ

　重症急性膵炎の死亡率は，2007年の全国集計では8.9％となっている[1]．しかし，最重症の急性膵炎では今でも30％以上と高い死亡率である[2]．

　急性の壊死性膵炎に対しては，まず輸液，抗菌薬などの保存治療を行う．発症後約4週間経過し，壊死部分が液状化したら，内視鏡的仮性嚢胞・膵膿瘍ドレナージを行う．内視鏡的に困難な場合には経皮的ドレナージを行う．それでも不十分な場合には，腹腔鏡下（鏡視下）壊死摘出術（ネクロセクトミー），外科的壊死摘出術を行う[3]というように，徐々に侵襲的な治療法にステップアップしていく[4~6]．

　重症膵炎に対しては積極的に経腸栄養を行ったほうが治りやすい．

　本項では，急性膵炎に対するドレナージである内視鏡的膵管ドレナージ（経乳頭的），内視鏡的仮性嚢胞・膵膿瘍ドレナージ，経皮的ドレナージ，外科的（鏡視下・開腹）ドレナージについてそれぞれ概説する（表1）．

表1　主な重症急性膵炎に対するドレナージ

種類	内視鏡的膵管ドレナージ（経乳頭的）（図1）	内視鏡的仮性嚢胞・膵膿瘍ドレナージ（図2）	経皮的ドレナージ（図3）	外科的ドレナージ（図4）（鏡視下・開腹）
定義・目的	● ERCPの手技で膵管内にステント留置	● 経消化管的に仮性嚢胞・膵膿瘍をドレナージ	● 体外から穿刺してドレーン留置し，膵液・感染性膿をドレナージ	● 全身麻酔下で後腹膜経路（または開腹）でドレーン留置
適応	● 急性膵炎 →内視鏡的乳頭切開術・ENBD ● 膵仮性嚢胞 →経乳頭的主膵管ドレナージ →経消化管的嚢胞ドレナージ	● 消化管との癒着が完成し，嚢胞壁が安定化した仮性嚢胞 ● 内視鏡的ネクロセクトミーは4週以降が望ましい	● 内視鏡的な経消化管的ドレナージが困難な症例	● 内視鏡・CTガイド下ドレナージなどでは膵壊死巣が除去しきれないとき ● できるだけ後期
合併症	● 出血，感染，ドレーン閉塞による膵炎の悪化	● 出血，消化管穿孔	● 腹腔内出血，消化管穿孔	● 腹膜炎，腸管の穿孔，後出血，イレウス
利点と欠点	○低侵襲 ○（膵管狭窄時）狭窄を広げる ×ドレナージ不十分の場合がある	○低侵襲で予後改善につながる ×繰り返し治療が必要	○画像ガイド下に穿刺可能 ×自己抜去リスクがある ×（主膵管狭窄時）膵液の流出が続く可能性あり	○十分な膵壊死巣の摘出が可能 ○持続洗浄が可能 ×高侵襲

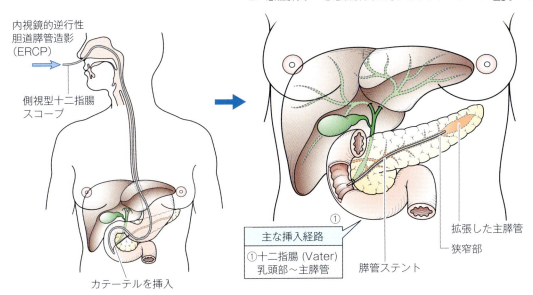

図1　内視鏡的膵管ドレナージ（経乳頭的）

1 内視鏡的膵管ドレナージ（経乳頭的）

a 定　義

　経乳頭的な内視鏡的膵管ドレナージとは，内視鏡的逆行性胆道膵管造影（ERCP）の手技で膵管内にステントを設置する．

　短いピッグテール型カテーテルを膵管と十二指腸内に置いてくる内視鏡的逆行性膵管ドレナージ（ERPD）と，鼻から挿入したドレーンで膵液を体外に誘導する内視鏡的経鼻膵管ドレナージ（endoscopic naso-pancreatic drainage：ENPD）がある．

b 適応と禁忌

　胆石が落下し，十二指腸乳頭部で膵管出口を塞ぐことによって生じた急性膵炎に対しては，内視鏡的乳頭切開術および内視鏡的経鼻胆管ドレナージ（ENBD）を行う．

　膵仮性囊胞に対する内視鏡的なドレナージの方法には以下の2つがある．

　ⅰ）経乳頭的膵管ドレナージ：膵管狭窄症例に対して実施する（図1）．

　ⅱ）経消化管的囊胞ドレナージ：主膵管と仮性囊胞に交通がない場合に用いる（図2）[7,8].

　先天的に主膵管と副膵管がつながっていない膵管非融合では，急性膵炎が起こることがあり，内視鏡的に副膵管ステント挿入が有用な場合がある．

c 挿入経路と留置部位

　経乳頭的膵管ドレナージは，ERCPと同様の手技で行う．

　膵頭十二指腸切除術後に，まれに膵空腸吻合部が狭窄して術後膵炎を発症することがある．通常の内視鏡では届かないが，ダブルバルーン内視鏡で膵空腸吻合部に到達

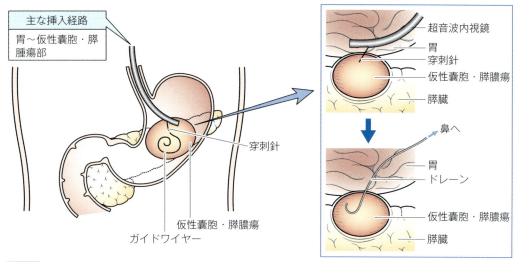

図2 内視鏡的膵管ドレナージ（経胃的）
内視鏡下で胃から囊胞を穿刺する．穿刺針からガイドワイヤーを挿入して，ドレナージチューブを留置する．

して，バルーン拡張で狭窄を治療することが可能である[9]．

d 合併症

ERCPと同様に，出血や感染，ドレーン閉塞による膵炎の悪化などがある．

e 利点と欠点

利点：従来の外科的ドレナージよりも侵襲が少ない．また膵管狭窄が原因の場合にはステント留置によって狭窄を広げることができる．

欠点：膵管ステントが細いために十分なドレナージが得られない[8]．超音波内視鏡ガイド下穿刺吸引術（EUS-guided fine needle aspiration：EUS-FNA）が日常臨床で用いられる現在では，ドレナージ不十分な場合は経消化管的にドレナージを行う[8]．

内視鏡的仮性囊胞・膵膿瘍ドレナージ，ネクロセクトミー（経消化管的）

a 定義

経消化管的に，仮性囊胞や膵膿瘍をドレナージする方法である．

b 適応と禁忌

以前は開腹手術による膵壊死組織の除去（ネクロセクトミー）が標準治療であったが，最近では侵襲の少ない内視鏡や超音波・CTなどを使用したドレナージ術が行われるようになっている．

経消化管的ドレナージは，消化管との癒着が完成し，囊胞壁が安定化した仮性囊胞

がよい適応である[10]．

内視鏡的ネクロセクトミーは，急性膵炎の発症早期には行うことは難しく，4週以降の仮性囊胞壁が完成し，内容が液状化した時期が望ましい．膵炎の80％で改善が得られる[11]．まず内視鏡的ドレナージを行い，効果が不十分なときには内視鏡的ネクロセクトミーを行う．

c 挿入経路と留置部位

超音波内視鏡（endoscopic ultrasound：EUS）で穿刺する仮性囊胞を観察する．内視鏡下で胃壁内腔から仮性囊胞を穿刺する．穿刺針からガイドワイヤーを挿入して，ドレナージチューブを留置する（図2）

ドレナージのみで不十分の場合には，後日，胃壁〜仮性囊胞の瘻孔部をバルーンでゆっくり拡張して広げて，内部の壊死物質を内視鏡から鉗子などで除去する（ネクロセクトミー）．

d 合併症

内視鏡的ネクロセクトミーの最も多い合併症は「出血」である．バルーン拡張が出血の原因となるため，まずドレナージして後日，拡張したほうがよいという報告がある[11]．その他には「消化管穿孔」などがある．

e 利点と欠点

利点：従来の外科的手術と比較して侵襲が少なく，予後が改善される．
欠点：外科的ドレナージに比べて，繰り返し治療が必要となる．

3 経皮的ドレナージ

a 定　義

膵仮性囊胞や膵膿瘍を体外からCTガイドなどで穿刺してドレナージチューブを留置し，膵液や感染性膿瘍を体外に誘導して治療する方法である．

b 適応と禁忌

内視鏡的な経消化管的ドレナージが困難な症例がよい適応である[12]．

超音波ガイドではリアルタイムに穿刺の針先がみえるのでよい．膵臓は後腹膜に存在しており，周囲に超音波の通らないガスを含む腸管もあるため，CTガイドで穿刺することも多い．

c 挿入経路と留置部位

膵体尾部の液状化および感染した膵壊死に対しては，左腎前傍腔経由で穿刺，留置する（図3）[12]．

膵頭体部には胃結腸間膜経由でアプローチする．

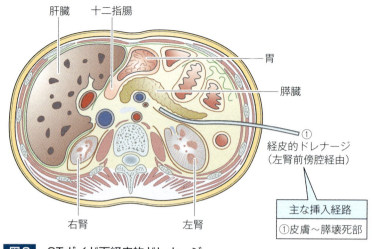

図3 CTガイド下経皮的ドレナージ
膵体尾部へのアプローチ：左腎前傍腔経由

合併症

膵周囲には血管や消化管があるため，穿刺に伴い「腹腔内出血（仮性動脈瘤含む）」や「消化管穿孔」のリスクがある[12]．

e 利点と欠点

利点：内視鏡的ドレナージが困難であっても，CT（超音波）ガイド下に穿刺が可能である．

欠点：ドレーンが体外に出ているため，自己抜去の危険性がある．また，主膵管の狭窄がある場合はドレーンから膵液が流出し続ける可能性がある．

4 外科的（鏡視下・開腹）ドレナージ

a 定 義

外科的ドレナージとは，従来行われてきた方法で，全身麻酔下に皮膚，筋肉を切開して後腹膜経路（または開腹）で膵周囲の感染巣に到達し，ドレーンを何本か挿入する方法である．最近では鏡視下にこの術式を行うことも増えてきた．トリオストミーといって，さらに①胆囊瘻，②胃瘻，③空腸瘻を作製することもある．それぞれの目的は以下の通りである．①胆汁をドレナージして膵・十二指腸への刺激をやわらげる．②胃液をドレナージして膵・十二指腸への刺激をやわらげる．③経腸栄養を行い，bacterial translocationを防ぐ．

外科的ネクロセクトミーとは，感染した膵壊死組織を鑷子により，または用手的に摘出し，敗血症などへの移行を阻止して全身状態を改善する方法である．

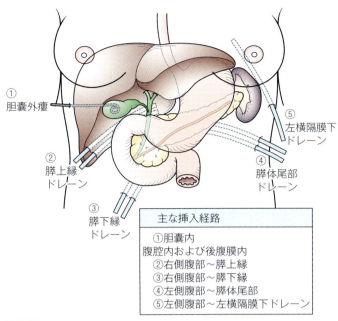

図4　外科的ドレナージ

b 適応と禁忌

侵襲の少ない内視鏡的,またはCTガイドによるドレナージなどで,膵壊死組織の感染巣を除去しきれないときに行う.

急性膵炎診療ガイドラインでは,壊死性膵炎に対する早期手術の死亡率が高いために,敗血症になっていなければ,できるだけ後期に外科的ドレナージすべきであるとされている[2].この理由は,時間を置いたほうが正常膵と壊死膵との境界がわかりやすくなり,出血や正常な膵臓の摘出が避けられるためである.

c 挿入経路と留置部位

最近では開腹ではなく,侵襲を少なくした後腹膜経路で膵臓に到達する(図3の穿刺ルートで手術).また,腹腔鏡手術の内視鏡カメラを併用して,壊死巣を除去する方法も行われる(鏡視下手術).

ネクロセクトミーを施行した場所にドレーンを留置して,術後持続洗浄を行う.

d 合併症

後腹膜経路での手術であれば少ないが[13],開腹経路では感染壊死物質が腹腔内に漏れて「腹膜炎」になる危険性,「腸管の穿孔」「後出血」「イレウス」の発症などが挙げられる.

e 利点と欠点

利点:外科的手術では内視鏡などに比べて,大きな創で膵臓に到達できるため,十

分な膵壊死巣の摘出が可能となる．またドレナージチューブも太く，持続洗浄が可能である（図4）[14~16]．

　欠点：重症急性膵炎で，腎機能障害などの全身状態が不良な時期に全身麻酔下に手術を行うため，内視鏡的ドレナージや体外ドレナージに比較して侵襲が大きくなり，かえって予後不良であったとの報告もある[17]．

文献

1) 武田和憲：急性膵炎の診断と治療の変遷−昔と今で何が変わったのか．肝胆膵 **64**：395-404，2012
2) 急性膵炎診療ガイドライン2010改訂出版委員会（編）：急性膵炎診療ガイドライン2010．第3版，東京，金原出版，東京，2009
3) 伊佐地秀司ほか：急性膵炎におけるWONの概念とは．膵臓 **29**：202-209，2014
4) 木村　理ほか：重症急性膵炎と診断したらどのような治療戦略をたてるか．外科治療 **88**：30-36，2003
5) 木村　理：重症急性膵炎に対する外科治療−適応と方法．外科治療 **100**：387-395，2009
6) 木村　理，水谷雅臣：急性膵炎．外科 **71**：277-282，2009
7) 潟沼朗生ほか：膵仮性囊胞（貯留囊胞）に対する内視鏡的ドレナージ手技の実際とコツ．胆と膵 **34**：935-938，2013
8) 山本夏代ほか：WONに対する内視鏡的ドレナージとnecrosectomy手技の実際とコツ―経乳頭と消化管．胆と膵 **34**：939-945，2013
9) 池田祐之ほか：胆石除去用バルーンカテーテルが膵管空腸吻合部の同定に有用であった術後反復性膵炎の1例．Gastroenterol Endosc **55**：42-47，2013
10) 厚生労働省難治性膵疾患に関する調査研究班：膵仮性囊胞の内視鏡治療ガイドライン2009．膵臓 **24**：571-593，2009
11) 向井俊太郎ほか：急性膵炎後のpancreatic pseudocyst/walled-off necrosisに対する経消化管的治療．胆と膵 **35**：413-420，2014
12) 我那覇文清ほか：膵仮性囊胞・WONに対する経皮的ドレナージの適応と手技の実際．胆と膵 **34**：947-954，2013
13) Van Vyve EL et al：Retroperitoneal laparostomy：a surgical treatment of pancreatic abscess after an acute necrotizing pancreatitis．Surgery **111**：369-375，1992
14) 木村　理ほか：急性膵炎に対するドレナージ．Expert Nurse **14**：98-101，1998
15) 木村　理ほか：膵炎に対するドレナージ．消外 **22**：475-479，1999
16) 木村　理，幕内雅敏：急性膵炎に対するドレナージ．Knack & Pitfalls 膵脾外科の要点と盲点，第2版，木村　理（編），文光堂，東京，p301-303，2009
17) Van Santvoort HC et al：A step-up approach or open necrosectomy for necrotizing pancreatitis．N Engl J Med **362**：1491-1502，2010
18) 木村　理ほか：急性膵炎に対するドレナージ．ドレーン・カテーテル・チューブ管理完全ガイド，窪田敬一（編），照林社，東京，p206-211，2015

III. 各疾患の診断・治療

10 慢性膵炎

1 診断——高齢者における膵石症および膵管拡張の考え方

慢性膵炎の診断を考えるときに避けて通れないのが膵の加齢による変化である．加齢による膵の変化には膵石症や膵管の拡張，局所の線維化，膵管上皮の過形成などがあり，高齢者膵にごく当たり前に存在するこれらの所見が，慢性膵炎の診断基準にオーバーラップするため，その境界が曖昧となるからである．

高齢者剖検膵における膵石症の検討は，Nagaiら[1]により詳細な報告がなされている．これによると，膵石症の頻度は418例全体で5.3％に認められ，69歳以下は0％，70歳代4.2％，80歳代7.7％，90歳代16.7％と加齢とともに高くなる．

a 高齢者剖検例の検索結果

われわれも時期を変えて1984〜1986年に高齢者剖検膵の単純X線像および膵管造影像について検討した[2,3]．われわれの高齢者剖検膵における膵石症および膵管像についての検討（85例，平均年齢80.6歳）では，

1) 単純X線像で膵石は6例（7.1％）に認められた（図1a）．膵石の存在部位は主に膵管分枝内で，大きさは多くが1 mm以下であった．
2) 膵管造影像85例の膵体部における主膵管径は2〜3 mmの症例が大部分を占め（図1b），膵管の不正拡張・狭窄はほとんど認められない．
3) 組織学的検索では，膵全体の線維化は認められないか，ごく軽度で，膵石周囲の組織は，腺房細胞の脱落およびそれに随伴する線維化は認められず，正常の膵実質が認められた（図1c）．

膵石を認めない79例の組織学的検索では，局所のランゲルハンス島孤立巣[4]を除くと，線維化の程度はいずれもないかあるいは軽度であった．

b 慢性膵炎手術例の検索

膵石合併慢性膵炎例16例の主膵管径は約10 mmであったのに対し，膵石非合併例14例のそれは平均6.1 mmであり，慢性膵炎膵石合併例における膵管拡張が著明であった．

ERCP像あるいは術中造影像（図2）から得られた主膵管径を図3に示す．主膵管径は3〜14 mmまで様々で，かつ均等に分布していた．

主膵管の不規則拡張は90％に，主膵管閉塞は20％，仮性囊胞40％に認められた．

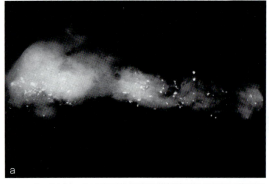
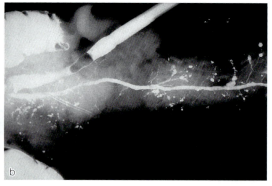
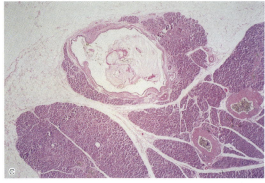

図1 膵石のみられた高齢者剖検例
膵石は小さく(a), 膵管の性状は軽度な変化にとどまる(b). 組織学的には, 局所にわずかな線維の増生を認めるが, 膵全体には, 慢性膵炎の像はみられない(c).

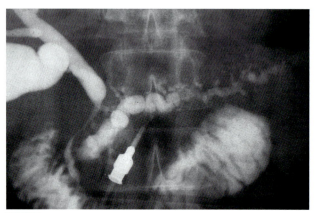

図2 慢性膵炎手術例の典型的な膵管造影像
主膵管および膵管分枝の不規則拡張が著明に認められる.

c 高齢者および慢性膵炎患者における膵石症・膵管拡張の比較

　高齢者膵石症では, 組織学的に膵実質の不規則脱落や高度の線維化を認めず, 慢性膵炎の組織像を呈していない. 一方, 慢性膵炎膵石合併例は膵管の不規則拡張が高度であり, 高齢者膵石症との間に明らかな違いがみられる. すなわち, 膵石症をみた場合, 膵管造影を施行して, 加齢による変化か, 慢性膵炎による変化かを見極める必要があるということである.

　膵管拡張の点から高齢者の膵管像と慢性膵炎患者のそれを比較してみると, 高齢者

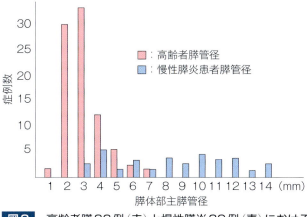

図3 高齢者膵86例（赤）と慢性膵炎30例（青）における膵体部主膵管径（mm）の分布

（文献3より引用）

の膵管拡張が認められることはまれではないが，高齢者膵における膵管拡張はいずれも7 mm以下で，不規則拡張・狭窄は認められない（図3）．逆に慢性膵炎手術例における主膵管径7 mm以下の症例では，膵管の不整拡張・狭窄の程度が強く，かつ広い範囲にわたってみられることが多い．そのような所見がみられない場合には仮性囊胞を伴っている．このことは膵管像から加齢性変化と慢性膵炎とを鑑別することが可能なことを示唆している．また仮性囊胞や胆管狭窄はその副所見を含め，腹部超音波検査（US），内視鏡超音波検査（EUS），CT，MRIなどでも明らかとなる．

外科治療

　疾病の診断には，疾患概念および診断方法が確立していることが基本である．

　慢性膵炎の診断基準についてはこれまで様々な検討がなされてきた．世界的に汎用されてきた基準には，国際ワークショップ（ケンブリッジ，1983年）[5]および第2回マルセイユ膵炎シンポジウム（1984年）[6]があった．後者は1988年に一部改訂され[7]ている．

　わが国では，1983年に慢性膵炎の診断基準[8]が作成され，国内で広く用いられてきた．慢性膵炎は，膵の炎症の持続的あるいは後遺的変化と定義され，臨床的には膵炎としての臨床像が6ヵ月以上持続している病態，とされている[8]．病理組織学的には実質の脱落と不規則な線維化が特徴で，その成因にはアルコール性，胆石性，まれな成因によるもの，特発性に分類されてきた[8,9]．さらに10年間の症例の蓄積や画像診断手技・方法の著しい向上と流布によって生じた問題点や考え方の変化に応じ，1992年から見直しがなされ1995年にはこれを改訂したものが日本膵臓学会から提示された[9]．

　最近では2009年に厚生労働省難治性膵疾患に関する調査研究班，日本膵臓学会，日本消化器病学会によって慢性膵炎は以下のように定義された（慢性膵炎臨床診断基準2009）[10]．

　「膵臓の内部に不規則な線維化，細胞浸潤，実質の脱落，肉芽組織などの慢性変化が

生じ，進行すると膵内・外分泌機能の低下を伴う病態である．膵内部の病理組織学的変化は，基本的には膵臓全体に存在するが，病変の程度は不均一で，分布や進行度も様々である．これらの変化は，持続的な炎症やその遺残により生じ，多くは非可逆性である．

慢性膵炎では，腹痛や腹部圧痛などの臨床症状，膵内・外分泌機能不全による臨床症状を伴うものが典型的である．臨床観察期間内では，無痛性あるいは無症候性の症例も存在し，このような例では臨床診断基準をより厳密に適用すべきである，としている．

分類では「アルコール性慢性膵炎と非アルコール性慢性膵炎（特発性，遺伝性，家族性など）」とし，自己免疫性膵炎と閉塞性膵炎は，治療により病態や病理所見が改善することがあり，可逆性である点より，膵の慢性炎症として別個に扱う，とした（慢性膵炎臨床診断基準2009)[10]．

このように，慢性膵炎の分類や概念が時代とともに変化していることから推察しうるように，その疾患概念の確立は容易なものではない．成因や臨床像，臨床経過の多様性は，症例ごとの病態の多様性に通じ，このことが診断・治療に様々な問題をもたらす．

慢性膵炎の臨床診断基準の項目には

① 特徴的な画像所見
② 特徴的な組織所見
③ 反復する上腹部痛発作
④ 血中または尿中膵酵素値の異常
⑤ 膵外分泌障害
⑥ 1日80 g以上（純エタノール換算）の持続する飲酒歴

がある．これらの項目の程度や個数によって慢性膵炎は確診，準確診，早期慢性膵炎に分けられる[11]．

この診断基準では，膵管内の結石（図4）がみられれば，診断項目の①特徴的画像所見のaを満たすので，慢性膵炎の確診所見につながる．

特に高齢者の約7％にみられる「症状がなく，血液学的にも異常を認めず，偶然に発見された膵石」の場合には，慢性膵炎と即診すべきではないものが多い[12]．最終的な診

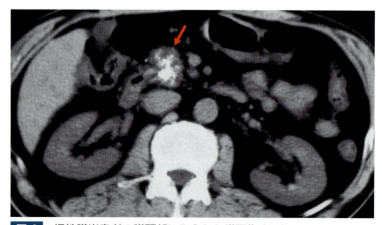

図4　慢性膵炎患者の膵頭部にみられた膵石像（CT）

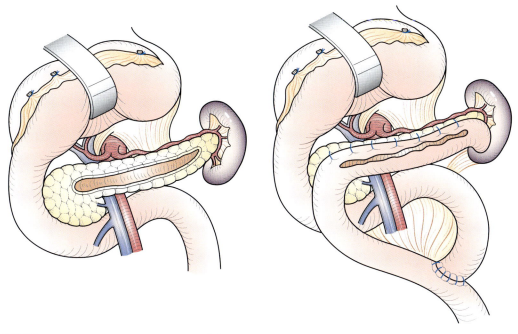

図5 Partingtonの膵管空腸側々吻合術

断はERCPによる膵管造影やMRCP(magnetic resonance cholangio-pancreatography, 核磁気共鳴胆管膵管像), 他の画像診断, 血中・尿中膵酵素の異常などに委ねるべきであろう.

内科治療に抵抗する頑固な疼痛, および膵癌との鑑別が困難な症例が手術の適応となる. 膵外に発育した仮性囊胞は内視鏡を駆使した仮性囊胞－消化管ドレナージ術や, 外科的な仮性囊胞－消化管ドレナージ術などが適応となるが, 膵内の多発性小仮性囊胞などは経過観察で十分である.

慢性膵炎に対する手術としては, 主として膵管空腸側々吻合術(Partington)[図5][13], あるいはPuestowの手術(図6)[14]などの膵管減圧術を推奨する考え方と, 膵頭十二指腸切除術を推奨する考え方がある. 切除と吻合のどちらがよいのかということについては長年にわたってcontroversialの状態が続いている. 膵頭部の切除を施行する根拠は, 慢性膵炎には膵頭部に炎症性腫瘤がみられ, これが疼痛のペースメーカーとなっているという考えであり, 欧米ではかなり受け入れられた意見である. この炎症性腫瘤は, 十二指腸あるいは胆管狭窄の原因ともなる. このペースメーカー—炎症性腫瘤切除の方法として, 当初膵頭十二指腸切除術(Whipple手術)が行われていたが, 機能温存の面から様々な工夫がなされるようになっている.

Traversoらによって報告された幽門輪温存膵頭十二指腸切除術(PpPD)[図7][15]はこれまでの膵頭十二指腸切除術より機能温存に優れ, 膵頭十二指腸切除術に伴う合併症の減少と相まって, 慢性膵炎に対する膵頭部の切除を受け入れやすくするのに大きな役割を果たしてきた. しかし, いまだに胃排泄遅延(delayed gastric emptying：DGE)は問題である. われわれは膵頭十二指腸切除術を慢性膵炎患者に施行するとき

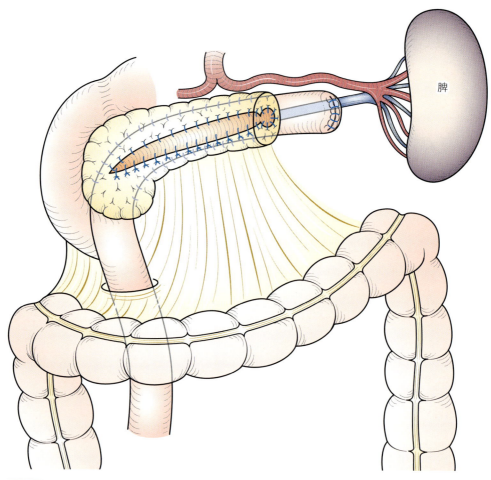

図6 Puestow の手術[14]（この図は特に「脾臓および脾動脈温存Puestow手術[22]」）

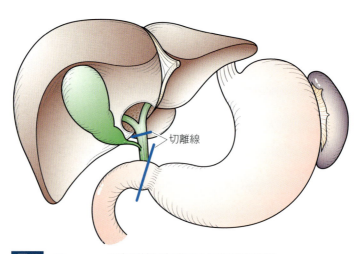

図7 Traversoの幽門輪温存膵頭十二指腸切除術

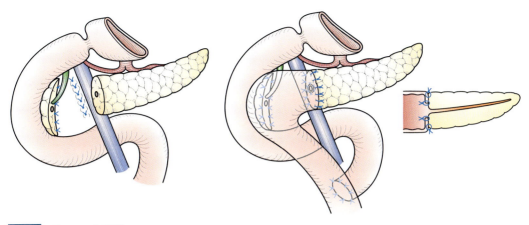

図8　Begerの手術

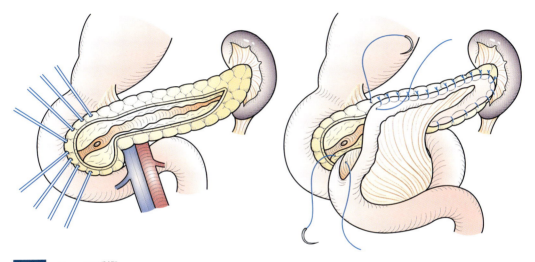

図9　Freyの手術

でも，胃を1/3切除している．

　同様に，Begerら[16]は機能温存の面から十二指腸温存膵頭切除術（図8）を施行し，良好な結果を報告している．この手術は，十二指腸に添う約1cmの膵実質を残すことによって十二指腸の血行を保持し，かつ膵頭部の炎症性腫瘤を切除して，疼痛および黄疸を除こうという方法である．

　その結果，疼痛は，77％が完全消失，12％がほとんど消失，術後の膵機能もWhipple術式に比較してよく保たれ，糖尿病の発生率も20～40％から10％以下に減少したとしている．しかし，手術の煩雑さなどの理由で，同術式を施行している施設は世界的にみてもまだ少なく[17]，さらに他施設での検討が必要であろうと考えられる．

　一方，Frey[18,19]による膵管空腸側々吻合術＋膵頭部部分切除（図9）は，膵管ドレナージ術の一種であり，主膵管領域だけでなく副膵管領域も完全にドレナージしようとすることを目的としている．切除する膵実質量はわずかである．

　このように慢性膵炎の術式として様々なものが存在し，いまだ統一されないのは，

どの術式にも長所，短所があるということだけでなく，慢性膵炎の病態が症例ごとにそれぞれ異なっており，疼痛の原因についても解明されたとはいいがたいことが大きな原因と考えられる．

われわれは炎症性腫瘤のある症例には膵頭十二指腸切除術を行い，慢性膵炎の原因をきちんと除去することを推奨している．この手術により，膵体尾部の膵液のドレナージも十分行われていると考えている．また，NCD(National Clinical Database, 2011年)によると，膵頭十二指腸切除術の院内死亡率が2.8%と世界の標準を下回っており[20]，慢性膵炎の膵がいわゆるhard pancreasで，膵腸吻合のときに膵液瘻を作りにくい膵であること，当科でも275例，18年間連続で手術関連死亡ゼロを達成している，といった事実も重要な下支えになっているであろう．

慢性膵炎に対する膵頭十二指腸切除術のコツは以下の通りである．
1) 炎症を起こして固くなった膵実質が，門脈の前面から右側にかけて特に強固に癒着していることがある．
2) このような場合，門脈と膵を分けることは無理して行わないほうがよい．
3) むしろ「トンネリング」をしないで，膵を前面から離断し，門脈前面と膵をメッツェンバウムの先を用いて，丁寧に少しずつ門脈壁を損傷しないように剝離していくのがよい．
4) 癌の浸潤ではなく炎症による癒着なので，剝離可能である．
5) 門脈合併切除の必要性はない．
6) 膵およびその周辺の組織が硬いので，門脈分枝の結紮切離にも十分気をつけて慎重に行う．

3 自己免疫疾患合併慢性膵炎の特徴

自己免疫疾患合併慢性膵炎の臨床病理学的特徴(図10～12)[21]には以下のものがある．

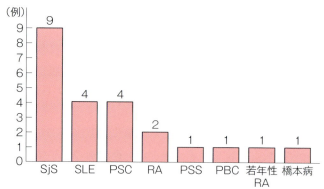

図10 自己免疫疾患合併慢性膵炎文献例16例における合併自己免疫疾患の内訳(重複合併例あり)

SjS：Sjögren症候群，SLE：全身性エリテマトーデス，RA：関節リウマチ，PSS：進行性全身性皮膚硬化症，PBC：原発性胆汁性肝硬変，PSC：原発性硬化性胆管炎

(文献21より引用)

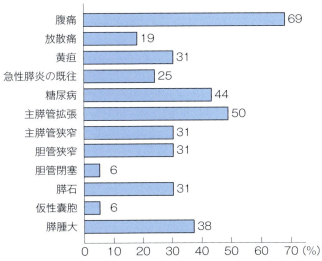

図11 自己免疫疾患合併慢性膵炎文献例16例の臨床および画像所見

(文献21より引用)

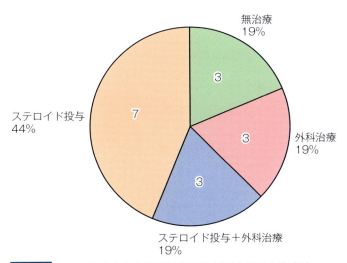

図12 自己免疫疾患合併慢性膵炎文献例16例の治療法

(文献21より引用)

1) 平均年齢はやや高く，女性に多い傾向がある．
2) 通常の慢性膵炎と比較して，上腹部痛や放散痛などの臨床所見は比較的少ない．
3) 血液生化学的に，肝機能障害，ビリルビン上昇，CA19-9高値の頻度が高い．
4) 通常の慢性膵炎と比較して，膵管拡張は比較的少なく，むしろ膵管の変化の主体は狭窄である（膵体部主膵管径：平均4 mm，他の慢性膵炎：平均6.9 mm）．
5) 膵内の胆管狭窄が著明である．
6) 膵石を伴わないことが多い．
7) 膵管空腸側々吻合術などの膵に対する手術，疼痛に対する手術は少なく，胆囊

摘出術，胆管空腸吻合術などの胆道系に対する手術がなされる．
8) ステロイド投与などの内科治療により軽快することが多い．
9) 病理学的には，高度の線維化および炎症性細胞浸潤が認められる．

このような一連の特徴を有する自己免疫疾患を合併した慢性膵炎の臨床病理学的特徴を把握することは，癌との鑑別に有用であり，不要な手術を回避するために重要である．

文献

1) Nagai H, Ohtsubo K：Pancreatic lithiasis in the aged. Its clinicopathology and pathogenesis. Gastroenterology **86**：331-338, 1984
2) 木村　理ほか：慢性膵炎の診断基準—高齢者における膵石症および膵管拡張の考え方．消化器科 **24**：549-553, 1997
3) 木村　理ほか：高齢者急性膵炎と膵石症および膵管拡張．老年消病 **10**：61-67, 1998
4) Kimura W：Histological study on pathogenesis of sites of isolated islets of Langerhans and their course to the terminal state. Am J Gastroenterol **84**：517-522, 1989
5) Sarner M, Cotton PB：Classification of pancreatitis. Gut **25**：756-759, 1984
6) Singer MV et al：Revised classification of pancreatitis. Report of the Second International Symposium on the Ciassification of Pancreatitis in Marseille, France, March 28-30, 1984. Gastroenterology **89**：683-685, 1985
7) Sarles H et al：Classification of pancreatitis and and definition of pancreatic disease. Digestion **43**：234-236, 1989
8) 日本消化器病学会：慢性膵炎の臨床診断基準，医学図書出版，東京，1983
9) 日本膵臓学会慢性膵炎臨床診断基準検討委員会．膵炎臨床診断基準（日本膵臓学会）膵臓**10**：xxiii-xxvi, 1995.
10) 厚生労働省難治性膵疾患に関する調査研究班ほか：慢性膵炎臨床診断基準2009．膵臓**24**：645-646, 2009
11) 厚生労働科研費補助金難治性疾患克服研究事業，難治性膵疾患に関する調査研究．平成20年度総括・分担研究報告書
12) 木村　理ほか：慢性膵炎の診断と治療．外科**58**：305-316, 1996
13) Partington CB, Rochelle RL：Modified Puestow procedure for retrograde drainage of the pancreatic duct. Ann Surg **152**：1037-1043, 1960
14) Puestow CB, Gillesby WL：Retrograde surgical drainage of the pancreas for chronic relapsing pancreatitis. Arch Surg **76**：898-907, 1956
15) Traverso LW, Longmire WP：Preservation of the pylorus in pancreaticoduodenectomy. Surg Gynecol Obstet **146**：959-962, 1978
16) Beger HG et al：Duodenum-preserving reere section of the head of the pancreas in patients with severe chronic pancreatitis. Surgery **97**：467-473, 1985
17) Gooszen HG：Surgical treatment of painful chronic pancreatitis：an unresolved problem? Dig Dis **10**：345-353, 1992
18) Frey CF et al：Pancreatic resection for chronic pancreatitis. Surg Clin North Am **69**：499-528, 1989
19) Drake DH, Fry WJ：Ductal drainage for chronic pancreatitis. Surgery **105**：131-140, 1989
20) Kimura W et al：A pancreaticoduodenectomy risk model derived from 8575 cases from a national single-race population (Japanese) using a web-based data entry system. Ann Surg **259**：773-780, 2014
21) 木村　理ほか：自己免疫疾患合併慢性膵炎の臨床病理学的特徴—症例提示および自験例・文献例の解析．胆と膵 **18**：467-475, 1997
22) Kimura W et al：Splean-preserving distal pancreatectomy with conservation of the splenic artery and vein. Surgery **120**：885-890, 1996

III. 各疾患の診断・治療

膵神経内分泌腫瘍
① 膵神経内分泌腫瘍（PNET）の発生論

　高齢者剖検例の詳細な病理学的分析によれば，膵神経内分泌腫瘍は微小なものを含めると，非常に高頻度に認められる．それらの病理組織化学的あるいは免疫組織化学的な検討では，腫瘍が既存のランゲルハンス島（Langerhans島，ラ島）に接して存在する症例と，既存のラ島から独立して孤立性に存在する症例がみられる．また微小膵内分泌腫瘍の内部あるいは腫瘍の辺縁には膵管構造あるいは腺管構造が約60％の頻度でみられる．膵管上皮細胞や腺房細胞にもホルモン産生が認められる．これらの事実を総合すると膵内分泌腫瘍の発生母地として，第1にラ島細胞，第2に膵管上皮内の内分泌細胞あるいは多分化能を有する幹細胞，第3に腺房内の内分泌細胞あるいは多分化能を有する幹細胞が考えられる．内・外分泌細胞への分化を合わせ持つ腫瘍として，ductuloinsular tumorや，acinar endocrine cell tumor，さらに，duct-acinar-islet cell tumorが存在することは，その裏づけになっていると考えられる．最近ではMANEC (mixed adeno-neuroendocrine carcinoma) が膵神経内分泌腫瘍の亜分類のひとつの重要な要素として組み入れらたことも重要な発生機序の根拠である．つまりわれわれは膵神経内分泌腫瘍の発生母地として3つの可能性，すなわちラ島内の内分泌細胞，膵管内の内分泌細胞，腺房細胞内に孤立性に散在する内分泌細胞からの発生を考えている．

　あらゆる腫瘍においてその発生病理を論じるには，すでに大きくなって様々に修飾された腫瘍を検索するのでなく，発生初期の微小な状態を十分に検索することが必須である．発生に関して重要な役割を演じた組織が，増殖する腫瘍本体の組織に修飾されることなく遺残している可能性があるからである．本項では，高齢者剖検例にみられた微小膵神経内分泌腫瘍の組織学的ならびに免疫組織化学的検索を行った結果から，腫瘍の組織発生について論じる[1]．

微小膵神経内分泌腫瘍の頻度

　高齢者剖検例800例（男：女＝422：378，平均年齢78.7歳）のうち無作為に選択した60例（男：女＝30：30，平均年齢78.2歳．以下，全割群）については，約5 mm間隔で膵を全割してすべての切片に，738例（以下，3切片群）においては膵頭・体・尾部から各1切片にHE染色を施し，組織学的に検索した[2]．前者の60例においては，膵の5 mmおきの全割切片すべてにHE染色を施して顕微鏡で観察したので全割群と称し，後者の738例には頭体尾部から1切片ずつ無作為に取り出して染色して観察したので3切片群と称することにする．内分泌腫瘍あるいは過形成を，周囲のラ島と比

較して，大きさ，組織および細胞構造が極端に異なるものとして，特に大きさに注目して選出した．選出された24例，25病変について，以下の検索を行った．

インスリン（INS），グルカゴン（GLU），ソマトスタチン（SOM），膵ポリペプチド（PP）の免疫組織化学的染色（PAP法）を行い，各病変の組織構造，細胞構成・分布を検索した．周辺正常ラ島と明らかに異なる組織構造，細胞構成・分布を示すものを腫瘍（図1）と判定し，周辺正常ラ島とほぼ同一の細胞構成・分布を示すものを過形成と

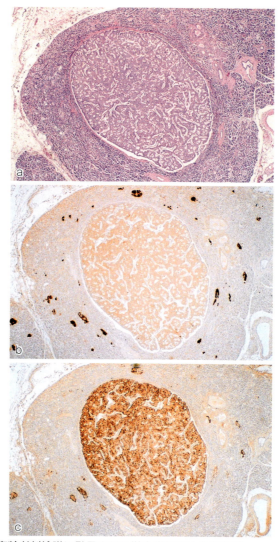

図1 高齢者剖検膵に発見された微小膵神経内分泌腫瘍
a：HE染色，b：抗インスリン抗体染色，c：抗グルカゴン抗体染色．a〜c：75倍
周辺の正常ラ島と異なる細胞構成・分布を示すものを腫瘍と判定した．すなわち，大きさは周辺ラ島に比較して大きく，抗インスリン抗体染色において，腫瘍周辺に存在するラ島と異なる染色性を示しているので腫瘍とした．大きさは周辺ラ島に比較して大きく，抗インスリン抗体染色において腫瘍周辺に存在するラ島とまったく異なる染色性を示している．
（日本外科学会雑誌，第109巻第3号，p133-142，2008年より許諾を得て改変して転載）

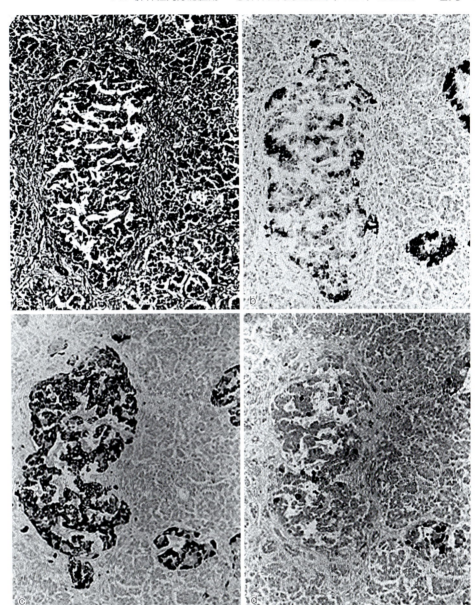

図2 過形成と判定されたラ島

a：HE染色，b：抗インスリン抗体染色，c：抗グルカゴン抗体染色，d：抗ソマトスタチン抗体染色，a〜d：75倍

周辺の正常ラ島とほぼ同一の細胞構成・分布を示すものを過形成と判定した．すなわち，大きさは周辺ラ島に比較してかなり大きいが，抗インスリン抗体染色，抗グルカゴン抗体染色，抗ソマトスタチン抗体染色などそれぞれのホルモン染色において，腫瘍周辺に存在するラ島と同様の染色性を示しているものを過形成とした．

（日本外科学会雑誌，第109巻第3号，p133-142, 2008年より許諾を得て転載）

判定した（図2）．図1は微小膵神経内分泌腫瘍としたものの腫瘍および周辺の膵組織像（a：HE染色，b：抗インスリン坑体染色，c：抗グルカゴン坑体染色，a〜c：75倍）を示している．それぞれのホルモン染色において，腫瘍周辺に存在するラ島はいずれの染色法でも染色され，それぞれ同様の染色性を示しており，通常の既存のラ島と考えられる．それに対して膵神経内分泌腫瘍と診断された病変は抗インスリン坑体染色ではまったく染色される細胞がなく，抗グルカゴン坑体染色，抗ソマトスタチン坑体染色で染色される．

このような検索の結果，24例25病変中，20例20病変は，腫瘍と判定され，5例5病変は，過形成と判定された．すなわち，腫瘍の頻度は全割群では10％（6/60），3切片群では1.6％（12/738）と非常に高率に認められた[2]．

腫瘍すべてにホルモン産生がみられ［INS 70％（14/20），GLU 85％（17/20），SOM 35％（7/20），PP 40％（8/20）］，うち14病変（70％）に複数のホルモン産生が証明された．

2 膵神経内分泌腫瘍の発生母地

a ランゲルハンス島からの発生（第1の発生ルート）

第1の発生ルートの可能性は，ラ島細胞そのものからの発生である．これは最も考えやすいもので，この発生病理を裏づけるといってよい症例を図3に示す．すなわちこの腫瘍は正常のラ島と広く面で接していること，腫瘍内部に腺管が存在しないことから，この腫瘍は隣接するラ島の細胞が腫瘍性に増殖して生じた可能性を最も素直に語っていると考えられる．

b 膵管上皮内の内分泌細胞からの発生（第2の発生ルート）

膵管上皮は多分化能を有し，腺房細胞や内分泌細胞に分化しうる幹細胞としての機能がある[3]．したがって，膵神経内分泌腫瘍の発生母地として重要である．それを支持する知見には以下のものがある．

1) ラ島腫瘍内あるいは辺縁に膵管・腺管構造が認められること

剖検例の検索では，微小膵神経内分泌腫瘍内（図4a）あるいは辺縁（図4b）に膵管（腺管）構造がみられたのは12病変（60％）と高率であった．なお，過形成内にも腺管あるいは膵管構造は，5病変中1病変（20％）に認められた．また，臨床例でもわれわれは，ラ島腫瘍内に腺管構造のみられた症例を報告した[4]．この症例は比較的小さな腫瘍で，グルカゴンを有する腫瘍細胞の中に多くの腺管・膵管上皮が存在しているものである．

2) 膵管上皮には内分泌細胞が存在すること

種々の抗内分泌ホルモン坑体による染色では，膵管上皮内に内分泌細胞が散在する（図5）．

3) duct-acinar-islet cell tumor

内・外分泌細胞への分化を合わせ持つ腫瘍として，ductuloinsular tumor[5,6]や，

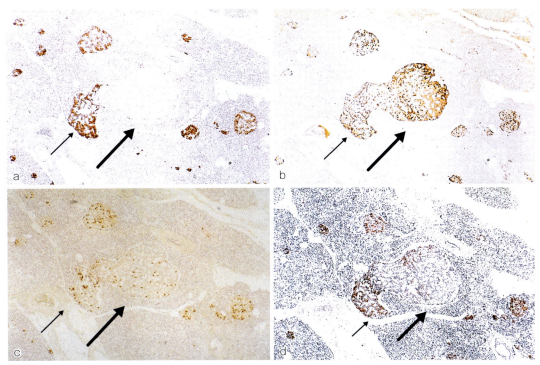

図3 高齢者剖検膵に発見されたラ島とそれに隣接する微小膵神経内分泌腫瘍および周辺の膵組織像
a：抗インスリン抗体染色，b：抗グルカゴン抗体染色，c：抗ソマトスタチン抗体染色，d：抗パンクレアスタチン抗体染色，a〜d：75倍
腫瘍に接するラ島（小矢印）はそれぞれのホルモン染色において，周辺に存在する正常なラ島と同様の染色性を示しており，通常の既存のラ島と考えられる．それに隣接する膵内分泌細胞の集合は抗インスリン抗体染色ではまったく染色される細胞がなく，抗グルカゴン抗体染色，抗ソマトスタチン抗体染色および抗パンクレアスタチン抗体染色では染色される細胞が全体に散在する．この腫瘍の発生形態からは，この腫瘍（太矢印）が既存のラ島（小矢印）から発生したと考えるのが最も自然であると思われる．
（日本外科学会雑誌，第109巻第3号，p133-142，2008年より許諾を得て改変して転載）

acinar endocrine cell tumor[7]が報告されており，さらに，duct-acinar-islet cell tumorも7例[8〜14]報告されている．また，粘液産生能を有する膵神経内分泌腫瘍[15]の報告もある．Creutzfeldt[16]も，検索した膵神経内分泌腫瘍全例に，内部および周辺に膵管あるいは腺管構造がみられたとし，この腫瘍の起源に膵管の未分化細胞を想定している．

逆に，通常型膵癌（PDAC）の発生に内分泌細胞やラ島が大きな役割を演じていることを示唆する報告もみられる[17]．

最近ではMANEC（mixed adenoneuroendocrine carcinoma）が膵神経内分泌腫瘍の亜分類のひとつの重要な要素として組み入れられていることも重要な発生機序の根拠である．すなわち，WHOの消化器腫瘍分類（2010）[18]では，神経内分泌腫瘍を神経内分泌腫瘍，神経内分泌癌と混合型神経内分泌神経内分泌癌（MANEC）としている．MANECの定義としては神経内分泌腫瘍と腺癌のいずれも30％以上含まれるものとしている．

内外分泌細胞の密接な関係を示す現象は外分泌細胞および内分泌細胞が共通の細胞

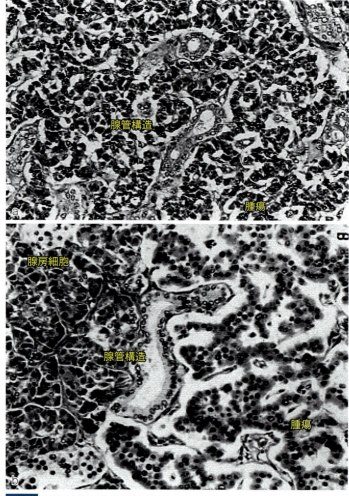

図4 微小膵神経内分泌腫瘍内あるいは辺縁にみられた膵管構造・腺管構造，剖検例

a, b：HE染色，230倍
微小膵神経内分泌腫瘍内（a）あるいは辺縁（b）に膵管（腺管）構造がみられたことは，膵管上皮内の内分泌細胞からの発生を支持する知見である．
（日本外科学会雑誌，第109巻第3号，p133-142，2008年より許諾を得て転載）

から生じるという観点からすれば，それほど驚くべきことではないのかもしれない．すなわち，発生学的に膵は前腸（foregut）の内胚葉から発生し，ラ島は腺房細胞および膵管と由来を同じくする．膵腺房細胞は消化管壁から膨出してできた膵原基の中に胎生3ヵ月頃から出現し始める．つまり細管網を形成する細管・導管原基（primordial duct）の末端周囲の細胞集団から発生し始める．そしてラ島は細管から離れた腺房の間の細胞群から発生するのである[19]．

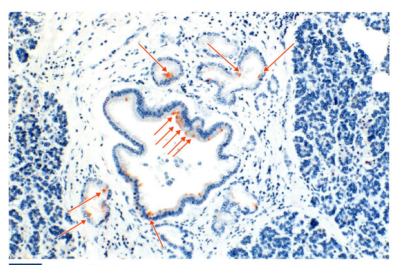

図5 通常の膵管上皮内にみられたインスリン産生細胞(矢印)
抗インスリン抗体染色:230倍
膵管上皮内(矢印)に内分泌細胞が散在する.

c 腺房細胞内の孤立性内分泌細胞からの発生(第3の発生ルート)

　第3の発生ルートの可能性としては,図6に示すように膵腺房細胞内にも孤立性の内分泌細胞が散見されることから,これらもまたラ島腫瘍の発生母地になりうるということである.上述のように,非常に小さいが腫瘍性とホルモンの免疫染色で認められている腫瘍が内部に腺管構造も持たず,隣接する腺管もなく,正常ラ島も隣接していないものはこのルートにおける発生を示唆する.ただし,これについてはすでにその腫瘍病変が発生したラ島細胞をすべて置換してしまった可能性も考えられる.

　以上のようにわれわれは高齢者の剖検例の検索結果に基づき,膵神経内分泌腫瘍の発生母地として3つの可能性を考えている.すなわちラ島内の内分泌細胞,膵管内の内分泌細胞,腺房細胞内に孤立性に散在する内分泌細胞である[1].

文献

1) 木村　理:膵内分泌腫瘍の発生論.日外会誌 **109**:133-142, 2008
2) Kimura W et al:Clinical pathology of endocrine tumors of the pancreas. Analysis of autopsy cases. Dig Dis Sci **36**:933-942, 1991
3) Laidlaw GF:Nesidioblastoma, the islet tumor of the pancreas. Am J Pathol **14**:125-134, 1938
4) Morikane K et al:A small glucagonoma of the pancreas with evident ductular and tubular structures:a case report. J Gastroenterol **32**:562-565, 1997
5) Reid JD et al:Ductuloinsular tumors of the pancreas:a light, electron microscopic and immunohistochemical study. Cancer **49**:908-915, 1982
6) Nomura A et al:Duct-islet cell tumor of the pancreas:a case report with immunohistochemical and electron microscopic findings. Acta Pathol Jpn **39**:328-335, 1989
7) Ulich T et al:Acinar-endocrine cell tumor of the pancreas:report of a pancreatic tumor containing both zymogen and neuroendocrine granules. Cancer **50**:2099-2105, 1982

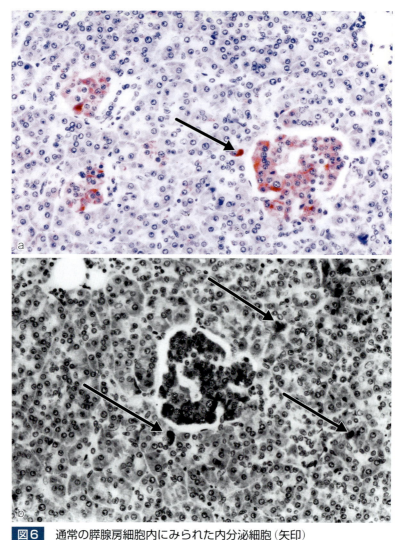

図6 通常の膵腺房細胞内にみられた内分泌細胞（矢印）
a, b：抗パンクレアチン坑体染色，230倍
膵腺房細胞内（矢印）に内分泌細胞が散在する．

8) Semsroth K：The histogenetic interpretation of certain carcinoids of the small intestines. A neoplasm-like malformation of the tissue of the pancreas. Arch Pathol **6**：575-584, 1928
9) Sommers SC, Meissner WA：Unusual carcinomas of the pancreas. Arch Pathol **58**：101-111, 1954
10) Glenner GG, Mallory K：The cystadenoma and related nonfunctional tumors of the pancreas：pathogenesis, classification, and significance. Cancer **9**：980-996, 1956
11) Schron DS, Mendelsohn G：Pancreatic carcinoma with duct, endocrine, and acinar differentiation：a histologic immunocytochemical and ultrastructual study. Cancer **54**：1766-1770, 1984
12) Nonomura A et al：Duct-acinar-islet cell tumor of the pancreas. Ultrastruct Pathol **16**：317-329, 1992
13) Hassan MO, Gogate PA：Malignant mixed exocrine-endocrine tumor of the pancreas with unusual intracytoplasmic inclusions. Ultrastruct Pathol **17**：483-493, 1993
14) Okada Y et al：Duct-acinar-islet cell tumor of the pancreas. Pathol Int **45**：669-676, 1995
15) Tomita T et al：Mucin producing islet cell adenoma. Hum Pathol **12**：850-853, 1981

16) Creutzfeldt W et al：Pathomor-phologic, biochemical, and diagnostic aspects of gastrinomas (Zollinger-Ellison syndrome). Hum Pathol **6**：47-76, 1975
17) Kimura W et al：Histologic and biologic patterns of microscopic pancreatic ductal adenocarcinomas detected incidentally at autopsy. Cancer **82**：1839-1849, 1998
18) Boaton FT et al：WHO Classification of Tumours of the Digestive System, 4th Ed, IARC, Lyon, 2010
19) Moore & Persaud, 瀬口春道（監訳）：膵臓の発生. ムーア人体発生学, 原著第6版, 医歯薬出版, 東京, p294-296, 2001

III. 各疾患の診断・治療

11 膵神経内分泌腫瘍
② 膵神経内分泌腫瘍の診断・治療

　膵神経内分泌腫瘍はpancreatic neuroendocrine tumor, neuroendocrine tumor of the pancreas（PNET）などと呼称される比較的まれな疾患である．その頻度は，膵腫瘍全体の1〜3％，症候性腫瘍の頻度は一般人口10万対1以下とされている[1]．欧米の剖検例の検索では0.26％（24/9,158），1.4％（62/4,280）と報告されている．しかし，剖検膵を5mmおきに全割して顕微鏡下に検索すると，微小なものは高齢者では10％以上の高率に認められる[1]．

　しかし，機能性，非機能性膵内分泌腫瘍の定義・概念，症候性，無症候性膵内分泌腫瘍の定義・概念には一定のコンセンサスが得られているとはいいがたい[2]．機能性腫瘍は最近ではWHOなどでむしろ症候性腫瘍の内容で記載されていることが多い．本項で扱うグルカゴノーマ，ソマトスタチノーマ，VIPomaは腫瘍が大きくならないと症状を表さないことも多く，その成長の過程では非機能性腫瘍として扱われる時期もある．また症候が明らかでないのに切除後に免疫組織化学的染色でホルモン産生が判明した場合には，その産生ホルモンを元にした腫瘍名をつけてよいのかどうかについての明確なコンセンサスはないと思われる．その点も踏まえて，本項では非機能性腫瘍について言及する．またこれらの腫瘍の特徴や外科治療法について述べる．

　ホルモン過剰分泌を示し，遠隔転移を起こしうる腫瘍の完全摘出のため術前の局在診断は重要である．膵神経内分泌腫瘍（PNET）の局在診断には腹部超音波検査，dynamic CT，MRI，EUS，SACI testなどが用いられており，画像診断の進歩により小病変の検出感度は向上してきている．散発性のPNETsに対しては，腫瘍核出術，脾温存膵体尾部切除術，脾臓摘出術を加えた膵体尾部切除術，膵頭十二指腸切除術や，まれに十二指腸温存膵頭切除術などが症例に応じて選択される．悪性度の高いもの，リンパ節転移が疑われるものには予防的リンパ節郭清を考慮する．MEN1型に合併するPNETに対しては手術のタイミング，術式に関してcontroversialであるが，臓器機能の温存と根治性のバランスを考慮した術式を選択する．

1 インスリノーマ

a 概念・定義

　インスリノーマは，腫瘍化した膵ランゲルハンス島のβ細胞から過剰に分泌されたインスリンにより低血糖症状を呈する疾患と定義される．

　ガイドライン（次項参照）で推奨されたKi-67指数と核分裂数によるGrade分類が重

要視され，高分化型腫瘍はNET（neuroendocrine tumor）G1，NET G2に，低分化型腫瘍はNEC（neuroendocrine carcinoma）に分類された．2017年のWHO分類ではNET G3，NEC G3が分類されている．これらによるとインスリノーマの多くはNET G1に分類されることになる．

b 病態

インスリンの自律的分泌のため低血糖状態となり，自律神経症状と中枢神経症状が生じる．軽度の低血糖では発汗，動悸，振戦，空腹感，脱力感などの自律神経症状が出現する．空腹感などの症状を回避するため経口摂取量が増え，体重増加が認められることも多い．

低血糖が進行していくと中枢神経症状として失神，昏睡，精神錯乱，異常行動，健忘，視覚障害，痙攣，まれに脳梗塞に似た局所神経症状が生じることもある．

c 診断と鑑別診断

診断の第一歩はインスリノーマを疑うことである．Whipple's triad（①空腹時や運動時の意識障害などの中枢神経症状，②発作時の血糖値が50 mg/dL以下，③ブドウ糖投与による症状の改善）は初期診断の基本となる．

1）絶食試験

インスリノーマでは，低血糖にもかかわらず膵β細胞からのインスリン分泌が抑制されないことが診断根拠となり，絶食試験は最も診断的価値が高い．しかし，その低血糖による危険性から施行されなくなってきた．

2）局在診断

インスリノーマの多くは腫瘍の完全摘出により治癒が得られるため，局在診断は重要である．しかし，腫瘍径が小さいうちからホルモン過剰症状を生じるため術前診断が困難な場合がある．局在診断は，腹部超音波検査，dynamic CT，MRIなどの侵襲の軽い検査から順次施行していく．局在診断と同時に周囲膵実質への浸潤所見，リンパ節転移や肝転移などの悪性所見の有無を確認しておく．特に4 cmを超えるような腫瘍は悪性を考慮する必要がある．

d 外科治療

インスリノーマは比較的小さなうちから症状を出すため，大部分は良性であり完全切除により良好な予後が期待できる．悪性所見を認めない約1 cm以下の比較的小さな症例で，球の半分以上膵外に突出していて膵実質に接する部分が半球以内のものは，主膵管からも離れていることが多く腫瘍核出術のよい適応となることが多い

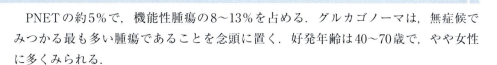

2 グルカゴノーマ

PNETの約5％で，機能性腫瘍の8～13％を占める．グルカゴノーマは，無症候でみつかる最も多い腫瘍であることを念頭に置く．好発年齢は40～70歳で，やや女性に多くみられる．

グルカゴンにはアミノ酸の酸化や糖新生の作用がある．そのため血中へのグルカゴンの過剰な分泌がみられるような大きさ（これはグルカゴン産生細胞の数，密度によると思われる）になると，グルカゴノーマ症候群を呈してくる．すなわち皮疹（壊死性遊走性紅斑：necrolytic migratory erythema），舌炎，口角炎，体重減少，軽度の糖尿病や耐糖能の低下，低アミノ酸血症，正球性貧血，深部静脈血栓症，うつ的な精神神経症状などがみられるようになる．

壊死性遊走性紅斑はグルカゴノーマ症候群の70％にみられる最もありふれた所見である．はじめ紅斑性丘疹や紅斑の形で，会陰や鼠径部に生じ，それが四肢に遊走していく．次第に大きくなって融合し，中央に青銅色の硬結が生じ，周囲に痂皮・落屑が形成され，その部に痛みやかゆみの症状が生ずる．粘膜にこのような病変が遊走すると舌炎，口角炎，口内炎，眼瞼炎などとなる．毛髪が濃くなったり逆に禿頭になったりすることもある．爪の変形も認められる．病理組織像としては表層の壊死とその表皮外層との解離がみられ，血管周囲に組織球とリンパ球の集簇が認められる．

紅斑の原因はいまだ不明である．グルカゴンの皮膚への直接作用，プロスタグランジンの放出，アミノ酸欠乏，遊離脂肪酸や亜鉛などが関与している可能性が考えられている．

体重減少は65％に，糖尿病は50％にみられるが，多くの場合インスリンの分泌異常は認められないため軽症から中等症までが多く，通常の内科治療で管理が可能である．

正球性貧血は約30％の患者にみられるが，これはグルカゴンによる直接の骨髄抑制か，あるいはアミノ酸欠損によるものと考えられている．

消化器症状は下痢，便秘，食欲低下，腹痛がある．下痢は約20％に生じるが，この原因として腫瘍から同時に出されるセロトニン，VIP，ガストリンなどが関与していると考えられている．

精神神経症状は約20％に認められ，うつ状態の他に痴呆，視神経萎縮，失調症状がある．

深部静脈血栓症が10〜15％にみられるが，これは致命的な状態になりうる．

3 VIPoma

VIPoma（vasoactive intestinal polypeptide産生腫瘍，WDHA症候群）はほとんどの症例で，腫瘍由来のVIPの腸液・膵液の分泌刺激と，腸吸収機能抑制作用による分泌性下痢，およびその合併症を主徴とする．1日数Lにも及ぶ水様性下痢（watery diarrhea）が特徴で，それにより，低カリウム血症（hypokalemia），代謝性アシドーシス，脱水，腎障害をきたす．さらに低酸症・無酸症（achlorhydria），耐糖能低下，皮膚紅潮，胆囊拡張，高カルシウム血症をしばしば伴う．

4 ソマトスタチノーマ

ソマトスタチンを産生する膵内分泌腫瘍で，かなりまれな腫瘍である．ランゲルハ

ンス島のD細胞が腫瘍化したものと考えられる．ソマトスタチン産生過剰による症状として，糖尿病，胆石症，脂肪便，下痢，胃酸分泌低下，成長ホルモン・インスリン・グルカゴンなどの各種ホルモンの分泌低下などがある．高率に肝転移を生ずる腫瘍で，約2/3が悪性とされる．

治療としては，外科的切除の原則になるが，多くの場合は転移をして発見されることから，ストレプトゾトシンなどの化学療法や放射線療法の対象となる．

非機能性腫瘍の定義・概念

純粋に言葉の持つ意味から判断すると，膵内分泌腫瘍はホルモン産生・分泌の点から，機能性腫瘍（functional tumor）と非機能性腫瘍（non-functional tumor）に分類され，症状の点からホルモン過剰症状を示す症候性腫瘍（symptomatic tumor）とホルモン過剰症状を示さない非症候性腫瘍（asymptomatic tumor）とに分類されることになる[6]．

しかし，通常，機能性腫瘍は"血中へのホルモンの過剰分泌を示すもの"で，臨床症状や血液生化学的検査で診断可能なものとして，「症候性腫瘍」のような意味で用いられることが多い[5]．このことからすれば，非機能性腫瘍は血中へのホルモン過剰分泌を示さないため，臨床症状や血液生化学的検査では診断不可能なもの，ということになる．

したがって上記のグルカゴノーマ，VIPoma，ソマトスタチノーマでは，それらの責任ホルモンの血中濃度を測定することが重要である．

免疫組織学的染色で特定のホルモン産生が証明されれば機能性腫瘍と呼んでも差し支えないという考えもある．しかしこの場合，ごくわずかにホルモンの染色がみられる細胞が存在する腫瘍に対し，その産生ホルモンの名を名づけてよいのかという疑問が残る．また実際に臨床症状を伴わないのに，その産生ホルモンの名称のついた腫瘍として分類されることに違和感が生じる[2]．

非機能性腫瘍の定義にもよるが，免疫染色による検索にしろ血中の過剰ホルモンの測定による検索にしろ，非機能性腫瘍と言い切るには，現在わかっているあらゆるホルモンの検索をし，それらが存在しないことを証明しなくてはならなくなる．

一般的に膵内分泌腫瘍の有する性質として①臨床症状，②血中へのホルモン過剰分泌，③免疫組織化学的なホルモン産生，④電顕による内分泌顆粒の存在，⑤プロホルモン産生の可能性，⑥ホルモン放出不可の可能性，⑦未知のホルモン産生の可能性，などが挙げられる．

「機能性腫瘍」とはこれらの項目のうち，検索しえて表れた特定の性質のみに注目して恣意的につけられた名称であり，「非機能性腫瘍」とはそこから免れた腫瘍の総称といえないこともない．ちなみに非機能性腫瘍を，臨床症状を呈するほど多量のホルモンを産生していないもの，通常の方法では測定できないプロホルモンを産生しているもの，ホルモンを産生しているが血中に放出できないもの，未知のホルモンを産生するもの，などとする考えがある[7]．

6 薬物療法

1) ホルモン療法

　ソマトスタチンアナログであるオクトレオチド，オクトレオチドLAR（長時間作用型徐放性製剤）は，膵・消化管神経内分泌腫瘍における抗腫瘍効果を示す．

2) 抗癌療法

　ストレプトゾシンなど以外に，S-1，シスプラチンなどが有効なことがある．

3) 分子標的薬療法

　近年，PNETに対する分子標的薬の効果を評価する臨床試験が数多く行われており，mTOR阻害薬であるエベロリムスが進行性PNETに対する治療薬として適応が追加され，マルチキナーゼ阻害薬であるスニチニブも適応が追加された．

7 外科治療

　PNETの治療法は，腫瘍の存在部位・大きさ，多発性か単発性か，良性か悪性かによって変わってくる．剖検例で発見されるような1mm以下の小さな非症候性腫瘍[1]はもちろん治療の対象とはならない．しかし大きくなって発見されると，悪性所見が70～90％にも認められるようになる．それではこのような非機能性あるいは機能性膵内分泌腫瘍を何cmから手術しなくてはならないか，何cm以下ならば経過観察で十分か，などの知見はまったく得られていない．これは，臨床的に発見されるPNETの頻度が低いために十分に解析することのできる数が得られないためだけでなく，臨床的非機能性腫瘍がwastebasket的な性格を有するためにまとめて分析することができにくい側面を持っていることにも起因する[2]．

　われわれは，インスリノーマやガストリノーマなど生物学的活性が強く臨床症状の表れやすい腫瘍は，1cm以下とかなり小さいものでも切除の対象としている．ガストリノーマなどはこれほど小さくても悪性の可能性がある．非機能性腫瘍は原則として手術の方針である．

a 原発巣に対する治療

　肝やリンパ節に転移の認められない2cm以下の比較的小さな腫瘍，特に良性のものが多いインスリノーマなどに対しては以下の術式が基本となる．腫瘍が膵頭部に存在する場合には，腫瘍核出術を行う．膵頭深部に存在するときには，十二指腸温存膵頭切除術を考慮しなくてはならない場合もあるが，PNETのほとんどはしっかりとした被膜を有するため，腫瘍核出術が可能である．

　膵体尾部の腫瘍に対しては，やはり腫瘍核出術が適応となる場合が多い．しかし，腫瘍と主膵管との距離が非常に近く，主膵管を損傷したり，腫瘍核出後に膵実質の縫合閉鎖によって主膵管の狭窄などを引き起こし，術後に難治性膵液瘻，腹腔内膿瘍が生じる可能性があるものに対しては，脾動静脈および脾臓を温存した膵体尾部切除術なども適応となる．

径の大きい腫瘍や近傍の門脈や脾静脈に浸潤しているような症例に対しては，通常の膵管癌に応じた手術を行う．すなわち，膵頭部の腫瘍に対しては，膵頭十二指腸切除術を，膵体尾部の腫瘍に対しては脾臓摘出術を加えた膵体尾部切除術を施行する．ガストリノーマのようにそのホルモン産生の性質からリンパ節転移をする可能性の高いもの，画像診断や種々の血液学的検査で悪性度の高いもの，リンパ節転移が疑われるものには予防的リンパ節郭清を考慮する．

b 肝転移巣に対する治療

一般的に内分泌腫瘍は発育が緩徐（slow growing）であるため，肝転移巣に対しては，切除可能ならば肝切除が治療の第一選択となる．転移性腫瘍の占拠部位，数に応じて部分切除，亜区域切除，区域切除，葉切除を施行する．

自験および文献例を合わせたPNET肝転移74例を検討[3]したところ，治療の内訳は，肝切除33例（45％），化学療法46例（63％），肝動脈塞栓療法（TAE）9例（12％），肝移植4例（5％）であった．肝切除と化学療法，TAEと化学療法，肝切除とTAEと，肝切除と化学療法とTAEとの併用がそれぞれ11例，5例，4例，2例にみられた．化学療法の内容では，ストレプトゾシン使用例が28例と最も多かった．

肝転移診断時からの生存率をKaplan-Meier曲線で検索すると，肝転移巣の治癒手術がなされた症例はそれ以外のものと比較して有意に良好な治療成績を示した（Wilcoxon検定，$p<0.05$）[3]．腫瘍の産生ホルモンの種類，機能性・非機能性には関係なかった．この結果は，肝転移をきたしたPNETに対し，治癒切除が可能であるときは積極的に切除術を施行する意義があることを示している．

また，肝転移をきたした症例ではその大部分（86％）が肝転移巣発見時に多数の転移巣が存在するため，curativeな切除が不可能なこともある．その場合でも，cytoreductive hepatic surgeryが有効であるという報告がある．腫瘍のnatural courseを遅らせる点，腫瘍の体積を減らすことにより産生ホルモン量を下げ，症状の緩和により生存期間を延長することになるという．

手術の実際

膵腫瘍核出術および脾温存膵体尾部切除術の手術手技について述べる．それ以外にも，リンパ節転移のある症例や悪性所見や浸潤の明らかな症例では，通常のリンパ節郭清や必要に応じた門脈合併切除を含む膵頭十二指腸切除術や膵体尾部脾切除術が行われるべきであることはいうまでもない．これらの術式についての詳細は他項（Ⅲ-5，6）を参考にされたい．

a PNET核出術

1）手術適応

一般に良性のものが多く，また1.5 cm以下で発見されることの多いインスリノーマが適応になることが多い．適応の決定にあたってはCT，腹部血管造影，超音波内視鏡（endoscopic ultrasonography：EUS）など，術前の画像診断を駆使し[4]，周囲膵

実質に浸潤がないこと，被膜が存在することなどを確認しておく必要がある．

なお，腫瘍の膵内多発の問題については，最近特に発達の著しい様々な術前画像診断のmodalityによることとし，術中に触診あるいは超音波装置などを用いて，他の部位の腫瘍検索を行う必要はないとわれわれは考えている．その精度は術前の画像診断に劣るであろうし，剝離範囲を広げたりすることにより手技に伴う様々な損傷が起こる危険性をはらんでいる．手術は，対象とした腫瘍の摘出のみを目指すこととしている．

腫瘍と主膵管との距離が非常に近い症例では，術前に膵管ステントチューブを経乳頭的に挿入しておくとよい．術中の触診やIOUSの際に主膵管の同定が容易となり，主膵管を損傷することなく安全に核出術を行うことができるようになる[5]．

なお膵臓の手術を行うのであるから，基本的な膵臓の外科解剖[6]をきちんとマスターしておかなくてならないのはいうまでもない．

2）手術手技

① 開腹，視触診

開腹後，腫瘍の膵表面における露出・非露出について観察する．また触診における腫瘍の触知・非触知，触知する場合の腫瘍の硬さの程度を検索する．

② 術中超音波検査（intraoperative ultrasonography：IOUS）

この検査によって，腫瘍と主膵管との距離や位置関係を詳細に観察する．これは核出術の適応を決定する検査，および核出術のときに主膵管を損傷しないようにするための検査として重要である（図1）．

腫瘍の前面に存在する膵実質が存在する場合にはその厚さを計測する．

③ 腫瘍への到達

腫瘍表面をおおっている膵実質を結紮切離しながら腫瘍の前面に達する．膵腫瘍の前面の膵実質が薄い場合には，必要に応じてこれを一部腫瘍につけて切除したほうが，行いやすい場合がある．

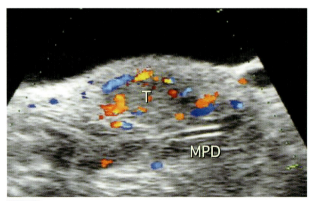

図1 術中超音波像（IOUS）
腫瘍と主膵管との距離が非常に近くても，ポリエチレン製のステント留置により主膵管が明瞭に描出され，腫瘍との位置関係が把握しやすくなる．ステント：GEENEN PANCREATIC STENT，ラジオペーク，5 Fr，3 cm．

（文献5より許諾を得て転載）

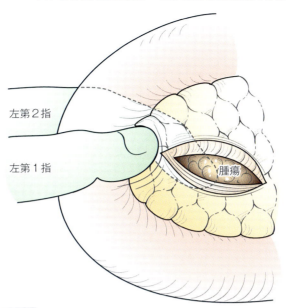

図2 膵の授動
Kocherの授動術を下大静脈左側を越えて施行し，膵後面の授動を十分に行う．横行結腸を授動して膵頭部前面から十二指腸水平部まで十分に露出することにより膵頭部全体を掌中に収めることができる．

（文献4より許諾を得て転載）

④ 膵の授動
　腫瘍が膵頭部にある場合：Kocherの授動術を下大静脈左側を越えて十分に施行しておくことが重要である．この手技により膵頭部全体を左手の掌中に収めることができる（図2）．
　腫瘍が膵体尾部にある場合：Toldtの癒合筋膜の背面の層を剝離して脾静脈とともに膵体尾部を後腹膜から起こす．
　これによって以下の利点が生ずる．
　a）腫瘍を核出する際に生じる出血を左手でコントロールすることが可能になる．
　b）腫瘍を左手の指で膵後面から膵前面に押し出すような圧力を加えることによって，腫瘍と周囲膵実質との隙間が開き切離面がより広く露出して手術が行いやすくなる．

⑤ パラシュート法
　腫瘍表面の膵実質にパラシュートのように何本か糸をかけて牽引に使う（図3）．膵後面の左第2指によって腫瘍を前面に押し出そうとする圧力（図4）と，このパラシュートによる牽引とで剝離面にカウンター・緊張をかけ，腫瘍と膵実質との隙間を大きくして視野を広くしながらその部分の剝離あるいは切離を施行する．
　このパラシュート法によって核出手技は格段に行いやすくなる．この糸を強く引っ張りすぎて膵実質が裂けてしまわないように，助手は牽引の力加減に注意する必要がある．

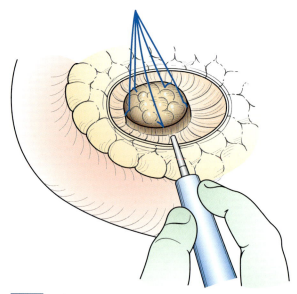

図3 パラシュート法①
腫瘍表面の膵実質にパラシュートのように何本か糸をかけて牽引に使うと行いやすくなる．

（文献4より許諾を得て転載）

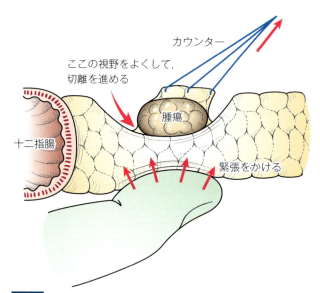

図4 パラシュート法②
膵後面の左第二指によって腫瘍を前面に押し出そうとする圧力と，このパラシュートによる牽引とで剥離面にカウンター・緊張をかけ，腫瘍と膵実質との隙間を大きくして視野を広くしながら剥離あるいは切離を施行する．

（文献4より許諾を得て転載）

⑥ 腫瘍・膵実質間の切離

　腫瘍の表面を囲む被膜と膵実質の間を丁寧に剝離していく．インスリノーマは通常hypervascularであるため，腫瘍周囲には血管が密に認められることが多いが，これらを丹念に結紮切離する．feeding arteryとdraining veinが腫瘍のどの部分から入ってどの部分から出ていくかは，術前の血管造影で確認しておけば行いやすい．その部分に近づいたらそれらを探し出し，丁寧に結紮切離する．

　腫瘍の被膜に沿って腫瘍の辺縁ぎりぎりで上記の手技を進めることが重要である．そのためには常に術中超音波で観察しながら行うようにすればよい．切離ラインが正しいことを確認しながら手術を進める．

⑦ 止血の方法

　比較的太い血管から出血がみられたら5-0 PDSⅡでZ縫合を行い慎重に止血する．このときにも主膵管の位置を常に念頭に置き，また術中超音波検査で確認し，傷つけないように配慮する．

　止血のときには，核出術の最初は腫瘍と膵実質の間が狭いため，その間から針を入れて膵実質を結紮して止血するとよい．手術が半分以上進んで腫瘍と膵実質の間が大きくあいてくると，比較的楽にこの間にある血管を結紮切離することができるようになる．

⑧ 血管アーケイドの温存

　膵頭部に存在する比較的大きな腫瘍では，腫瘍が後面にまで達していることがある．この場合には，腫瘍の核出によって膵後面に存在する疎性結合織の膜（Treitzの癒合筋膜）に達する．しかし，腫瘍が膨張性に発育する場合，外科解剖学的にみてこの筋膜を越えて良性の腫瘍が深く発達することはない．したがって，この場合の注意しなければならないコツは，膵実質後面とTreitzの癒合筋膜である疎性結合織の膜との間に存在する血管を傷つけないように注意することである．この部分にはアーケイドの膵十二指腸動脈や膵十二指腸静脈など重要な血管が存在する[6]．

⑨ 腫瘍切除後の膵実質の縫合閉鎖

　径が1〜2cm以下の腫瘍であれば，摘出後の膵実質は縫合閉鎖が可能なことが多い．なぜなら，膵内分泌腫瘍における腫瘍以外の膵実質は正常膵で軟らかいことが多いからである．死腔を作らないように膵実質を結節縫合で合わせる（図5）．この際も主膵管には気をつける必要がある．死腔がないことを超音波検査で確認する．

　膵頭部の腫瘍では副膵管や胆管，前上膵十二指腸動脈（ASPD）などの膵のアーケイドの血管損傷にも注意が必要である．

　腫瘍が主膵管や副膵管，胆管，ASPDなどの主要血管に近接して存在する場合には，核出後に腫瘍摘出部の欠損部を縫合閉鎖すると，針糸がこれらの重要な管にかかってしまって，これらを損傷する危険がある．その場合には膵実質を合わせて欠損部を閉鎖することなく，腫瘍を核出した膵実質の側面を前後に全周性に結紮縫合するにとどめ，欠損部はそのまま開放創とするほうがよいことがある[4]．

⑩ ドレナージ

　縫合閉鎖された膵実質部分，あるいは縫合閉鎖されなかった膵実質近傍に24Frのファイコンドレーンを2本留置する．術後膵液瘻などが生じた場合には洗浄が可能な

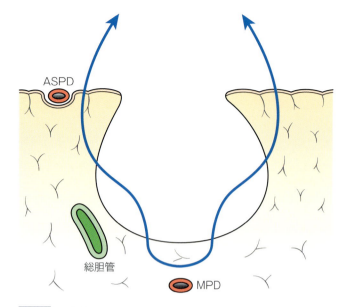

図5 腫瘍切除後の膵実質の縫合閉鎖
このような運針で死腔をなくすようにする．
（文献4より許諾を得て転載）

ようにしておく．Winslow孔にもドレーンを1本留置する．ドレーンはいずれも閉鎖式とし，逆行性感染を予防する．

⑪ 術後のドレーンの管理方法

　ドレーンの排液を持続的にモニターし，性状を観察する．定期的に排液の細菌培養やアミラーゼ値の測定を施行する．ドレーンがつまらないように，回診時にドレーンの内腔を洗浄する．この際ドレーン内にカテーテルを深く入れすぎて，中の組織をつついて傷つけないように注意が必要である．

　それとは別の意味で，膵切離端周辺の洗浄を目的としてドレーンの洗浄が必要となる場合がある．生食を用いて行うが，朝夕の回診時のみの洗浄でよいか，持続洗浄が必要かは排液の量や性状で判断する．ドレーンから出血がみられたら要注意である．膵液による自己消化で血管壁が溶けて出血している可能性があるので，持続洗浄を十分に行い，その部の膵液を洗い流し続ける必要がある．

　排液量が少なくなり，感染がみられない場合には少しずつ引き抜いていき，抜き始めて数日で全抜去する．

b 脾温存膵体尾部切除術

　膵の縮小手術としての脾温存膵体尾部切除術は着実な広がりをみせている．「脾動静脈および脾臓を温存した膵体尾部切除術」という安全で確実なわれわれの報告[7]以来，PNETや膵管内乳頭粘液性腫瘍（IPMN）に対する手術の報告が多くみられる．

1）適　応

　上述のように良性のPNETに対しては核出術が第一選択となる場合が多い．しかし，腫瘍と主膵管との距離が近く主膵管を損傷したり，核出後の膵実質の縫合閉鎖に

よる主膵管の狭窄などを引き起こすことによって，術後の難治性膵瘻，腹腔内膿瘍が生じる可能性がある場合にはこの手技の適応となる．また，腫瘍組織が皮膜を越えて周囲膵実質に及んでいることがあり，周囲との境界が必ずしも組織学的には明瞭ではない内分泌腫瘍も適応となる．

2) 手術手技

Ⅲ-8（p229）を参照．

文献

1) Kimura W et al：Clinical pathology of endocrine tumor of the pancreas：analysis of autopsy cases. Dig Dis Sci 36：933-942, 1991
2) 木村　理：膵内分泌腫瘍の診断と治療の現況　非機能性膵内分泌腫瘍の診断と治療の現況．日消病会誌 101：373-381, 2004
3) 木村　理ほか：膵内分泌腫瘍の取り扱い方．クリニカ 23：483-491, 1996
4) 木村　理：膵腫瘍核出術—開腹的．内分泌外科標準手術アトラス，日本内分泌外科学会（編），インターメルク，東京，p284-289, 2003
5) 縄田昌子ほか：インスリノーマの診断と膵頭部腫瘍核出術の工夫．膵臓 17：114-119, 2002
6) Kimura W：Surgical anatomy of the pancreas for limited resection. J Hepatobiliary Pancreat Surg 7：473-479, 2000
7) Kimura W et al：Spleen-preserving distal pancreatectomy with conservation of the splenic artery and vein. Surgery 120：885-890, 1996

木村理箴言 ㉒

眠っている学生が悪いのではない．
　　　　眠らせている講義が悪いのだ

　教育・講義は大学医学部・附属病院の本態である．学生教育こそ将来の医療を担う医師の卵たちの育成のために最も重要である．また，講演で一言一言しゃべるたびに，出席の病院関係者（医師，看護師，メディカルスタッフ，事務など）全員が大きくうなずくようなことは，独裁の国みたいで気持ち悪い．ゆったり聞いていただければそれで十分であろう．

III. 各疾患の診断・治療

11 膵神経内分泌腫瘍
③ 膵・消化管神経内分泌腫瘍診療ガイドラインについて

　消化管に発生する神経内分泌腫瘍(neuroendocrine tumor：NET)は，年間人口10万人に3〜5人の新規患者が発生する比較的まれな腫瘍で，その多くは膵臓と消化管に発生する．約100年前からNETは概念が不明瞭なカルチノイド(carcinoid，文字通り翻訳すれば「がんもどき」となろう)と呼ばれてきた．

　しかし，研究が進むにつれNETの悪性度の多様性が認識され，2000年のWHO分類からカルチノイドという名称がなくなった．ただし，カルチノイド症候群として症状の解説はあるので，誤解なきよう注意されたい．

　最新の2010年のWHO分類では，Ki-67指数と核分裂数という腫瘍細胞の増殖動態を反映する指標を用いており，現在に至っている．しかし，一般の臨床医は最新の知識を知らないままに，膵・消化管NET患者の診療をする可能性がある．本ガイドライン[1]は，NET患者が少しでも早く正しく診断されて最新の知識に基づく診療がなされることを願って作成された．本ガイドラインはウェブサイトで公開されているので，「NETガイドライン」で検索すれば，誰でもすぐにみることができる．

　さて，Itoらの検索では，最近膵・消化管(P-, GI-)NETが増加傾向にあることがわかる(表1)．またインスリノーマなどの機能性腫瘍に比べて，非機能性腫瘍の頻度が増している(図1)．

　Grade分類ではG1，G2，NEC(G3)に分かれるが(表2)，腫瘍の増殖傾向の強いものほど生存率が悪い(図2)．

　なお，WHO 2017のPNET分類では，NET G1/G2/G3，NEC G3，MiNEN(mixed neuroendocrine-nonneuroendocrine neoplasm)に分類されることになった．また，WHO 1980からの変遷を表3に示す．その基本となる分類を表4に示す．

　ぜひ本ガイドラインをひもといて，NETに対する正しい診療を行っていただければ幸いである．

表1 日本の全国調査

	PNET		GI-NET	
	2005年 →	2010年	2005年 →	2010年
1年間の受療者数	2,845人	3,379人	4,406人	8,088人
有病患者数 (人口10万人当たり)	2.23人/年	2.69人/年	3.45人/年	6.42人/年
新規発症率 (人口10万人当たり)	1.01人/年	1.27人/年	2.10人/年	3.51人/年

(文献2, 3より引用)

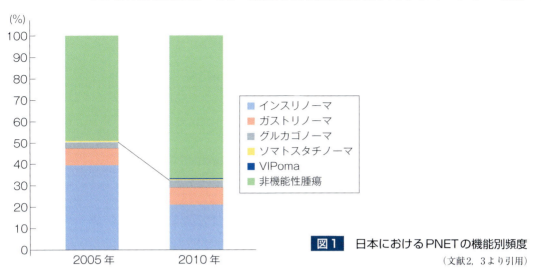

図1 日本におけるPNETの機能別頻度
（文献2, 3より引用）

表2 NETのgrading system

WHO分類	grade*	mitotic count (HPF)[a]		Ki-67 index (%)[b]
NET G1	G1	<2	and/or	≦2
NET G2	G2	2〜20	and/or	3〜20
NEC	G3	>20	and/or	>20

a：核分裂像数．高倍視野（2 mm^2）を少なくとも50視野以上検討し，10視野当たりの核分裂像数を計測
b：Ki-67/MIB-1指数．核の標識率が最も高い領域で，500〜2,000個の腫瘍細胞中に占めるMIB-1抗体の陽性率（%）
*ENETSより提案されたgrading systemと同じ基準

（文献4より引用）

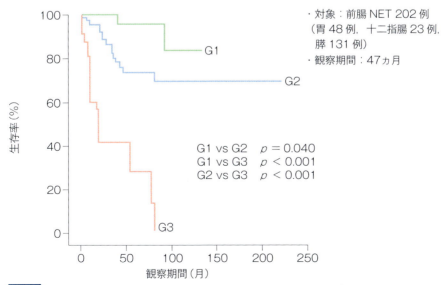

- 対象：前腸NET 202例
  （胃48例，十二指腸23例，膵131例）
- 観察期間：47ヵ月

G1 vs G2　$p = 0.040$
G1 vs G3　$p < 0.001$
G2 vs G3　$p < 0.001$

図2 ENETS (European Neuroendocrine Tumor Society) grading system
（文献5, 6より引用）

表3　Comparison of the WHO classifications of pancreatic neuroendocrine neoplasms

WHO 1980	WHO 2000/2004	WHO 2010	WHO 2017
Islet cell tumour (adenoma/ carcinoma)	Well-differentiated endocrine tumour/ carcinoma (WDET ; WDEC)	Neuroendocrine tumour NET G1/G2	Neuroendocrine tumour NET G1/G2/G3 (Well differentiated neuroendocrine neoplasm)
Poorly differentiated endocrine carcinoma	Poorly differentiated endocrine carcinoma/ small cell carcinoma (PDEC)	Neuroendocrine carcinoma NEC G3 large or small cell type	Neuroendocrine carcinoma NEC G3 (Poorly differentiated neuroendocrine neoplasm), large or small cell type
	Mixed exocrine- endocrine carcinoma (MEEC)	Mixed adeno- neuroendocrine carcinoma (MANEC)	Mixed neuroendocrine- nonneuroendocrine neoplasm (MiNEN)
Pseudotumour lesions	Tumour-like lesions (TLL)	Hyperplastic and preneoplastic lesions	

表4　World Health Organization Classification 2015 for Pancreatic Neuroendocrine Neoplasms

	Ki67index*	Mitotic index
Well differentiated NENs		
Neuroendocrine tumour (NET) G1	<3　%	<2/10　HPF
Neuroendocrine tumour (NET) G2	3〜20 %	2〜20/10 HPF
Neuroendocrine tumour (NET) G3	>20　%	>20/10　HPF
Poorly differentiated NENs		
Neuroendocrine carcinoma (NEC) G3	>20 %	>20/10　HPF
Small cell type		
Large cell type		
Mixed neuroendocrine-nonneuroendocrine neoplasm (MiNEN)		

*Ki67 index is based on at least 500 cells in areas of higher nuclear labeling ("hot spots") ; mitoses in 50 high power fields (HPF, 0.2 mm^2) in areas of higher density and expressed per 10 HPF (2.0 mm^2) ; the final grade based on which ever index (mitotic rate or Ki67) places the tumor in the highest grade category. For assessing Ki67, casual visual estimation ("eyeballing") is not recommended ; manual counting of printed images is suggested {25412850}.

　　PNETにおいて現在存在する問題は，以下の通りである．
1) PNET G3はPNECと同じ疾患か．
　　Ki-67 labeling indexが20％を超えているPNET G3は異質のものが混ざっており，高分化型のPNET G3は低分化型のNECに比較して明らかにおとなしい[7]．つまり，PNET G1，PNET G2，PNET G3，PNECに分類される可能性が強いということである．
2) MANEC (mixed adeno-neuroendocrine carcinoma)
　　内分泌癌と腺癌の成分のどちらも30％以上含まれるとすることでよいか．
3) WHO分類のKi-67 labeling indexにおいてPNET G1，PNET G2の境界は2％で適切か．

文献

1) 日本神経内分泌腫瘍研究会(JNETS)[編]：膵・消化管神経内分泌腫瘍(NET)診療ガイドライン, 金原出版, 東京, 2015
2) Ito T et al：Epidemiological study of gastroenteropancreatic neuroendocrine tumors in Japan. J Gastroenterol **45**：234-243, 2010
3) Ito T et al：Epidemiological trends of pancreatic and gastrointestinal neuroendocrine tumors in Japan：a nationwide survey analysis. J Gastroenterol, 2014 Feb 6. [Epub ahead of print]
4) Bosman FT et al：WHO Classification of Tumours of the Digestive System, 4th ed, IARC Press, Lyon, 2010
5) Rindi G et al：TNM staging of foregut(neuro) endocrine tumors：a consensus proposal including a grading system. Virchows Arch **449**：395-401, 2006
6) Pape UF et al：Prognostic relevance of a novel TNM classification system for upper gastroenteropancreatic neuroendocrine tumors. Cancer **113**：256-265, 2008
7) Basturk O et al：The high-grade(WHO G3) pancreatic neuroendocrine tumor category is morphologically and biologically heterogenous and includes both well differentiated and poorly differentiated neoplasms. Am J Surg Pathol **39**：683-690, 2015

激励の言葉

成功とは重なる失敗にも失わない情熱である

失敗を信じる者は何もできはしない．平凡な生き方，無難な生き方，消極的な生き方を好む人たちである．偉業を成し遂げる人間は失敗を決して認めない．ここに，ある人の経歴をご覧いれよう．

　　22歳で事業に失敗する．
　　23歳で州議会議員選挙に落選する．
　　25歳で再度事業に失敗する．
　　26歳で恋人の死に直面する．
　　27歳で神経の病を患う．
　　34歳から5年に3度，下院議員選挙に落選する．
　　46歳で上院議員選挙に落選する．
　　47歳で副大統領になろうとするが失敗する．
　　49歳で上院議員選挙に落選する．
　　51歳でアメリカ合衆国大統領となる．
　　この人物はアブラハム・リンカーンである．

　　　　　　　　　(和田一夫：信念は必ず実現する，かんき出版，東京，1993より改変)

Ⅲ. 各疾患の診断・治療

12 十二指腸（Vater）乳頭部腫瘍切除術

　十二指腸（Vater）乳頭部の腺腫で内視鏡切除術ができない大きな腫瘍，合併症のある高齢者の *in situ* carcinoma などが適応となる．

1 手　技

① 上腹部正中切開に右横切開を加えたJ字切開を行う．

② Kocher授動術を行い，十二指腸を十分に脱転する．十二指腸壁外からVater乳頭部を触知し，腫瘍が触れるかどうかを確かめる．また近傍の膵臓に腫瘍が及んでいないことを確認する（図1）．

③ Vater乳頭部対側の十二指腸を縦に切開する．長さは腫瘍摘出にふさわしい距離とするが，約3cm程度のことが多い．

④ Vater乳頭部腫瘍表面を観察し（図2），胆汁の流出口を求め，カニュレーションを試みる（図3a〜c）．腫瘍が大きかったり，カリフラワー状になっていたりすると，不可能なことが多いので，無理して腫瘍を突っつきすぎないようにする．胆管内から乳頭口，さらに十二指腸へのカニュレーションは以下の操作で可能である．

⑤ 胆囊摘出術を行い，胆囊管にアトムチューブを挿入する．胆囊管にはハイスター（Heister）バルブがあるため，6Frのものでは太すぎることがあっても，4Frのチューブは大部分挿入可能である．どんどん挿入していくことによって，腫瘍を越え，十二指腸内にまで至らしめることが可能である．これにより，腫瘍のどの位置に胆管が開口しているかを理解することができる．

⑥ 腫瘍表面からの膵管へのカニュレーションは通常不可能である．

⑦ 十二指腸壁とともに主膵管，胆管の順にそれらの壁を切離し，腫瘍が取りきれるデザインを想定する（図4）．

⑧ 腫瘍より約2mm程度離れた正常の十二指腸粘膜，通常は上縁の縦ひだ，下縁の小帯，左右の十二指腸粘膜に針糸をかけ，指示糸とする．腫瘍が大きい場合にはさらに同様の指示糸を腫瘍周囲にかける．

⑨ 十二指腸粘膜を切離し，筋層に達し，この層で腫瘍を十二指腸粘膜とともに十二指腸壁から切除していく（図3d）．この操作は肛門側から切り上げていくと行いやすい．

⑩ Vater乳頭部付近に達したら，主膵管末端および胆管末端付近を触知する．両者合わせて幅5mm，長さ10mm程度のことが多い．

⑪ 術前の画像診断で考えられた腫瘍の進展より先の正常膵管，胆管で切離する．6

12. 十二指腸（Vater）乳頭部腫瘍切除術 ■ **299**

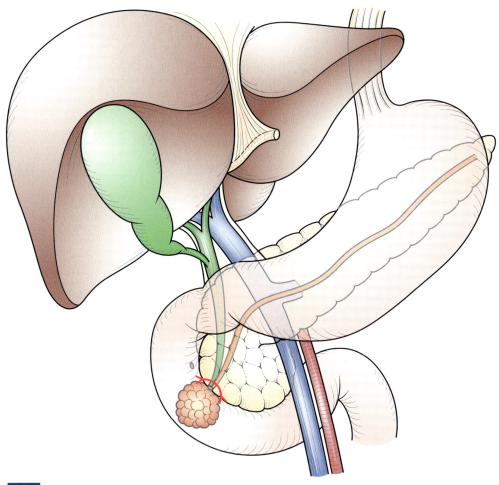

図1
十二指腸壁外からVater乳頭部を触知し，腫瘍が触れるかどうか，また近傍の膵臓に腫瘍が及んでいないかどうかを確認する．

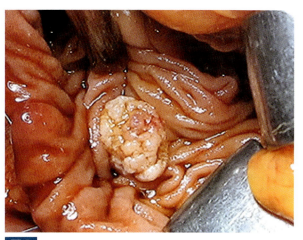

図2
Vater乳頭部腫瘍表面を観察する．

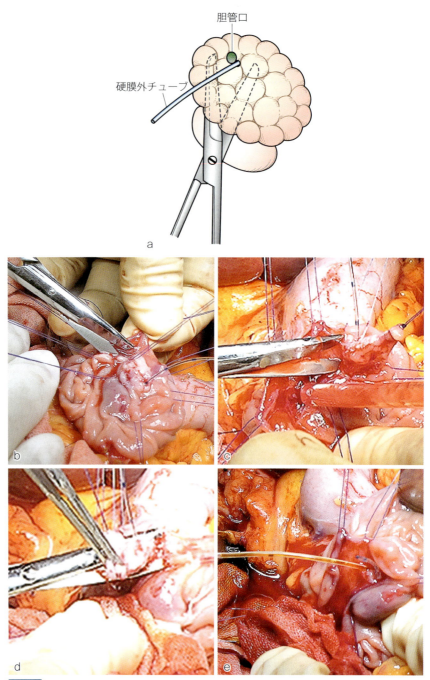

図3

a〜d：十二指腸粘膜を切離し，筋層に達し，この層で腫瘍を十二指腸粘膜とともに十二指腸壁から切除していく．e：膵管口は半切したあたりで硬膜外カテーテルを挿入する．このカテーテルの挿入によって，Vater乳頭部腫瘍摘出術が安全に行われる自信を持つことができる．

時，1時のあたりに乳頭動脈の分枝があることが多く，出血するので，そのつもりで切り込み，出血したら針糸（4-0 PDSⅡ）で止血する．

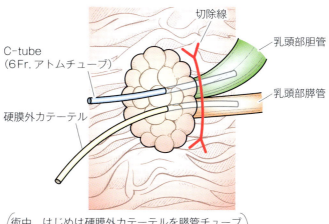

図4
十二指腸壁とともに主膵管，胆管の順にそれらの壁を切離し，腫瘍が取りきれるデザインを想定する．

術中，はじめは硬膜外カテーテルを膵管チューブとして使用．膵管口形成後，住友ベークライトの節付き膵管チューブに替える．

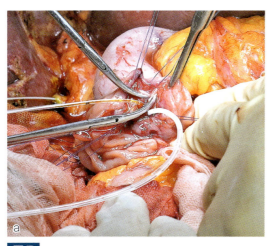
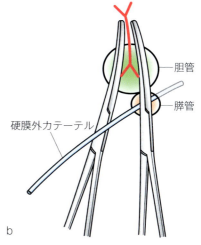

図5
胆管は縦ひだを切除するように大きく取る．

⑫ 主膵管，胆管の順にそれらの壁を切離し，断端を迅速病理組織診に提出し，腫瘍が取りきれていることを確認する．
⑬ 膵管口は半切したあたりでカニュレーションを試みるが，節付き膵管チューブは，節をとっても3Frで挿入が不可能であることが多い．したがって，この時点では硬膜外カテーテルを挿入するのがよい（図3e）．このカテーテルの挿入によって，Vater乳頭部腫瘍摘出術が安全に行われる自信を持つことができる．
⑭ 胆管は縦ひだを切除するように大きく取り（図5），切離胆管口が胆管の太さと同じになるようにする（図6）．これにより術後の狭窄を防ぐことができる．

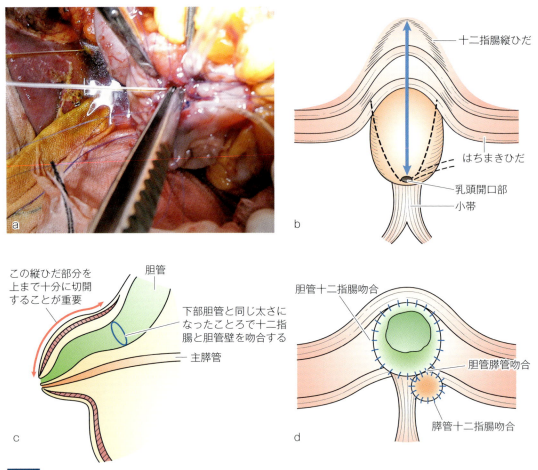

図6

縦ひだを切除するように胆管を切開する（あるいは腫瘍切除する）ことにより，切離胆管口が下部胆管の太さと同じになるようにする．これにより術後の狭窄を防ぐことができる．

a：主膵管に挿入されている硬膜外カテーテルを通常の節付き膵管チューブ4 Frに替える．節が膵管に入らないときは節の部分から先はカットし節の手前の部分を使用する．膵管チューブには10ヵ所程度左右に交互に小リュールを用いて側口を開ける．

⑮ 主膵管壁と胆管壁が近接している部分を2〜3針縫合する．

⑯ 主膵管に挿入されている硬膜外カテーテルを通常の節付き膵管チューブ4 Frに変える（図7）．節が膵管に入らないことが多いので節の部分から先はカットし，節の手前の部分を使用する．膵管チューブには10ヵ所程度，左右に交互に小リュールを用いて側口を開ける．膵管チューブは膵内に5 cm挿入し，十二指腸に約10 cm残る置き去り式ステントチューブ（ロストチューブ）とする（図8）．膵管十二指腸吻合の糸で固定する．

⑰ 腫瘍摘出ののち，十二指腸粘膜と胆管口，十二指腸粘膜と主膵管口を約30針程度縫合する．すなわち，この術式の再建は胆管十二指腸吻合および膵管十二指腸吻合であることを理解しておくことがこの手術を行うことの"きも"である（図9）．

⑱ 胆管チューブを約7 cm十二指腸内に入れる．側口は膵管チューブと同様に約

12. 十二指腸（Vater）乳頭部腫瘍切除術

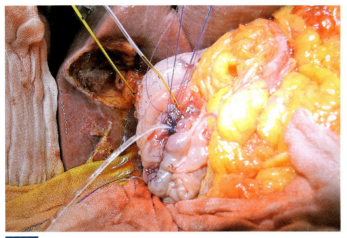

図7

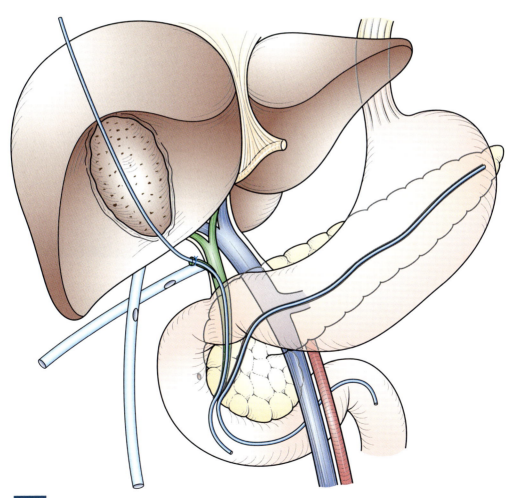

図8
膵管チューブは膵内に5cm挿入し，十二指腸に約10cm残る置き去り式ステントチューブ（ロストチューブ）とする．膵管十二指腸吻合の糸で固定する．

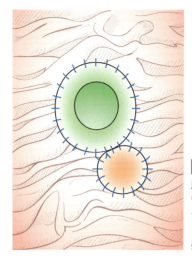

図9
腫瘍摘出ののち，十二指腸粘膜と胆管口，十二指腸粘膜と主膵管口を約30針程度縫合する．すなわち，この術式の再建は胆管十二指腸吻合および膵管十二指腸吻合であることを理解しておくことがこの手術を行うことの"きも"である．主膵管壁と胆管壁が近接している部分を2〜3針縫合する．

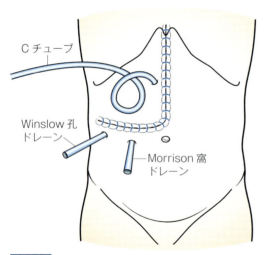

図10
ファイコンドレーンを挿入し，腹壁を閉じて手術を終了する．

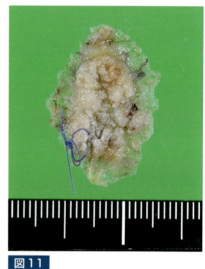

図11
切除された十二指腸乳頭腫瘍とその周辺の正常な十二指腸粘膜．切離した十二指腸粘膜が広がるように標本を固定する．

10ヵ所，左右にあけ，胆管内，十二指腸内にそれぞれ5ヵ所程度となるようにする．
⑲ 胃チューブを十二指腸水平脚あたりまで挿入する．
⑳ 胆管チューブは胆囊管の部分で結紮し，腹壁を通して外瘻とする．
㉑ 十二指腸を横に縫う．
㉒ ファイコンドレーンを挿入し，腹壁を閉じて手術を終了する（図10）．
㉓ なおVater乳頭口形成術も腫瘍を切除する以外の点は上記と同様に施行する．
㉔ 標本の固定は，切離した十二指腸粘膜が広がるようにし，断端が腫瘍陰性である部分で切離したことがわかるようにする（図11）．

Ⅲ. 各疾患の診断・治療

13 膵外傷

　画像診断の進歩に伴い，膵疾患の診断・治療の向上には著しいものがある．しかし，膵外傷では診断・治療に難渋することが少なくない．膵は後腹膜の臓器で左右に細長く広がるため，損傷の有無や部位，その程度を診断することが困難なためである．また，外科手術の適応や方法について判断に迷うことも少なくない．

1 概念と機転

　膵外傷には鋭的外傷と鈍的外傷がある．本邦では鈍的外傷が約90％以上で，交通事故によるシートベルト・ハンドル外傷が大部分である[1,2]．これらはシートベルト・ハンドルと脊柱によって膵が圧挫されることに起因する．脊柱右側からの圧迫では膵頭部および十二指腸の損傷，脊柱正面からの圧迫では上腸間膜動静脈近傍の膵の損傷，脊柱左側からの圧迫では膵尾側および脾の損傷を受けることが多い．したがって，どのような方向からの圧迫であったかを知ることは膵外傷の診断上非常に重要である．しかし一般的には脊柱と膵との関係から，主膵管断裂など重篤な損傷を受けるのは膵体部であることが多い．

　またハンドル外傷が重症の膵損傷を引き起こすことが多いのに対して，シートベルト外傷では膵損傷の程度は軽度なことが多い．したがって，膵損傷の観点からも運転中のシートベルト着用は必須のことといえよう．

2 膵外傷に合併する他臓器損傷（合併損傷）

　膵外傷では膵が単独で損傷を受ける場合は少なく，多くは他臓器の損傷，つまり合併損傷を伴っている．日本の報告でも70％以上と高率に合併損傷を認めている．しかし，小児では比較的少ない[1]．

　合併損傷の約70％は腹部臓器の損傷であり，肝28％，十二指腸19％，腹部大血管28％，脾10％と膵周囲の臓器が多い[1]．臨床症状や重症度は膵の損傷だけでなく合併損傷の程度によって様々である．膵外傷の治療はそれぞれの合併損傷の状態に合わせた治療が不可欠となる．

3 重症度分類

　欧米ではLucasの分類[3]，日本では日本外傷学会の膵損傷分類[4]が一般的である．

一般にLucasの分類のⅠ，Ⅱと日本外傷学会の膵損傷分類のⅠ型（挫傷，contusion），Ⅱ型（裂傷，laceration）は軽症とみなされ，Lucasの分類のⅢ，Ⅳと日本外傷学会の膵損傷分類のⅢ型（膵管損傷，ductal injury）は重症とみなされる．

4 診　断

a 身体所見

膵は後腹膜に存在するため膵が受傷しても早期には腹膜刺激症状が出現せず，また合併損傷による身体所見によって膵外傷そのものによる所見は修飾されてしまう場合が多い．

膵外傷による自発痛，圧痛は受傷後1〜2時間で一度減弱し，6時間以内に再び増悪する例が多いとされている[3]．鈍的膵外傷における腹痛部位は基本的には心窩部であるが，合併損傷による修飾のため，腹部の身体所見による膵外傷の診断は一般に困難である．

b 腹部単純X線像

後腹膜のfree airなどの十二指腸破裂を示す所見が得られる場合もあるが，多くの場合，膵外傷に特異的な所見は得られない．

c 血液検査

最も参考になるのは血清アミラーゼ値であり，鋭的外傷よりも鈍的外傷で高値を示す．270例の検討では鋭的外傷の16%，鈍的外傷の61%に高アミラーゼ血症を認めているが，膵が完全に断裂した症例でも65%にしか高アミラーゼ血症が出現しなかったとする報告がある[5]．また，経時的に血清アミラーゼを計測することは重要で，受傷後3時間以内の血清アミラーゼ値は膵外傷の程度にかかわらず診断的意義は低く，受傷後3時間以降および48時間以降の値が膵外傷の診断の参考になるとされている[6]．すなわち，血清アミラーゼ値は偽陽性，偽陰性が多いことを念頭に置いて経時的に測定する必要がある．

d 腹部超音波検査

膵はもともと超音波で描出しやすい臓器ではない．受傷時には麻痺性イレウスなどが加わって，膵の描出はさらに困難になる．しかしまれに膵の浮腫や断裂，周囲の血腫などが描出されることもある．合併損傷である肝，脾，腎の損傷や腹腔内出血の診断には不可欠であるので必ず行うべき検査である．

e 腹部CT

CTは超音波よりも膵外傷の診断に適している．しかし明らかな膵外傷が存在しても，受傷早期のCTでは有意な所見が得られない場合があり，膵損傷の40%は正常なCT所見であったとするものもある[7]．したがって，CTで異常が認められなくても膵

損傷を否定することはできない．しかし，膵損傷の診断にCTが最も優れていることは間違いなく，その診断率の向上のためには時間を置いて繰り返しCTを行う必要がある．

f 内視鏡的逆行性胆道膵管造影（ERCP）

膵外傷の治療方針を決定するうえで最も重要な情報は膵管損傷の有無である．合併損傷により早急に開腹する必要がある場合を除き，膵外傷が疑われ，状態が安定している患者には必ず膵管造影を行うべきであるとする報告は多い[8]．しかし，乳頭部が浮腫状で挿管できなかったり，胃の断裂によってERCPそのものが不可能な例もある[12]．術前に内視鏡的に行う方法と，膵管造影は開腹下に行う方法がある．

g MRI，核磁気共鳴胆道膵管撮影（MRCP）

膵損傷では，来院時にあまり重篤な全身状態ではなく，比較的症状に乏しく，経過を追って診断が明らかになっていく症例もある．そのような症例にはMRIやMRCPを行う余裕がある．上述のようにERCPが必ずしも可能な症例ばかりではなく，また検査に伴う侵襲も大きいことから，今後MRCPが主膵管断裂や膵液の広がり，出血の情報を得るためにこれまで以上に高頻度に使用されていくようになると思われる．

5 治　療

a 開腹手術の適応

膵外傷の治療は，小児と大人，鈍的外傷と鋭的外傷，損傷の部位，損傷の程度，合併損傷の有無などによって異なる．一般的に小児の場合は大部分が鈍的外傷で軽度の損傷が多く，手術せずに経過観察でよい場合が多い．Kellerら[9]は小児の154例中42例（27％），日本でも小児の13％[1]しか手術が必要でなかったとしている．一方，大人では，米国では鋭的外傷が多くほぼ全例で開腹手術になっており，日本では鈍的外傷が多いものの78％が手術を受けている[1]．

開腹手術の適応については膵外傷の程度による．膵浮腫に対しては保存治療を行い，経過を観察する．また膵挫傷でも明らかな膵管損傷がなければ保存治療が可能である[10]．膵管分枝の損傷や高度の挫滅が明らかな場合には開腹・ドレナージが基本となる．しかし実際には高率に発生する合併損傷により開腹が必要となるため，術中に膵外傷の程度を判断することが必要な症例が多い．

b 手術中の膵外傷診断

手術中に膵外傷の程度を判断するには，①胃結腸間膜および小網を開いて膵前面を観察する，②膵頭部では十二指腸授動術を施行し結腸を下方に圧排し十二指腸全体および膵頭部から膵鉤部まで十分に観察する，③膵体尾部については，脾損傷がある場合は膵を後腹膜より脱転し，脾損傷がない場合には膵の下縁に沿って後腹膜を切開して十分に観察する．膵被膜に異常なくとも被膜下で主膵管が損傷されている被膜下損

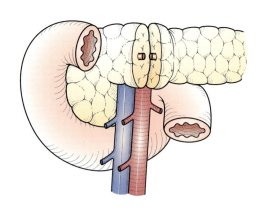
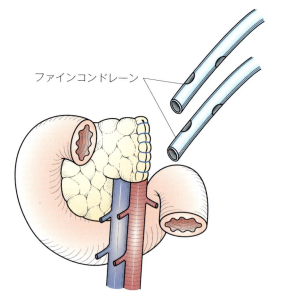

a. 膵体部における膵断裂（Ⅲ型）　　　b. 膵体尾部切除術

図1 膵管損傷に対する手術

（文献11, 12より引用）

傷の場合があるので注意を要する．

c 手術術式

膵外傷に対するこれまでの報告の検索[11]では，術中死を除く870例の手術患者で，58％がドレナージのみ，22％が膵体尾部切除術（図1b）であり，この両術式で80％を占めていた．その他の術式では膵縫合＋ドレナージが7.6％，pyloric exclusionが3％であり，損傷部空腸吻合術，膵空腸吻合術（Letton-Wilson変法）[図2]，膵頭十二指腸切除術，十二指腸憩室化術などはいずれも3％以下の頻度でしかなかった．一般に膵外傷における手術では，合併損傷を伴う重症例も多いため複雑な手術や危険な吻合を要する手術は行わず，できるだけ侵襲の少ない単純な術式にとどめるほうが好まれる[12]．膵外傷の重症度と選択すべき術式については，Ⅰ，Ⅱ型の軽症例は多くの報告ではほぼ一致しているが，重症例は必ずしも一致していないのが現状である．

1) Ⅰ型［挫傷（contusion）］

保存治療が十分可能である．手術術式も膵周囲の体外ドレナージのみで十分に対応可能である．ドレナージ法については，逆行性感染を起さないために閉鎖式吸引ドレナージにすべきである．

2) Ⅱ型［裂傷（laceration）］

裂傷の程度により，ドレナージのみ，膵縫合＋ドレナージ，pyloric exclusion，膵体尾部切除術などが主に行われている．膵縫合に関しては危険かつ不必要であるとの報告や，ドレナージのみで治療し良好な結果を得ている報告もあり一定していないのが現状である[12]．もし膵縫合を行う場合でも，深く縫合したり主膵管に糸をかける

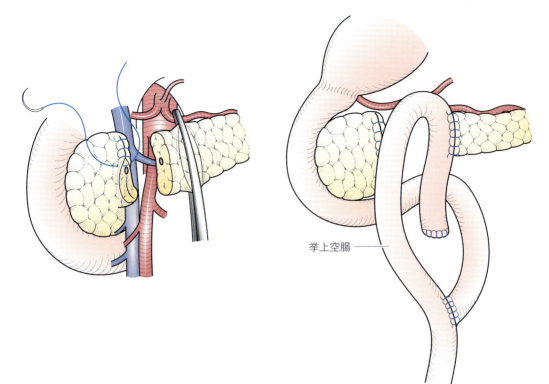

a. 膵切離と近位端の断端形成　　　b. Roux-en Y 法によって吊り上げた空腸と
　　　　　　　　　　　　　　　　　　膵体部との膵空腸側々吻合術

図2　膵体部主膵管損傷に対する手術（Letton-Wilson 変法）

と，膵炎や膵液瘻を引き起こすので注意が必要である．pyloric exclusion[12]は，膵と十二指腸がともに損傷されている場合に最も適した手術法であるとされる．膵体尾部切除は，膵管損傷のない場合には行う必要はないが，膵管損傷が疑われる場合に選択されることがある．膵体尾部切除時の脾摘については，特に小児の場合には残すのが望ましいが，脾の温存は手術時間が長くなるため，脾損傷を含む他の合併損傷がない全身状態の安定した症例に限って行われる．

3）Ⅲ型［膵管損傷（ductal injury），a：膵体尾部，b：膵頭部］

膵体尾部の損傷では膵体尾部切除術が最も安全であり施行頻度も高い．膵管膵管吻合術（Martin 法）[13]や膵空腸吻合術（Letton-Wilson 法）［図2：変法］は膵を温存する点で理想的ではあるが，技術的に比較的複雑で，いったん合併症が発生すると致命的になる．膵頭部の主膵管損傷で修復不能の場合には膵頭十二指腸切除術が行われることもあるが，術後の死亡率は30〜40％と高率である[14]．手術適応は慎重にする必要がある．

したがって，主膵管断裂が明らかであっても膵周囲にドレナージを置く手術にとどめ，術後に膵液瘻が明らかになってからの2期的手術を念頭に置くことは重要である．この場合，膵体尾部から1日400〜500 mLの膵液がドレーンを通じて体外にドレナージされることになる．その後，患者の状態が十分に安定してから，病態を様々な

方法で診断する．

2期的手術としては，膵液瘻・消化管吻合や膵・消化管吻合などを考えるが，病態により様々に時間をかけて対応できる．一般に膵液瘻消化管吻合は，術後長期間たってから膵液瘻が狭窄し，体尾部の膵のドレナージが悪化して閉塞性の慢性膵炎を引き起こす可能性がある．したがって膵消化管吻合を目指すべきである．

d 合併症

膵外傷治療後の膵に直接関連した合併症の発生率は25〜35％[9,12]と高率であり，膵以外の合併症も含めるとさらに高率である．膵に関連する主な合併症は，腹腔内膿瘍，膵液瘻，膵仮性囊胞，膵炎などである．オクトレオチド酢酸塩（サンドスタチン）が合併症予防に有効であるとする報告もある[15]．

膵外傷における死亡率は9〜21％[1,5,12]と高率である．しかし，膵に直接関連した死亡率は0〜3％であり[5,12]，これは高率に発生する合併損傷の影響の大きさを示している．したがって，膵損傷の治療に際しては他の合併損傷の重症度を十分考慮して対応することが重要である．

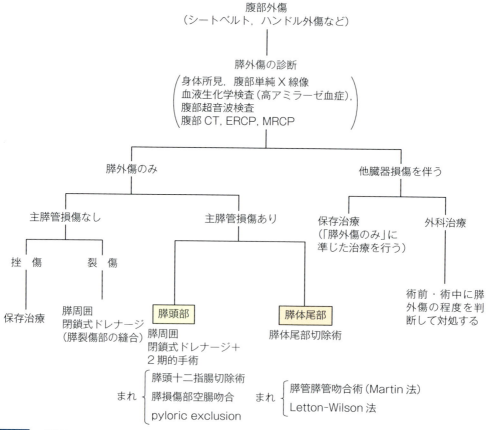

図3 膵外傷の診断と治療のアルゴリズム

6 診断と治療のアルゴリズム

　以上の点を考慮した膵外傷の診断と治療のアルゴリズムを図3に示す．今後，侵襲の強いERCPにかわってMRI，MRCPを積極的に用いた診断と治療の体系ができあがっていくのではないかと考えている．

文献

1) Takishima T et al：Characteristics of pancreatic injury on children：a comparison with such injury in adults. J Pediatr Surg **131**：896-900, 1996
2) 西田昌道ほか：膵外傷手術例50例の検討．日救急医会誌 **4**：596-604, 1993
3) Lucas CE：Diagnosis and treatment of pancreatic and duodenal injury. Surg Clin North Am **57**：49-65, 1977
4) 日本外傷学会膵損傷分類委員会：日本外傷学会膵損傷分類．日外傷会誌 **8**：300, 1994
5) Jones RC：Management of pancreatic trauma. Am J Surg **150**：689-704, 1985
6) 瀧島常雅ほか：膵損傷における血清アミラーゼ値の信頼性と診断的意義に関する臨床的検討．日外会誌 **96**：456-465, 1995
7) Barkin JS et al：Endoscopic retrograde cholangiography in pancreatic trauma. Gastrointest Endosc **34**：102-105, 1988
8) 上原哲夫：腹部外傷による膵損傷の診断と治療．胆と膵 **18**：339-345, 1997
9) Keller MS et al：Conservative management of pancreatic trauma in children. J Trauma **42**：1097-1100, 1997
10) 河村勝弘ほか：腹部鈍的外傷性膵損傷12例の検討．腹部救急診療の進歩 **12**：247-251, 1992
11) 布施　明，木村　理：外傷性膵損傷．外科 **61**：1550-1555, 2000
12) 木村　理ほか：膵外傷—症例からみた病態・診断・治療の問題点．消画像 **6**：253-260, 2004
13) Cogbill TH et al：Changing trends in the management of pancreatic trauma. Arch Surg **117**：722-728, 1982
14) Wilson RH, Moorehead RJ：Current management of trauma to the pancreas. Br J Surg **78**：1196-1202, 1991
15) Amirata E et al：Octreotide acetate decrease pancreatic complications after pancreatic trauma. Am J Surg **168**：345-347, 1994
16) 木村　理ほか：膵外傷．外科 **67**：1063-1068, 2005

木村理箴言㉓　努力なくして天才なし

　師事した医師は，外科医として誉れ高かった．アクロバティックな手術ではなく，steady（着実）で，淡々と基本をつみ重ねていく手術であった．ひたすら忍耐強く，基本手技をやり遂げていった．術後管理も同様で，「外科医に土日はなく，365日24時間患者を診るべき」といっていた．どこにその気力・体力があるのかは，わからなかった．私はついていくのがやっとだった．

索 引

欧 文

A
Appleby 手術　118

B
Billroth Ⅱ法　86
BMI　79
borderline resectable　100, 104, 155
Braun 吻合　201

C
Child 変法　190, 196

D
DP-CAR（distal pancreatectomy with en bloc celiac axis resection）　118, 125

G
gastrocolic trunk　34
groove 領域　17

H
Halleri の三脚　28
HALS（hand-assisted laparoscopic surgery）　231
Henle の胃結腸静脈幹　34, 184
Henle の静脈幹領域　34
honeycomb appearance　169

I
IPMN（intraductal papillary mucinous adenocarcinoma）　59, 128, 132, 145, 160

K
Kelly 鉗子　2
Ki-67　150
Kimura 法　229
Kocher 授動術　119

M
MCN（mcinous cystic neoplasm）　128, 158
MIB-1 labeling index　150

N
NET（neuroendocrine tumor）　294

O
Oddi 括約筋　69
OPSI（overwhelming postsplenectomy infection）　219, 224

P
pancreas divisum　20
PD（pancreaticoduodenectomy）　85, 89, 138, 144, 183, 196, 203, 211, 225, 267
performance status　225
PNET（pancreatic neuroendocrine tumor）　282
　──核出術　287
PpPD（pylorus-preserving pancreaticoduodenectomy）　267
Puestow の手術　267

R
Roux-en Y　121

S
Santorini 管　20
SCN（serous cystic neoplasm）　163
serous cystadenocarcinoma　166
SMA（superior mesenteric artery）　24, 113
SPN（solid pseudopapillary neoplasm）　176
SpPD（spleen-preserving distal pancreatectomy）　229, 292
Stage 分類　154

T
Toldt の癒合筋膜　35, 37, 96, 111
Treitz の癒合筋膜　37, 96

V

variation　20
Vater 乳頭部　66, 298
VIPoma（vasoactive intestinal polypeptide 産生腫瘍）　284
volumetry　145

W

Warshaw 法　229
Whipple's triad　283
Winslow 孔　211, 221, 222
Wirsung 管　20

和文

あ

アルコール　79
アルブミン　243

い

胃空腸吻合　195
胃十二指腸動脈　25, 30
インスリノーマ　282
インフォームドコンセント　228

え

栄養　81
壊死性遊走性紅斑　284
エネルギーデバイス　11
遠位胆管　46

お

横行膵動脈　30
黄疸　82, 84
オクトレオチド　208

か

ガーゼ　14
ガイドライン　294
外分泌機能障害　224
化学放射線療法　100
柿田式　192
下極動脈　28
郭清　10
下膵十二指腸動脈　26
下腸間膜静脈　35
肝円索　13
肝十二指腸間膜　43
肝転移　287

き

喫煙　79
機能温存手術　141
機能性腫瘍　285
吸引管　13
急性間質性化膿性膵炎　254

急性膵炎　54, 241, 243, 251, 256
局在診断　283
局所進行膵癌　100, 118
虚血性胃障害　125
挙上空腸瘻チューブ　221, 223

く

グルカゴノーマ　283
グルカゴン　284

け

血液浄化療法　246
結紮　4
血糖管理　215, 220, 223
下痢　82
原発性急性化膿性膵炎　251

こ

後下膵十二指腸動脈　27
抗菌薬　244
後上膵十二指腸動脈　25
交通事故　305
高齢者　53, 251, 263
呼吸管理　226

さ

挫傷　308

し

シートベルト外傷　305
自己免疫疾患合併慢性膵炎　270
持続洗浄　207
持続動注療法　246
刺通結紮　8
脂肪肝　224
周術期管理　225
重症急性膵炎　243
十二指腸(Vater)乳頭部　66, 298
十二指腸温存膵頭亜全摘術　139
十二指腸温存膵頭切除術　138, 269
手術適応膵癌　90
術後出血　209, 213
腫瘍切除　298
漿液性囊胞腫瘍　163

消化不良　83
上極動脈　28
症候性腫瘍　285
上腸間膜動脈　24, 113
情報ドレナージ　202
神経内分泌腫瘍　273, 294

す

膵液瘻　203, 208, 213
膵外傷　305
膵管　20, 76
　──拡張　263
　──癌　59
　──空腸側々吻合術　267
　──ステントチューブ　203
　──損傷　309
　──チューブ　211, 214
膵癌取扱い規約　16, 154
膵管内乳頭粘液性腫瘍　59, 128, 132, 145, 160
膵空腸吻合　190
　──部周囲ドレーン　211, 212
膵実質壊死　241
膵実質-空腸漿膜筋層縫合　192
膵周囲ドレーン　216, 217
膵神経内分泌腫瘍　273, 282, 287
膵石症　263
膵切離　113
膵全摘術　221
膵腺房細胞壊死　241
膵損傷分類　305
膵体尾部癌　109
膵体尾部切除術　87, 109, 216, 229, 292
膵断端　115
膵頭十二指腸切除術　85, 89, 138, 144, 183, 196, 203, 211, 225, 267
膵頭神経叢　39, 98
　──浸潤　89
　──切除術　90, 107
　──第Ⅰ部　39, 89, 99
　──第Ⅱ部　39, 89, 99
膵囊胞　127, 173
膵尾部　17

せ

生活習慣病　76
鑷子　12
前下膵十二指腸動脈　26
前上膵十二指腸動脈　25
全身性炎症反応症候群　241
先天性膵囊胞　175

そ

ソマトスタチノーマ　284

た

大膵動脈　32
体積測定　145
大網えりまき背面ドレーン　211, 213
大網えりまき法　205, 213
大網下敷き法　205, 213
胆管空腸吻合　193
　──部ドレーン　221, 222
痰出し　226
胆囊癌　53
蛋白分解酵素阻害薬　245

ち

治療的ドレナージ　203

つ

通常型膵癌　55, 89

と

糖尿病　77
動脈アーケイド　25, 27, 30
ドレナージ　116, 202, 211, 216, 256

な

内視鏡的仮性囊胞・膵膿瘍ドレナージ　256
内視鏡的膵管ドレナージ　256
内分泌障害　85

に

二次性膵囊胞　176
二重結紮　11
乳頭動脈　26

ね

ネクロセクトミー　256
粘液性囊胞腫瘍　128

の

囊胞　127
囊胞性病変　55, 127, 173

は

肺炎予防　215
背側膵動脈　28
破格　20
長谷川鉗子　2
ハンドル外傷　305

ひ

脾温存膵体尾部切除術　229, 292
非機能性腫瘍　285
非腫瘍性真性膵囊胞　174
非症候性腫瘍　285
微小膵神経内分泌腫瘍　60, 273
脾静脈　113
　──損傷　234
脾臓温存尾側膵切除術　141
左横隔膜下ドレーン　216, 218, 221, 222
脾摘後重症感染症　219, 224
脾動脈　28, 113
肥満　79
脾門部　17
標準的膵体尾部切除術　109
ビリルビンカルシウム石　69

ふ

腹腔内膿瘍　208
副膵管　20
吻合部潰瘍　223

ほ

蜂巣状所見　169
傍乳頭憩室　71
歩行練習　226

ま

曲がり鉗子　2
慢性膵炎　263, 270
慢性乳頭炎　69

め

メタボリック症候群　79

ゆ

幽門輪温存膵頭十二指腸切除術　267

ゆ

癒合筋膜　16, 37, 95
癒着剝離　250

よ

予防的ドレナージ　202

ら

ランゲルハンス島　48

れ

裂傷　308

著者紹介

木村　理　きむら　わたる

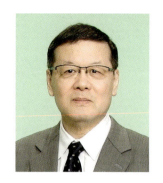

現　職	山形大学大学院医学系研究科医学専攻　外科学第一講座　主任教授・副学部長・医学部附属図書館長

東京大学医学部　非常勤講師（2002年4月〜現在），ハルピン医科大学　客員教授

略　歴

1979年3月　東京大学医学部卒業

1979年　東京大学医学部（第一外科，胸部外科，小児外科，麻酔科）医員

1983年　東京大学医学部第一外科講座　医員

1984年　東京都老人総合研究所臨床病理学部門　研究員

1987年　獨協医科大学越谷病院外科　講師

1988年4月　東京大学医学博士取得

1990年　ドイツ，ヴュルツブルグ大学研究員（アレキサンダー・フォン・フンボルト奨学生）

1992年　東京大学医学部第一外科講座　助教

1997年　東京大学医学部肝胆膵・移植外科学講座　講師

1998年　山形大学医学部外科学第一講座（消化器・乳腺甲状腺・一般外科）教授

2006年　山形大学医学部附属病院　副病院長（〜2012年，兼任）

2010年　山形大学医学部外科学第一講座（消化器・乳腺甲状腺・一般外科）主任教授（主任教授制の導入による名称変更）

2012年　山形大学医学部　副学部長（〜現在，兼任）

2016年　山形大学医学部附属図書館長（〜現在，兼任）

2017年　山形大学大学院医学系研究科医学専攻　外科学第一講座　主任教授

現在に至る

受賞歴

1993年　平成5年度日本消化器病学会学術奨励賞

1997年　平成8年度東京大学医師会医学賞，ポーランド外科学会リディギエール賞（Rydygier賞）

2006年　山形大学医学部医療功績賞

2010年，2012年　山形大学医学部特別功績賞

主催学会（全国学会・研究会：会長）：第43回日本消化器画像診断研究会（山形，2005年），第12回日本外科病理学会学術集会（山形，2007年），第20回日本肝胆膵外科学会・学術集会（山形，2008年），21st World Congress of the International Association of Surgeons, Gastroenterologists and Oncologists (IASGO 2011 in Tokyo)，第43回日本膵臓学会大会（山形，2012年），第4回小切開・鏡視外科学会（山形，2012年），第25回日本内分泌外科学会総会（山形，2013年），JDDW 2016（Japan Digestive Disease Week：第24回日本消化器関連学会週間），第14回日本消化器外科学会大会（神戸，2016年），第53回日本胆道学会学術集会（山形，2017年，予定），第33回日本静脈経腸栄養学会学術集会（横浜，2018年，予定）

学　会（資格）：日本外科学会指導医・専門医，日本消化器外科学会前理事・監事・指導医・専門医・消化器がん外科治療認定医，日本臨床外科学会評議員・県支部長，日本肝胆膵外科学会理事・高度技能指導医，日本内分泌外科学会前理事，日本膵臓学会監事・前理事，日本胆道学会理事・指導医，膵臓内

視鏡外科研究会世話人，日本膵切研究会世話人，日本消化器病学会評議員，日本成人病(生活習慣病)学会理事，小切開・鏡視外科学会理事，日本外科病理学会理事長，日本静脈経腸栄養学会理事(2009年2月1日～2017年2月)・認定医，日本乳癌学会評議員・認定医，日本老年医学会評議員，日本食道学会評議員，日本腹部救急医学会評議員，日本外科代謝栄養学会理事・評議員，地球システム・倫理学会理事，日本再生医療学会評議員，日本外科感染症学会評議員，日本手術医学会評議員，日本肥満症治療学会発起人，日本消化管学会代議員，日本臨床腫瘍学会評議員，Journal of Hepato-Biliary-Pancreatic Sciences Editorial Board，日本医師会学術企画委員会(2012年4月24日～2016年8月31日)，日本学術振興会科学研究費委員会専門委員(2012年12月1日～2013年11月30日)，日本コンピュータ外科学会理事，日本フンボルト協会常務理事，山形県医師会理事

他，多数

主要著書など

①木村　理：現代版「赤ひげ」志願！—「肝・胆・膵がん」の完全切除をめざして，悠飛社，東京，2009年，②幕内雅敏(監)，木村　理(編)：Knack & Pitfalls 膵脾外科の要点と盲点，第2版，文光堂，東京，2009年，③大友　邦，木村　理(編)：見て診て学ぶ膵腫瘍の画像診断，永井書店，大阪，2009年，④日本膵切研究会膵切用語検討委員会(著)，永川宅和(監)，木村　理，渡邊利広(編)：膵切用語解説集，金原出版，東京，2014年

他，分担執筆多数

木村　理　膵臓病の外科学

2017年9月20日　第1版第1刷発行　　著　者　木村　理
2018年6月20日　第1版第2刷発行　　発行者　小立鉦彦
　　　　　　　　　　　　　　　　　　発行所　株式会社 南 江 堂
　　　　　　　　　　　　　　　　　　〒113-8410 東京都文京区本郷三丁目42番6号
　　　　　　　　　　　　　　　　　　☎(出版)03-3811-7236　(営業)03-3811-7239
　　　　　　　　　　　　　　　　　　ホームページ http://www.nankodo.co.jp/
　　　　　　　　　　　　　　　　　　　　　　　印刷・製本 真興社
　　　　　　　　　　　　　　　　　　　　　　　装丁 BSL

Wataru Kimura：Surgery for Pancreatic Diseases
Ⓒ Nankodo Co., Ltd., 2017

定価はカバーに表示してあります．　　　　　　　Printed and Bound in Japan
落丁・乱丁の場合はお取り替えいたします．　　　ISBN978-4-524-25934-2
ご意見・お問い合わせはホームページまでお寄せください．

本書の無断複写を禁じます．

JCOPY　〈(社)出版者著作権管理機構 委託出版物〉

本書の無断複写は，著作権法上での例外を除き，禁じられています．複写される場合は，そのつど事前に，(社)出版者著作権管理機構(TEL 03-3513-6969，FAX 03-3513-6979，e-mail: info@jcopy.or.jp)の許諾を得てください．

本書をスキャン，デジタルデータ化するなどの複製を無許諾で行う行為は，著作権法上での限られた例外(「私的使用のための複製」など)を除き禁じられています．大学，病院，企業などにおいて，内部的に業務上使用する目的で上記の行為を行うことは私的使用には該当せず違法です．また私的使用のためであっても，代行業者等の第三者に依頼して上記の行為を行うことは違法です．

〈関連図書のご案内〉　　　　　　＊詳細は弊社ホームページをご覧下さい《www.nankodo.co.jp》

東京大学医学部肝胆膵外科, 人工臓器・移植外科 手術の流儀
國土典宏　編／阪本良弘　編集幹事　　　　　　　　A4判・358頁　定価（本体18,000円＋税）　2017.5.

新膵臓病学
下瀬川徹　編　　　　　　　　　　　　　　　　　　B5判・528頁　定価（本体15,000円＋税）　2017.2.

膵がん・胆道がん薬物療法ハンドブック
古瀬純司・奥坂拓志　編　　　　　　　　　　　　　新書判・220頁　定価（本体4,000円＋税）　2014.7.

手稲渓仁会病院消化器病センターの胆膵 Clinico-Pathological Conference 厳選36例から学ぶ
真口宏介　編著　　　　　　　　　　　　　　　　　B5判・262頁　定価（本体10,000円＋税）　2017.5.

慢性膵炎診療ガイドライン2015（改訂第2版）
日本消化器病学会　編　　　　　　　　　　　　　　B5判・180頁　定価（本体3,200円＋税）　2015.5.

絹笠式 静岡がんセンター大腸癌手術（DVD付）
絹笠祐介　編　　　　　　　　　　　　　　　　　　A4判・128頁　定価（本体12,000円＋税）　2017.4.

がん研べからず集（内視鏡手術編）ビデオでみるトラブルシューティング（DVD付）
山口俊晴　監修／比企直樹・小西毅・石沢武彰　編　　B5判・144頁　定価（本体9,000円＋税）　2017.5.

外科系医師が知っておくべき創傷治療のすべて
一般社団法人日本創傷外科学会　監修／鈴木茂彦・寺師浩人　編　B5判・312頁　定価（本体10,000円＋税）　2017.4.

内視鏡下縫合・結紮手技トレーニング（DVD付）
日本内視鏡外科学会教育委員会　監修／黒川良望　編　B5判・118頁　定価（本体8,500円＋税）　2016.7.

藤田保健衛生大学内視鏡外科手術テキスト（DVD付）ロボットから従来型鏡視下手術へのフィードバック
宇山一朗　監修／須田康一・佐藤誠二　編　　　　　A4判・150頁　定価（本体13,000円＋税）　2015.10.

Gayet腹腔鏡下肝胆膵手術 ムービーでみる局所解剖（DVD付）
石沢武彰・Brice Gayet　著　　　　　　　　　　　　A4判・190頁　定価（本体22,000円＋税）　2012.11.

よくわかる肝移植
國土典宏・菅原寧彦　編　　　　　　　　　　　　　A5判・128頁　定価（本体2,500円＋税）　2011.11.

外科学の原典への招待
國土典宏　編集主幹／臨床雑誌『外科』編集委員会　編　B5判・262頁　定価（本体5,000円＋税）　2015.4.

肝臓専門医テキスト（改訂第2版）
日本肝臓学会　編　　　　　　　　　　　　　　　　B5判・530頁　定価（本体14,000円＋税）　2016.11.

日本肝臓学会肝臓専門医認定試験問題・解答と解説 第4集
日本肝臓学会　監修　　　　　　　　　　　　　　　B5判・170頁　定価（本体5,500円＋税）　2016.10.

消化器疾患最新の治療2017-2018
小池和彦・山本博徳・瀬戸泰之　編　　　　　　　　B5判・514頁　定価（本体10,000円＋税）　2017.2.

リアルワールドデータの真っ赤な真実 宝の山か, ごみの山か
山下武志　著　　　　　　　　　　　　　　　　　　A5判・144頁　定価（本体2,700円＋税）　2017.7.

新 英語抄録・口頭発表・論文作成 虎の巻 忙しい若手ドクターのために
上松正朗　著　　　　　　　　　　　　　　　　　　A5判・186頁　定価（本体2,500円＋税）　2017.3.

外科2016年11月増刊号 特集：イラストで学ぶ 消化器外科再建法のすべて
臨床雑誌『外科』編集委員会　編　　　　　　　　　B5判・194頁　定価（本体6,400円＋税）　2016.11.

外科2015年5月号 特集：膵癌の最新治療
臨床雑誌『外科』編集委員会　編　　　　　　　　　B5判・114頁　定価（本体2,600円＋税）　2015.5.

今日の治療薬2017 解説と便覧（年刊）
浦部晶夫・島田和幸・川合眞一　編　　　　　　　　B6判・1,392頁　定価（本体4,600円＋税）　2017.1.

定価は消費税率の変更によって変動いたします。消費税は別途加算されます。